Nabil A. Shallik
Ahmed Ismail
Othman Al Hariri

Springer

麻醉技能提升手册

Improving Anesthesia Technical Staff's Skills

纳比尔·A. 沙利克
主　编　〔卡塔尔〕艾哈迈德·伊斯迈尔
奥斯曼·阿里·哈里理
主　审　吕　欣
主　译　冯　迪　魏　娟

天津出版传媒集团
天津科技翻译出版有限公司

著作权合同登记号:图字:02-2023-222

图书在版编目(CIP)数据

麻醉技能提升手册 / (卡塔尔) 纳比尔·A.沙利克 (Nabil A. Shallik), (卡塔尔)艾哈迈德·伊斯迈尔(Ahmed Ismail), (卡塔尔)奥斯曼·阿里·哈里理(Othman Al Hariri) 主编 ; 冯迪, 魏娟主译. -- 天津 : 天津科技翻译出版有限公司, 2025. 5. -- ISBN 978-7-5433-4643-7

Ⅰ. R614-62

中国国家版本馆 CIP 数据核字第 20255PK079 号

授权单位: Springer Nature Switzerland AG
出　　版: 天津科技翻译出版有限公司
出 版 人: 方　艳
地　　址: 天津市和平区西康路 35 号
邮政编码: 300051
电　　话: 022-87894896
传　　真: 022-87893237
网　　址: www.tsttpc.com
印　　刷: 天津新华印务有限公司
发　　行: 全国新华书店
版本记录: 787mm×1092mm　16 开本　13.5 印张　300 千字
2025 年 5 月第 1 版　2025 年 5 月第 1 次印刷
定价:98.00 元

(如发现印装问题,可与出版社调换)

译者名单

主　　审　吕　欣

主　　译　冯　迪　魏　娟

副 主 译　杨瑜汀　程鑫宇　崔　璀

译校者名单　（按姓氏汉语拼音排序）

白　洋　首都医科大学附属北京天坛医院
曹潇丹　山东大学齐鲁医院（青岛）
程鑫宇　同济大学附属同济医院
崔　璀　同济大学附属同济医院
冯　迪　同济大学附属上海市肺科医院
林天成　上海交通大学医学院附属第六人民医院
罗俊杰　同济大学附属第十人民医院
马霞青　南通大学附属医院
魏　娟　同济大学附属上海市肺科医院
夏宇轩　南昌市洪都中医院
杨瑜汀　上海交通大学医学院附属仁济医院
袁天杰　上海交通大学医学院附属仁济医院
张彩霞　武汉市第一医院
张瀚森　崇州市妇幼保健院

编者名单

Ahmed Elgeziry
Department of Anaesthesia, ICU and Perioperative Medicine, Hamad Medical Corporation, Doha, Qatar
e-mail: agezziery@hamad.qa

Narjis Mumtaz
Department of Anaesthesia, ICU and Perioperative Medicine, Hamad Medical Corporation, Doha, Qatar

Abdul Vahab Thodika
Department of Anaesthesia, ICU and Perioperative Medicine, Hamad Medical Corporation, Doha, Qatar
e-mail: avahab@hamad.qa

Khalid Abu Mallal
Department of Cardiac Anesthesia, Heart Hospital, Doha, Qatar
e-mail: Kabumallal@hamad.qa

Y. Hammad
ICU and Perioperative Medicine, Weill Cornell Medical College in Qatar, Hamad Medical Corporation, Doha, Qatar
e-mail: yhammad@hamad.qa

S. Bali
Department of Anesthesia, ICU and Perioperative Medicine, Hamad Medical Corporation, Doha, Qatar
e-mail: sbali@hamad.qa; afeki@hamad.qa

A. Feki
Department of Anesthesia, ICU and Perioperative Medicine, Hamad Medical Corporation, Doha, Qatar
e-mail: sbali@hamad.qa; afeki@hamad.qa

Nabil A. Shallik
Department of Anesthesia, ICU and Perioperative Medicine, Hamad Medical Corporation, Doha, Qatar
e-mail: nshallik@hamad.qa

Lamia Tawfik
Department of Anesthesia, ICU and Perioperative Medicine, Hamad Medical Corporation, Doha, Qatar
e-mail: ltawfik@hamad.qa

Muhammad Firas Alhammad
Department of Anesthesia, ICU and Perioperative Medicine, Hamad Medical Corporation, Doha, Qatar
e-mail: MAlhammad@hamad.qa

Nada N. Shallik
Faculty of Oral and Dental Medicine, Future University Hospital, New Cairo, Egypt

Cherif Boutabba
Department of Anesthesia, ICU and Perioperative Medicine, Hamad Medical Corporation, Doha, Qatar
e-mail: CBoutabba@hamad.qa

Neeraj Kuma
Anesthesiology, Intensive care and perioperative Medicine, Hamad General Hospital, Doha, Qatar
e-mail: nkumar@hamad.qa

Layla Jasim Mahdi Kily
Anesthesiology, Intensive care and perioperative Medicine, Hamad General Hospital, Doha, Qatar
e-mail: Lkily@hamad.qa

Abdul Khader Muhammed
Anesthesiology, Intensive care and perioperative Medicine, Hamad General Hospital, Doha, Qatar
e-mail: Amuhammed5@hamad.qa

Othman Al Hariri
Anesthesia, ICU and Perioperative Medicine, Hamad Medical Corporation, Doha, Qatar
e-mail: oalhariri@hamad.qa

Yusuf Kassim Al Refai
Anesthesia, ICU and Perioperative Medicine, Hamad Medical Corporation, Doha, Qatar
e-mail: yalrefai@hamad.qa

Mohamed Saad Elkhatib
Anesthesia, ICU and Perioperative Medicine, Hamad Medical Corporation, Doha, Qatar
e-mail: melkhatib@hamad.qa

Kemal Tolga Saracoglu
Clinic of Anesthesiology and Intensive Care, Health Sciences University Kartal Dr. Lutfi Kirdar Training and Research Hospital, Istanbul, Turkey

ElSayed ElKarta
Anesthesia, ICU and Perioperative Medicine, Hamad Medical Corporation, Doha, Qatar
e-mail: eelkarta@hamad.qa

Shakshanam Mirishova
Anesthesia, ICU and Perioperative Medicine, Hamad Medical Corporation, Doha, Qatar
e-mail: HSuleiman@hamad.qa

Ilhem Othmani
Anesthesia, Hamad Medical Corporation,
Doha, Qatar
e-mail: iothmani1@hamad.qa

Ghazi Miladi
Department of Anesthesia, ICU and Perioperative Medicine, Hamad Medical Corporation, Doha, Qatar
e-mail: GMiladi@hamad.qa

Tolga Saracoglu
Department of Anesthesiology and Reanimation, Health Sciences University Kartal Dr. Lutfi Kirdar Training and Research Hospital, Istanbul, Turkey

Berk Cimenoglu
Department of Thoracic Surgery, Health Sciences University Kartal Dr. Lutfi Kirdar Training and Research Hospital, Istanbul, Turkey

Recep Demirhan
Department of Thoracic Surgery, Health Sciences University Kartal Dr. Lutfi Kirdar Training and Research Hospital, Istanbul, Turkey

Gamze Tanirgan
Department of Anesthesiology and Intensive Care, Marmara University Medical School,
Istanbul, Turkey

Massimiliano Sorbello
Anaesthesia and Intensive Care, AOU Policlinico San Marco, Catania, Italy

Wael Abdulmajeed Eldegowa
Department of Anesthesia, ICU and Perioperative Medicine, Hamad Medical Corporation, Doha, Qatar
e-mail: WEldegowa@hamad.qa

Wael Saleem
Department of Anesthesiology, ICU and Perioperative
Medicine, Hamad Medical Corporation, Doha, Qatar
e-mail: wsaleem@hamad.qa

Ouissal Jouini
Department of Anesthesiology, ICU and Perioperative
Medicine, Hamad Medical Corporation, Doha, Qatar
e-mail: OAhmed8@hamad.qa

Abil Luez
Department of Anesthesiology, ICU and Perioperative
Medicine, Hamad Medical Corporation, Doha, Qatar
e-mail: ALuez@hamad.qa

Nissar Shaikh
Department of Anesthesia, ICU and Perioperative Medicine, Hamad Medical Corporation, Doha, Qatar
Surgical Intensive Care, Hamad Medical Corporation, Doha, Qatar
e-mail: smaheboob@hamad.qa

Arshad Chanda
Department of Anesthesia, ICU and Perioperative Medicine, Hamad Medical Corporation, Doha, Qatar
e-mail: achanda@hamad.qa

Adel Ganaw
Department of Anesthesia, ICU and Perioperative Medicine, Hamad Medical Corporation, Doha, Qatar
e-mail: Aganaw@hamad.qa

Mohammad Sameer
Department of Anesthesia, ICU and Perioperative Medicine, Hamad Medical Corporation, Doha, Qatar
e-mail: msameer@hamad.qa

Jazib Hassan
Department of Anesthesia, ICU and Perioperative Medicine, Hamad Medical Corporation, Doha, Qatar
e-mail: Jhassan1@hamad.qa;

Muhmmad Waqas Farooqi
Department of Anesthesia, ICU and Perioperative Medicine, Hamad Medical Corporation, Doha, Qatar
e-mail: Mfarooqui@hamad.qa

Mohammed Mohsin A. M. Haji
Department of Anesthesia, ICU and Perioperative Medicine, Hamad Medical Corporation, Doha, Qatar

e–mail: Mhaji@hamad.qa

Ruggero Corso
Department of Surgery, Anesthesia and Intensive Care Section, G.B. Morgagni Hospital, Forlì, Italy

Davide Cattano
Department of Anesthesiology, McGovern Medical School, UTHealth Houston, Houston, TX, USA
Department of Otorhinolaryngology, McGovern Medical School, UTHealth Houston, Houston, TX, USA
Anesthesia Clinic, Memorial Hermann Hospital–TMC, Houston, TX, USA School of Dentistry, Department of Oral and Maxillofacial Surgery, UTHealth Houston, Houston, TX, USA
e–mail: davide.cattano@uth.tmc.edu

Ayten Saracoglu
Anesthesiology and Intensive Care, Marmara University Pendik Training and Research Hospital, Istanbul, Turkey

Ahmed Ismail
Department of Anesthesia, ICU and Perioperative Medicine, Hamad Medical Corporation, Doha, Qatar
e–mail: AIBRAHIM3@hamad.qa

Hamed Elgendy
Department of Anesthesia, ICU and Perioperative Medicine, Hamad Medical Corporation, Doha, Qatar
Department of Anesthesia, Al Wakra Hospital, Doha, Qatar
Weill Cornel Medicine, Qatar and Assiut University Hospital - Egypt, Doha, Qatar
e–mail: Helgendy2@hamad.qa

Tahir Imaduddeen
Medical Intensive Care Unit, Hamad Medical Corporation, Doha, Qatar

Ahmed Labib
Weill–Cornell Medical College, Hamad General Hospital, Doha, Qatar

中文版前言

在这个医学知识迅速更新的时代，麻醉专业人员面临着前所未有的挑战与机遇。随着医疗技术的发展和患者对医疗服务要求的提高，麻醉工作已经从单纯的手术室内管理扩展到了术前评估、术中监护、术后恢复等多个领域。为了更好地适应这一变化，提高麻醉专业技能和知识水平，我们翻译了这本《麻醉技能提升手册》。

本书由多位国际知名的麻醉学专家共同撰写，内容涵盖了从基础到深奥的麻醉技术知识，旨在为麻醉技术人员、技师和护士提供一本全面、实用的参考书。它不仅详细介绍了麻醉药物的药理作用、麻醉设备的使用与维护，还介绍了感染控制、疼痛管理、危重患者的监护等主题。更为重要的是，本书强调了麻醉技术人员在提高手术安全性、优化患者护理过程中的关键作用。

在翻译本书的过程中，我们深感其内容的深度与广度，以及对临床实践的指导意义。书中不仅提供了丰富的理论知识，还结合了大量临床案例，使得理论与实践相结合，易于理解和应用。我相信，无论是对于刚刚步入麻醉领域的新手，还是已经拥有丰富经验的资深医生，本书都将是一份宝贵的学习资源。

此外，本书还特别强调了团队合作的重要性。在现代医疗环境中，麻醉医生、技术人员、护士和手术团队的每一位成员都是患者安全与疗效的重要保障。通过阅读本书，读者将能够更深入地理解团队内各个角色的职责和协作方式，进而提高整个团队的工作效率和质量。

在此，我要感谢所有参与本书编写的作者和译者，是他们的辛勤工作使得这一优秀的教育资源得以呈现给我们。

最后，我希望本书能够成为麻醉专业人员提升技能和知识水平的重要工具，更希望它能够为患者带来更多的安全与福祉。让我们一起努力，为推动我国麻醉学科的发展贡献力量。

前 言 一

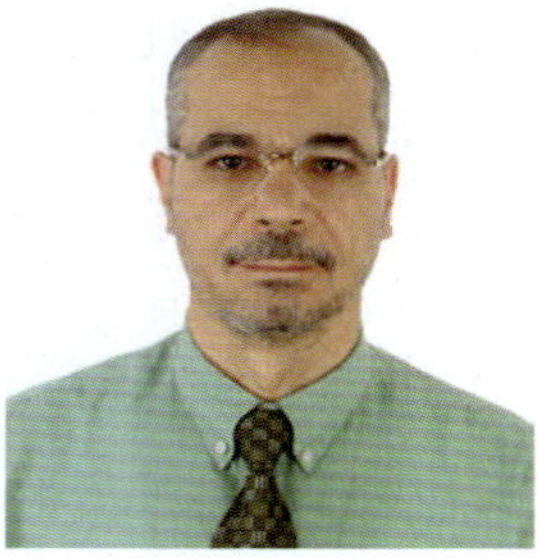

知识共享是人类的一项重要财富，因此，我们很高兴地向大家介绍我们的新书《麻醉技能提升手册》。

知识和技术相结合具有改善医疗保健服务的巨大力量。可通过利用合适的技术来管理疾病和治疗患者，以实现这一目标。

由于缺乏麻醉专科医生，麻醉技术人员、麻醉技师或麻醉护士单独工作的情况并不少见；因此，本书将提供快速、简明的信息，帮助他们正确、安全地进行麻醉。

提高麻醉技术人员、技师和麻醉护士的知识水平和技能，可提高他们在不同临床情况下的准备工作水平，从而帮助他们处理复杂情况，以及避免手术和麻醉并发症。

本书涵盖了基础和深奥主题，包括以证据为基础的科学背景，旨在帮助读者将理论知识应用到临床实践中。

我们的目标是提供简明、易操作和最新的麻醉学实践知识。

在此我要感谢众多专家的不懈努力，没有他们就不可能完成本书的编写工作。

我还要感谢 Springer Nature 的工作人员，他们为本书的出版做出了重要贡献。

本书的大部分图片由 Abil Luez 提供。Hamad 医疗公司麻醉、ICU 和围术期医学部及部门领导（Mohamed Hilani、Yasser Hammad 和 Mashael Al-Khelaifi）也给予了支持、鼓励和指导。

最后，我要特别感谢我的家人 Hanan、Mohamed、Nada 和 Anas。

Nabil A. Shallik

前言二

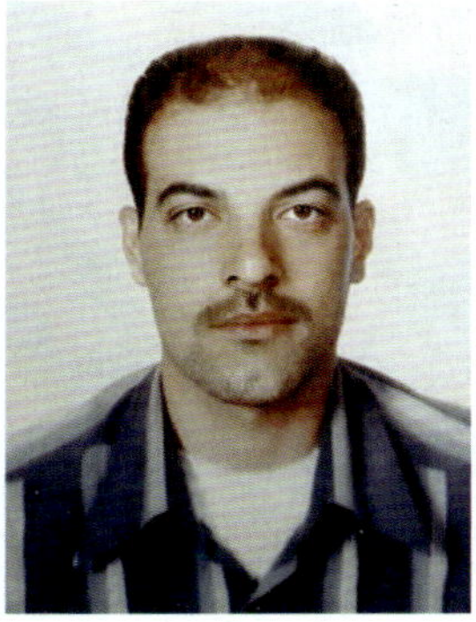

目前，医疗保健行业对专业人员有较强的需求，其中麻醉技术人员在医疗领域非常重要。

麻醉技师和技术人员应确保所有工作井然有序，并且整个团队已为手术做好准备。

尽管麻醉技术人员的工作在手术前已经完成，但他们有义务跟踪所有麻醉用品和设备、补充药物、清洁、消毒器械，并为下一次手术准备手术室。

我们根据经验总结了麻醉技术的相关知识和进展，我很高兴向大家介绍这本《麻醉技能提升手册》。

本书主要针对麻醉技术人员和技师，但对麻醉住院医生、麻醉护士、研究人员和麻醉科医生也是有益参考。此外，本书最后还对未来的麻醉技术提出了建议和期待。

本书由经验丰富的麻醉科医生、麻醉技师和技术人员共同编写。重点介绍了前沿技术，同时关注临床、技术及非技术性技能。

本书强调了现代技术相对于传统临床方法在预测手术室围术期问题方面的可靠性。麻醉技术人员需要接受单独的技术和非技术性技能培训，并且对手术室管理和手术室利用率加以改进。

我们还将介绍由麻醉技术人员提出的质量倡议，以及麻醉技术人员在ACGME-I和国际医疗卫生机构认证联合委员会(JCI)等认证过程中的主要作用。

我们已尽量避免任何形式的错误，但难免存在疏漏，还望读者指正。

最后，要特别感谢我的妻子和儿子们的支持和理解，感谢他们的付出，以及感谢为此书的出版做出贡献的主编 Nabil A. Shallik 和作者们。

Othman Al Hariri

前言三

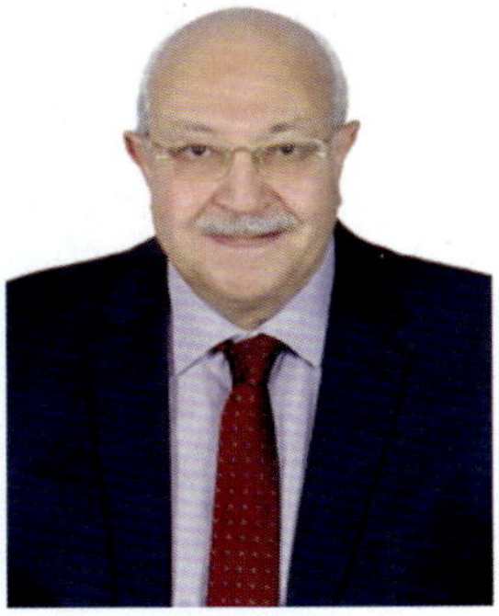

知识共享对人类是有益的,我们坚信这一点。

当你探索令人兴奋的麻醉学世界时,希望《麻醉技能提升手册》这本书能对你有所帮助。

本书可为从事麻醉技术工作的人员提供参考。我们的目的不是想让它成为一本只能放在书架上的沉重书籍,而是可以作为一本实用手册,随身携带,易于查阅,随时提供帮助,以此来填补麻醉技术人员知识上的不足。本书旨在为麻醉技术工作领域的实习生和资深技术人员提供帮助。

尽管我们尽量避免出现错误,但难免存在疏漏之处,还望广大读者指正。同时也要提醒,这本书不能替代专业或专家的指导和咨询。

我们对协助本书出版的 Smitha 和 Springer 团队表示诚挚的谢意。

最后,特别要感谢我的家人。

Ahmed Ismail

目　录

第 1 章

麻醉技术人员的非技术技能

Ahmed Elgeziry, Narjis Mumtaz, Abdul Vahab Thodika, Khalid Abu Mallal

1.1 引言

非技术技能(NTS)的概念首先被航空业采用,这是第一个承认仅有技术能力并不足以确保安全执行的高风险行业。人们越来越广泛地认识到,安全、高效地执行任务需要专业技术知识和非技术技能的结合。

1959—1989 年间,超过 70%的商用飞机坠毁是由于机组人员的非技术技能缺陷,而不仅仅是机械故障。1979 年,美国宇航局心理学家 John Lanber 创造了"组员资源管理"(CRM)一词。该培训计划于 1981 年在美国联合航空公司实施。在短短几年内,它成为全球航空业的金标准,这使得航空公司的沟通和团队文化发生了积极变化。医疗保健领域的大部分安全措施都是从航空业中借鉴的。

越来越多的证据表明,非技术技能的缺陷(如沟通不良或缺乏团队合作)是导致手术室不良事件的主要因素。

19 世纪 90 年代,《柳叶刀》编委会一项关于乙醚和氯仿使用相对安全性的报道指出,人为错误是围术期麻醉死亡的一个重要因素,其中描述了态势感知、决策和团队合作的失败等原因。

1982 年,Lunn 和 Mushin 也将麻醉死亡率与缺乏熟练的麻醉协助联系起来。最近,第四次国家审计项目(英国皇家医学院麻醉困难气道学会)报道了英国气道管理的主要并发症,该报道明确指出了导致非技术技能缺陷的因素,包括沟通失败、决策失败和社会失败(包括领导力和支持)。

澳大利亚一个数据库中 5837 项关于麻醉事故监测研究(AIMS)报道了 187 起因协助不足而导致的事故;另一方面,有 808 起事件表明熟练的协助有助于降低不良事故的发生。这强调了麻醉技术人员非技术技能可能与患者不良结果有关,包括心律失常、医源性凝血障碍、麻醉意识和转入重症监护。

以下为正确使用非技术技能的示例。在外科医生的压力下,一名实习医生准备在患者尚未达到禁食时间的情况下进行阑尾切除术麻醉。当实习医生准备插入鼻胃管后为患者进行麻醉时,一名麻醉技术人员"大声"建议和他的上级医生讨论一下这种情况。这名麻醉技术人员表现出了一定的领导能力、团队精神、决策能力和沟通能力，从而引导医生接受其建议并打电话询问上级医生。这说明其警觉意识和对新学员可能遭受到的压力有正确的理解。

与麻醉技术人员非技术技能相关的行为包括但不限于从团队中收集信息以便在适当的时候准备好设备，预测同事何时需要帮助/额外的设备，发现潜在的问题并与麻醉医生沟通，在参与重新评估时对麻醉医生的决策进行二次评估。

为麻醉技术人员制订一个特定的非技术技能分类体系十分重要，以建立一个统一的用语，旨在促进讨论并使学习更为有效，而不是期望他们通过在手术室与同事简单接触被动地学习这些技能。

虽然适当的非技术技能不能完全消除对患者的伤害，但通过赋予级别较低的工作人员讨论和质疑手术室团队的权力和能力，可以显著降低患者受到伤害的可能性。

1.1.1 现状

目前，风险最大的行业（如核能、军事和电力）已经意识到安全不仅取决于学术知识和实践技能的应用，而且很大程度上取决于基本的人类行为、常识和团队中个人的态度。

多年来，临床医生一直在非正式情况下使用这些非技术技能，直到最近，它们才被认定为需要学习的技能，从而为患者提供更安全、有效的护理。随着临床知识的快速发展和技术的进步，对非技术技能的临床教学和培训也发生了重大的改变。

目前麻醉医生认为需要对这些技能进行更正规的教育和培训。就像缺乏专业技术会对患者护理造成伤害一样，缺乏非技术技能（如沟通不畅、情景认识不足和团队合作不佳）可能会发生更大的可避免的错误和严重的不良事件。

麻醉是一门以安全为导向的专业，强调结合非技术技能的目的是促进手术室内患者的麻醉管理。外科医生和手术护士也可以使用类似的方法。

1.1.2 麻醉领域引入非技术技能

许多不同的机组资源管理模式已从航空业扩展到医疗保健系统，其中最著名的是美国的麻醉危机资源管理（ACRM）和英国的麻醉医生非技术技能（ANT）课程。

多年来，许多麻醉住院医生课程中有关非技术技能的内容不仅面向麻醉住院医生，而且面向麻醉技术人员和麻醉护士。这不仅提高了麻醉医生对麻醉安全的认知，而且提高了团队中非常重要的部分——麻醉技术人员的认知。Gaba 等于 1990 年 9 月在美国率先引入了麻醉危机资源管理。

非技术技能体系不是麻醉学的新发明，而是对已知技能、行为和努力的重新发现和自觉实现，需要将其带入我们有意识的实践中。多年来，通过潜意识地使用这些技能，确保了麻醉的安全实施。

当我们提到麻醉医生时，我们想到的是睡眠守护者和无所不知的医生，他们以完美的方式工作，知道所有问题的答案。在恐慌和痛苦的时候，他们是给予帮助的人。是什么让他们如此高效和有效？事实上，正是非技术技能与技术技能的结合才使得麻醉的实施成为一项可以预见的安全工作。

麻醉技术人员在麻醉危机资源管理课程中被称为“工作人员”。

麻醉危机资源管理课程在借鉴航空机组人员资源管理模式的基础上，将“机组人员”一词改为“危机”一词，使其更加适用于麻醉学背景。随后，开发者认识到并强调了与麻醉医生协作的“工作人员”在团队中发挥关键作用，以帮助顺利且安全地进行麻醉护理。因此，这些“工作人员”，即麻醉技术人员、麻醉技师、麻醉护士，应被视为培训和教授这些非技术技能及其技术技能培训课程中的重要组成部分。

1.1.3 核心组件

为了更好地理解和使用麻醉非技术技能，我们将其分为 4 大类，并进一步定义了 15 个要素（表 1.1）。

当回顾每一个要素时，我们会意识到，在实际的临床场景中，这 4 种主要的技能是相互关联密不可分的。有效的沟通技巧和清晰的通用语言是所有这些要素的基础。

1.2 任务管理

任务管理的主要目标是管理资源和组织任务，无论是针对个别案例还是长期调度问题。

表 1.1　麻醉非技术技能的主要类别和要素

分类	要素
任务管理	计划和准备
	优先级
	提供和维护标准
	识别和利用资源
团队协作	与团队成员协调活动
	交换信息
	利用权威和保持自信
	评估功能
	支持他人
态势感知	收集信息
	认识和理解
	预见性
决策	确定选项
	平衡风险和选择选项
	重新评估

任务管理有 4 个技能要素：计划和准备；优先级；提供和维护标准；识别和利用资源。任务管理是麻醉医生和麻醉技术人员日常工作的重要组成部分。从病例开始前的计划到结束后的汇总，每个团队成员都应该分享所有的信息，这就是所谓的共享心智模型。所有的团队成员都应该保持一致。

在开始一个病例之前，组长及所有组员都要参与小组病例讨论，这也有助于了解团队成员。在大型机构中，团队成员不断变化，团队成员之间应及时交换患者的详细信息。如果麻醉医生没有发起病例讨论，麻醉技术人员可以建议并发起讨论。为病例制订计划、准备药物和其他设备、检查机器和可用的资源（如血库备血的情况）、通知团队成员存在的任何问题及制订备用计划等都是麻醉团队日常工作中不可或缺的内容。麻醉技术人员必须了解患者情况，并与麻醉医生讨论麻醉方案，对可能出现的临床情况有良好的认知并有备用计划，以便能够作为团队成员做出贡献。如果无法做到这些，将会中断患者病程的救护，并可能导致混乱。对于重要病例，如果团队中有多名成员，则应在计划期间完成各自的工作职责，并且每个人都应该清楚相互间的角色及责任。任务分配对于工作流程的顺利进行和在紧急情况下避免混乱是非常重要的。因此，相关成员应对分配的任务负责。理想情况下，资深麻醉医生应在了解团队成员的能力和不足的情况下分配任务，但麻醉技术人员也可以提供建议和指导。例如，我给药，你压迫环状软骨，让他准备和辅助纤维支气管镜检查。

1.3 团队协作

在团队中要能够以任何角色与他人合作，以确保有效地完成共同任务和提升团队满意度，应专注于团队而不是任务。任何涉及多人的任务都需要有效且高效的团队合作及所有团队成员的协调。在这个过程中需要获得尊重和认可，每个人都需要感受到自己的价值和重要性。迅速、高效地交换关键事件的重要信息和重要观察结果，并以清晰的方式进行沟通，将有助于实现共同目标。

当我们讨论团队时，需要承认团队领导者的存在、作用和地位，以及如何以积极的方式引导所有成员各司其职地顺利完成任务。团队领导者需要具有一定的权威性，以便有效和自信地领导其他成员，尤其是在一些紧急情况下，这些品质是至关重要的。

清晰的沟通对于优化团队合作非常重要，团队合作中存在着诸如语言、文化、非语言交际方式等沟通障碍。我们需要通过核对和闭环策略来确保信息传达正确，这也是手术过程中必须要做到的(图 1.1)。例如：

麻醉医生：注射对乙酰氨基酚。

麻醉技术人员：经静脉缓慢(15 分钟)注射 1mg 对乙酰氨基酚吗？

麻醉医生：是的。

经过核对，团队可以知道信息被正确传达了。如果有误解，此时可以较容易纠正。

麻醉技术人员：对乙酰氨基酚注射完毕。

1.4 闭环沟通

在手术室，麻醉技术人员是为患者提供高质量麻醉护理的重要组成部分。他需要与其他团队成员积极沟通、传递重要信息、与所有团队成员保持紧密联系，并与麻醉医生

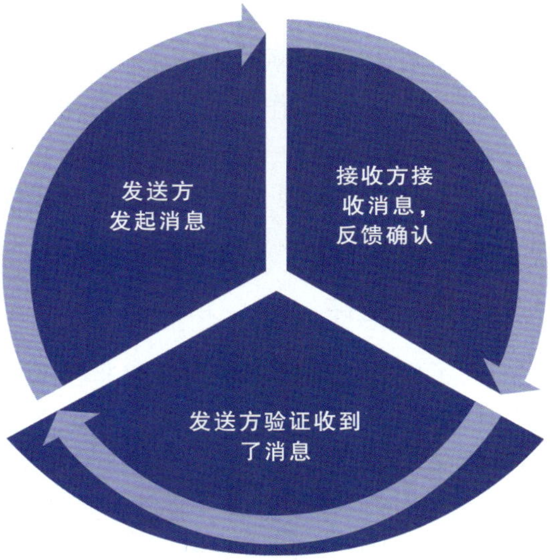

图 1.1　闭环沟通示意图。

就病例计划进行清晰的沟通，以便在危急情况下为麻醉医生提供强有力的支持。

1.4.1 良好的实践

需要再次强调的是，麻醉技术人员是非常重要的团队成员之一。在气道管理过程中，每一步都能先发制人，甚至在询问之前就应向医生提供可能需要的设备。部分归因于对气道管理有良好的了解，但主要是对非技术技能的有意识运用，即支持团队成员、了解他们的需求并预测具体要求，从而有助于有效和顺利完成操作。

这些优点是多年来学习和总结非技术技能经验的结果。但对一些人来说，指出团队工作中的错误或向其他上级人员提出建议是需要勇气的。然而，随着系统的现代化和结构的扁平化，良好的系统现在已经开始承认每个团队成员作为模型组成部分的重要性。

1.4.2 糟糕的实践

良好的团队合作能力需要训练、领悟和实践。缺乏责任感或有意识地在团队中占据

自己的位置可能会导致对环境漠不关心，从而打破可能导致安全问题的支持链。

我们经常会看到一些糟糕的团队合作，要么是由于缺乏沟通，要么是由于沟通中没有闭环。例如，短暂离开前没有做好交接工作，没有与麻醉医生确认新输注的生理盐水是需要缓慢静脉滴注还是快速补液。这种行为不仅表现了冷漠的心态，而且可能会危及患者的安全。如果麻醉技术人员不了解患者的病史，麻醉医生未注意到持续运行的静脉导管和更换空的生理盐水袋，那么可能会导致肾衰竭患者的液体超负荷。

因此，在团队中具有归属感并认识到每名成员对患者安全的作用，不仅是受人赞赏的，而且是非常重要的。

1.5 态势感知

基于对医疗环境重要因素的感知：患者、团队、时间、展示、设备，理解它们的含义，并提前思考即将发生的事情，从而发展和保持对整体形势的动态意识。

手术室是一个不断变化的动态环境，常存在不同的干扰。监护仪的警报声、外科医生的闲聊等可能会分散注意力，并导致错误行为，如错过肌肉松弛剂的给药时间，低容量呼吸机警报表明蒸发器接近空。

除麻醉医生外，麻醉技术人员也需要高度警惕，时刻注意手术室环境中的任何异常或变化并采取适当的行动，或者实时提醒麻醉医生采取适当的行动。

“预知”是一门需要学习的艺术，它是优秀的麻醉技术人员拥有“超感官知觉”的关键。当实习医生艰难地将气管导管置入患者声门时，抬起头却目睹了一只熟练插管的神奇之手的出现！瞧！我该如何做才能达到这种水平?(他在脑中不断思考！)

下面我们将介绍几个良好和糟糕的态势感知实践。

1.5.1 良好的实践

让我们举一个常见的腹腔镜阑尾切除术的例子。就麻醉来说，这看起来是一种非常容易的手术：平凡，简单，甚至无聊？同样的处方，同样的药物，同样的流程。患者被推进手术室，确认身份，术前检查完毕后接上监护仪。当麻醉医生管理气道并开始给患者预充氧时，麻醉技术人员协助注射药物。通常情况下，麻醉医生和麻醉技术人员之间没有过多的交谈。但作为一名警惕的麻醉技术人员，其在术前访视了患者，发现患者有脓毒症，在监护仪上观察到患者心动过速和轻微低血压，于是在注射正常剂量麻醉药之前，和麻醉医生再次确认输液通畅，并进行闭环沟通，然后缓慢增加麻醉药的剂量，以免诱导后血压突然急剧下降。麻醉医生确认后继续进行诱导。

在这种情况下，缺乏注意力、对情况的认识、警惕和预期可能会导致错误，并对患者造成伤害。然而，麻醉技术人员采取了积极主动的方式，摆脱常规思维并采用动态思维观察患者。其预料到给患者注射过多的麻醉药会对血流动力学产生影响，因此与麻醉医生进行了闭环沟通，这说明其具有良好的情境意识。

另一个例子是一名麻醉医生的回忆，当时麻醉技术人员正准备换班休息，在从手术室前往休息室的路上，他听到手术室内传来呼救声，于是毫不犹豫地立即返回去伸出援手。需要注意和赞赏的是，这名麻醉技术人员意识到和他交班的同事可能并不像他那样完全了解患者情况和设备摆放，因此在紧急情况下伸出援手是完全有必要的。

在处理复杂的危重病例时，另一个问题

是偏离实际目标。对于持续出血的患者，麻醉医生试图置入动脉导管以有效监测低血压。他多次尝试但均未成功，并且长时间将注意力偏离到动脉置管上，因此忘记了出血、液体复苏、血液制品等所有事项。作为团队的负责人，麻醉技术人员有责任提醒麻醉医生，并将他的注意力重新集中到目标上。

1.5.2 糟糕的实践

以下为情境感知不良或缺乏情境感知的例子：一名麻醉技术人员协助进行一次困难气管插管后，却没有整理或清理并重新摆放插管车。他归还了视频喉镜，但没有检查是否有备用的相同尺寸的导管，也没有预料到在患者因脊椎手术转换体位时，可能需要重新使用视频喉镜以防止意外拔管。

麻醉技术人员没有关注脊椎手术需要俯卧，而俯卧位有脱管的风险，因此，插管后及时整理插管车，对于预防患者重新插管很有帮助。如果能有一个整洁的插管车、一个相同型号的备用气管导管及视频喉镜，将是处理突发情况的关键。

因此，对于任何麻醉护理人员来说，持续关注环境、了解患者情况和周围环境、对可能出现的问题进行预见，以及制订解决方案的预防计划都是重要的品质。

1.6 决策

决策是指在正常情况或时间紧迫的危急情况下，根据经验或新的信息对情况做出判断或诊断，或选择行动方案。

就决策而言，麻醉本身属于一个复杂的动态情况，需要随机应变。

麻醉技术人员应积极参与决策讨论，并果断提出问题。在紧急和有压力的情况下，很多沟通可能会被忽视和未被记录。因此，应确保提出的建议能得到反馈。在某些情况下，经验丰富的麻醉技术人员有责任暂停麻醉并通知上级麻醉医生以寻求解决方案。患者的安全是最重要的目标。为了实现这一目标，团队中的每个人，包括最资深的麻醉医生，都应该了解非技术技能和团队策略。

决策包括确定可用的选项，平衡每个选项的风险和收益，然后决定合适的选项，再重新评估这些决策。

1.6.1 非技术技能的客观评价

为了评估实习生/护士的麻醉非技术技能并提供有效的反馈，Flin 等（2003）开发了一个 4 分评分系统（表 1.2）。

因此，在特定的情景下，可根据表现来评估非技术技能；1~4 分表示从最差到最好，这种评分系统可以提供客观评价、促进反馈并加强学习。

1.6.2 非技术技能教学

Gaba 等于 1990 年 9 月在美国率先引入了麻醉危机资源管理。

尽管人们普遍认识到非技术技能的重要性，但医学教育并没有正式将非技术技能作为课程的一部分。这些非技术技能大多是在潜意识中从同事那里获得的。初级麻醉技

表 1.2 麻醉非技术技能评分系统

评级	描述
4:优	表现高标准，提高了患者的安全性；它可以作为一个积极的例子
3:良	表现令人满意，但还可以更好
2:及格	表现欠佳，需要更大的改进
1:差	表现危及患者安全，需要及时补救
N:毫无技巧	未观察到技能

术人员或实习生将高年资同行作为学习榜样。然而，工作场所的文化和职业道德、人员及系统的设立都会对这些技能产生积极或消极的影响。

与医学知识的课堂教学和技能实验室教学不同，非技术技能需要在工作场所进行教学和学习。多个机构已经建立多种学习模式，其中之一是同行学习模式，麻醉住院医生和麻醉技术人员向低年资同行教授这些非技术性、认知性和行为性技能。然而，为了实现这一目标，我们需要确定具有教授这些技术能力的人员。如此，这些不仅是非技术技能，而是将它们与技术技能结合到特定的情况下，以获得更好的麻醉效果。

模拟可以帮助学习者在人工、可控、安全和无压力的环境中学习和实践这些技能，麻醉技术人员可获得必要的技术和非技术技能要素，并将它们融合在一起。

1.6.3 非技术技能的重要性

- 提高麻醉学实践的效果。
- 重要的是要降低错误对患者护理安全的影响。
- 解释了大多数与人为因素相关的错误。

第四次全国审计项目(NAP4)是对所有重大气道事件的前瞻性研究。分析显示，每例重大气道病例中都受人为因素的相关影响。目前，困难气道学会(DAS)指南已经包含了有关人为因素的部分。

在对 NAP4 病例分析后，进行了 NAP5 审计，审查了全身麻醉期间的术中知晓病例。研究结果显示，73%的术中知晓是可以避免的，其中沟通不畅是事件发生的主要原因。

1.6.4 挑战

麻醉非技术技能系统的引入确实存在一些困难。

- 临床医生对麻醉非技术技能的熟悉程度，以及客观评估和提供有价值反馈的能力相对不足。
- 大多数高年资麻醉医生并不熟悉麻醉非技术技能术语的正式用法，尽管他们已经认识到了这些技能的重要性。例如，他们不熟悉“情境感知”这一术语，然而，他们潜意识中会时刻保持警觉。
- 缺乏标准的培训时间。
- 缺乏麻醉安全实践的共识。
- 隐藏错误。需要建立一种“上报制度”，以进行责任划分。
- 良好的系统有利于促进有效的团队合作，即使是最初级的团队成员或资历最浅的个人也能提出问题。

1.6.5 改进空间

需要作为正式医学教育的一部分进行教学。

实践证明 2 天的培训时间比较有效。

关键信息

有关医疗错误的研究表明，这些错误中有相当大的比例是由非技术技能相关因素引起的。

沟通实践标准化可以确保每名团队成员都能共享心智模型。

需要充分重视这些技能，以便提供安全的临床实践，并与技术技能相结合。

麻醉技术人员在手术室中起重要作用，他们必须具备较高的技术和非技术水平。

（马霞青 译　冯迪 校）

推荐阅读

Beaty D. The naked pilot: the human factor in aircraft accidents. Wiltshire: Airlife Publishing Ltd; 1995.

Catchpole KR, Mishra A, Handa A, McCulloch P. Teamwork and error in the operating room: analysis of skills and roles. Ann Surg. 2008;247:699–706.

Commission on Anaesthetics. Report of the Lancet commission appointed to investigate the subject of the administration of chloroform and other anaesthetics from a clinical standpoint. Lancet. 1893a;141:693–708.

Commission on Anaesthetics. Report of the Lancet commission appointed to investigate the subject of administration of chloroform and other anaesthetics from a clinical standpoint. Lancet. 1893b;141:761–76.

Commission on Anaesthetics. Report of the Lancet commission appointed to investigate the subject of the administration of chloroform and other anaesthetics from a clinical standpoint. Lancet. 1893c;141:899–914.

Commission on Anaesthetics. Report of the Lancet commission appointed to investigate the subject of the administration of chloroform and other anaesthetics from a clinical standpoint. Lancet. 1893d;141:971–8.

Commission on Anaesthetics. Report of the Lancet commission appointed to investigate the subject of the administration of chloroform and other anaesthetics from a clinical standpoint. Lancet. 1893e;141:1112–8.

Dyke M. When is it right to say no? Br J Theatre Nurse. 1999;9:584–7.

Fioratou E, Flin R, Glavin R, Patey R. Beyond monitoring; distributed situation awareness in anaesthesia. Br J Anaesth. 2010;105:83–90.

Flin R, Maran N. Basic concepts of crew resource management. Best Pract Res Clin Anaesthesiol. 2015;29(1):27–39.

Flin R, Patey R. Non-technical skills for anesthetists: developing and applying ANTS. Best Pract Res Clin Anaesthesiol. 2011;25(2):215–27.

Flin R, Goeters K, Amalberti R, et al. The development of the NOTECHS system for evaluating pilots' CRM skills. Hum Fact Aerosp Saf. 2003a;3:95–117.

Flin R, Glavin R, Maran N, Patey R. Anaesthetists' non-technical skills (ANTS) system handbook v1. 0. University of Aberdeen; 2003b.

Flin R, O'Connor P, Crichton M. Safety at the sharp end. A guide to non-technical skills. Aldershot: Ashgate; 2008.

Flin R, Patey R, Glavin R, Maran N. Anaesthetists' non-technical skills. Br J Anaesth. 2010;105(1):38–44. https://doi.org/10.1093/bja/aeq134.

Gaba DM. Crisis resource management and teamwork training in anaesthesia. Br J Anaesth. 2010;105(1):3–6.

Gaba DM, Howard SK, Fish KJ, Smith BE, Sowb YA. Simulation-based training in anesthesia crisis resource management (ACRM): a decade of experience. Simul Gaming. 2001;32(2):175–93.

Gawande AA, Zinner MJ, Studdert DM, Brennan TA. Analysis of errors reported by surgeons at three teaching hospitals. Surgery. 2003;133:614–21.

Glavin RJ. Excellence in anesthesiology: the role of non-technical skills. Anesthesiol J Am Soc Anesthesiol. 2009;110(2):201–3.

Harmer M. The case of Elaine Bromiley. 2005 Available from http://www.chfg.org/wp-content/uploads/ElaineBromileyAnonymous.

Helmreich RL, Foushee HC. Why crew resource management? Empirical and theoretical bases of human factors training in aviation. In: Wiener EL, Kanki BG, Helmreich RL, editors. Cockpit resource management. San Diego, CA: Academic Press; 1993. p. 3–45.

Jones C, Fawker-Corbett J, Groom P, Morton B, Lister C, Mercer S. Human factors in preventing complications in anaesthesia: a systematic review. Anaesthesia. 2018;73:12–24.

Kluger MT, Bukofzer M, Bullock M. Anaesthetic assistants: their role in the development and resolution of anaesthetic incidents. Anaesth Intensive Care. 1999;27:269–74.

Lingard L, Espin S, Whyte S, et al. Communication failures in the operating room: an observational classification of recurrent types and effects. Qual Saf Health Care. 2004;13:330–4.

Lunn JN, Mushin WW. Mortality associated with anaesthesia. Oxford: Nuffield Provincial Hospital Trust; 1982.

Maharaj A. Non-technical skills for the anaesthetist making the implicit, explicit. University of KWAZUKU-NATAL, No. 07; 2018.

Runciman WB, Sellen A, Webb RK, et al. The Australian Incident Monitoring Study. Errors, incidents and accidents in anaesthetic practice. Anaesth Intensive Care. 1993;21:506–19.

Rutherford JS, Flin R, Mitchell L. Non-technical skills of anaesthetic assistants in the perioperative period: a literature review. Br J Anaesth. 2012;109(1):27–31. https://doi.org/10.1093/bja/aes125.

Smith AF, Mishra K. Interaction between anaesthetists, their patients and the anaesthetic team. Br J Anaesth. 2010;105:60–8.

The Royal College of Anaesthetists. 4th National Audit Project. Major complications of airway management in the UK. 2011.

第 2 章

麻醉技术人员在手术室中的作用(包括优质项目和JCI认证)

Y. Hammad, S. Bali, A. Feki

2.1 背景

麻醉技术人员通常是指技术人员和技师,但两者在从业资格和工作范围方面存在着实质性差异。

尽管有麻醉技术的证书课程和学士学位,但麻醉技术人员最常见的教育水平和认证要求是大专文凭。

大专课程需要学习两年,主要包括临床知识学习和医院实习。实习需要在具有教学资格的附属医院进行。

麻醉技师的工作范围较麻醉技术人员小,主要负责保持麻醉设备清洁和正常运行。

大多数培训应在医院监督下完成。除了需要学习麻醉技术课程外,还应学习其他课程,例如:

- 麻醉技术概论。
- 解剖学和生理学。
- 医学术语。
- 麻醉药理学。

除麻醉技术项目外,还需要学习其他项目,如生命支持培训、感染预防和控制及环境安全。

麻醉技师和麻醉技术人员是麻醉医生的助手,工作场所包括医院、诊所等。但麻醉技术人员的责任更大,两者会有一部分工作重叠。麻醉技术人员需要负责监测麻醉时患者的生命体征。

2.2 工作范围

麻醉技术人员在手术室内工作,包括所有医院内需要提供麻醉服务的场所和需要进行麻醉诊疗的场所[1]。

麻醉技术人员一般在手术室、非手术室麻醉区域和办公室中工作,并为所有外科专业提供麻醉服务,包括但不限于普通外科、产科、创伤科、心脏科、骨科、胃肠科、口腔科和整形外科(表 2.1)。

表 2.1　麻醉技术人员工作区域

手术室(OR)	急诊室(ER)
产房(OB)	内镜室
介入和(或)诊断放射室	口腔科诊室
麻醉(后)复苏室(PACU)	门诊手术室
重症监护室(ICU)	动物和研究实验室
导管室	磁共振成像(MRI)

麻醉技术人员也为城市、郊区和农村地区的患者提供麻醉护理,有时他们是唯一的麻醉专业人员,可以为军队、农村和医疗服务匮乏的人群提供护理,同时也担任领导者、教育者、导师和管理者。

2.3 执业范围

执业范围是由法律授权的工作范围,涉及医护人员为患者提供的临床评估、干预和护理功能级别。

执业范围的基本目的是确保医护从业者具有适当的培训、知识和经验来护理患者。执业范围主要见于或定义于:

- 立法和政府法律。
- 认证标准。
- 职位介绍。
- 医院政策和制度。
- 法律意见。

职位介绍、法律意见、政策和制度可以明确一个职位的工作职责。然而,这一定义不能超出法律规定的执业范围。

以下是麻醉技术在符合教育和培训标准的情况下的执业范围:

- 气道管理与通气:要求麻醉技术人员在患者护理过程中掌握有关气道管理麻醉原则及指南的知识和实际应用。
- 液体、全血和血液成分管理:要求麻醉技术人员在患者护理过程中掌握与液体、全血、抢救用血和血液成分管理有关的知识和实际应用。
- 药理学:要求麻醉技术人员掌握药物知识及其在患者护理过程中的实际应用。
- 病理生理学和麻醉管理:要求麻醉技术人员在患者护理过程中掌握与病理生理学和麻醉管理有关的知识和实际应用。
- 利用生物技术和监测设备:麻醉技术人员在患者护理过程中与麻醉护士合作,掌握与使用生物技术有关的麻醉装置和辅助设备的知识和实际应用。
- 麻醉中的危急事件管理:麻醉技术人员掌握在患者护理期间危急事件管理方面的知识,并通过识别体征和症状,在紧急情况下正确协助并支持与危急事件管理相关的麻醉原则的应用,制订适用于所有年龄组的危急事件的治疗计划。
- 设备指南:麻醉技术人员了解、掌握和熟练操作患者护理期间麻醉的设备。一般而言,麻醉技术人员应熟练掌握多种装置和设备的操作。此外,还应了解维护标准和规定。
- 遵守法规:在执业过程中,麻醉技术人员需要维护和组织环境、设备、用品和麻醉人员,以促进科室的正常运作。
- 管理或监督:在麻醉工作中,需要设立领导职位,以维护和组织麻醉技术人员。领导人员必须表现出组织和协调部门职能的卓越能力。建议这类人员应具有丰富的经验和(或)获得适当的高等学位[2]。

2.4 职责

麻醉技术人员是任何医疗机构麻醉护理团队的重要组成部分。他们可以确保麻醉设备的清洁和功能正常,最重要的是利用自己的技术知识保护患者的安全。

麻醉技术人员的基本职责是协助麻醉医生准备和应用麻醉所需的设备和用品。以下列出每个职位的职责。然而,如上所述,工作职责会因麻醉技术人员的工作地点而有所不同。

通常,麻醉技术人员需要在麻醉前、麻醉期间和麻醉后准备和维护监护仪及麻醉给药装置。

以下将介绍麻醉技术人员和麻醉技师(以下统称:麻醉技术人员)的共同职责。

2.5 麻醉前

麻醉技术人员为患者准备麻醉所需的设备,包括[3]:

- 负责麻醉耗材的订购和备货。
- 准备麻醉医生可能需要的设备。
- 调试好设备。
- 在麻醉医生的指导下准备麻醉药品。
- 检查及设置麻醉机。
- 准备静脉注射药物。
- 检查持续静脉给药输注泵。
- 准备维持患者气道的装置(如喉罩和气管插管)。
- 患者进入手术室后,与患者沟通。
- 建立外周静脉通路。
- 进行患者监护,包括心电图(ECG)、血压和氧饱和度。可能还需要监测其他参数,如麻醉深度[脑电图、双谱指数(BIS)等]。

2.6 麻醉期间

麻醉技术人员的职责包括:

- 诱导和维持麻醉。
- 协助放置导管或插管、腰椎麻醉和硬膜外麻醉。
- 配合静脉注射和准备插管物品。
- 建立并确保气道通畅。
- 检查患者术中体位,确保患者术中不会造成不适或损伤。
- 监测患者生命体征;维持麻醉深度。
- 连接和设置监护仪。
- 监测和调节温度。
- 患者(血液)样本的收集和分析。
- 准备并管理输液液体和设备。

2.7 麻醉后

麻醉技术人员需要协助麻醉医生完成:

- 患者苏醒。
- 拔除气管导管。
- 转运患者至术后复苏室。
- 清洁、消毒、灭菌麻醉设备和监测仪。
- 维护设备,必要时排除故障。
- 对麻醉设备进行一级维护。
- 术前测试和维护设备。
- 管理手术室物资库存[4]。

2.8 高级角色

目前,许多公立学校都开设了麻醉助理课程和麻醉专业研究生学位,在一些国家,麻醉助理研究生经过高级实践培训并获得文凭后,就可以独立从事麻醉工作;而在另一些国家,则需要在麻醉医生的指导下操作。

各院校将通过董事会和评审委员会进一步确定当地的业务范围,其中可能包括以下内容。

2.9 术前/诊疗前

- 为患者提供宣教和咨询。
- 进行全面的病史采集和体格检查及评估。

• 进行麻醉前评估。

• 为麻醉、镇痛、多模式疼痛管理和恢复制订综合计划。

• 获得麻醉和疼痛管理的知情同意。

• 选择、订购、开具处方并管理术前麻醉药物，包括管制药品。

2.10 术中/诊疗中

• 实施针对患者的个体化护理计划，可能涉及全身麻醉、区域麻醉、局部麻醉、镇静及多模式疼痛管理。

• 选择、订购、开具处方并管理麻醉药物，包括管制药物、辅助药物、辅助用药、液体和血液制品。

• 选择和置入有创和无创监测模式[如中心静脉通路、动脉置管、脑血氧饱和度监测、双频指数监测仪和经食管超声心动图(TEE)]。

2.11 术后/诊疗后

• 促进麻醉后的清醒和恢复。

• 选择、订购、开具处方并管理麻醉后药物，包括管制药物。

• 进行麻醉后评估。

• 对患者进行恢复、区域镇痛和持续多模式疼痛管理的相关教育。

• 麻醉(后)复苏室(PACU)或医疗机构出院。

2.12 疼痛管理

• 以患者为中心进行全面的疼痛管理，以优化术后恢复。

• 进行急性疼痛管理，包括多模式疼痛管理和少阿片类药物技术。

• 使用区域麻醉为产科和其他急性疼痛治疗提供麻醉和镇痛。

• 提供高级疼痛管理，包括急性、慢性和介入性疼痛管理。

2.13 质量改进与健康管理

医疗环境中的质量改进是对患者治疗过程和结果的持续审查，其目标是逐步改善患者护理，并提高人员、设备和用品等资源的使用效率。

2.14 提高麻醉服务质量

包括医疗保健改善研究所(IHI)在内的许多组织已经概述并采纳了麻醉服务质量改进的目标[5]。这些目标是评估和改进质量的基础，具体如下：

• 安全性。

• 有效性。

• 以患者为中心。

• 及时性。

• 高效性。

• 公平性。

换而言之，质量改进的目标是改善患者的治疗效果并降低医疗成本。此外，风险管理会减少或预防患者受伤或其他负面体验，并在发生不良事件时提供处理方法。因此，应将所发生的事件引入质量改进流程，分析事件的根本原因，从而改变政策或程序，以降低未来发生类似伤害的可能性。

麻醉技术人员是围术期团队不可或缺的一部分，他们通过以下方式在质量改进和风险管理中发挥重要作用：

• 遵循质量保证流程和程序。

• 通过了解、应对和报道围术期事件，协助提供一个安全、清洁和运作良好的麻醉工作环境。

• 在执行任务过程中发现改进机会。

• 通过医院事件报道系统上报他们目睹或经历的意外事件。

• 参与关键事件审查和质量改进项目。

2.15 麻醉技术人员在质量改进和风险管理中的作用

提高麻醉质量应是麻醉服务系统重要的部分。提高麻醉服务质量通常包括工作方式的重组。因此，麻醉技术人员所面临的挑战是如何将围术期护理(尤其是手术室)的有效性和安全与质量最佳的术前后勤工作相结合。

麻醉技术人员应围绕以下 3 个关键内容开展质量改进和患者安全工作：

• 将证据转化为实践。

• 识别和降低危害。

• 改进文化和沟通。

虽然这些需要采用不同的工具和计划，但其有助于所有医疗机构评估患者安全和质量方面的进展，提高麻醉服务水平，并对从业人员的专业满意度和组织承诺产生积极的影响。

麻醉技术人员一直坚持通过以下方式不断提高患者护理质量：

• 确定并发症和严重不良事件的发生。

• 系统地收集日常麻醉实践、教育产品的相关数据，并努力提高麻醉设备的标准化水平。

• 参与支持和不断提高为患者及其家属、同事、医生和其他客户提供的麻醉服务的质量。

• 参与麻醉科质量改进和风险管理活动。

• 根据专业人员的反馈，协助制订操作计划。

• 获得基本和可能的高级生命支持(BLS-ALS)认证。

• 参与制订并不断更新与麻醉技术人员直接相关的部门政策和程序，并履行其职责。

• 根据合理要求参与加班工作。

以下活动旨在强调麻醉技术人员可以参与甚至领导质量改进和风险管理的某些常见工作。

2.15.1 感染预防

在为新来的患者进行清洁及配置麻醉设备和工作区时，麻醉技术人员在降低患者术后感染风险方面发挥了关键作用。

麻醉技术人员在处理受污染的物品时必须遵循正规程序。清洁表面和设备并安装新附件，以降低在处理程序时错过重要事件的可能性。

对病房更新流程进行评估可以发现清洁和配置过程中需要改进的问题。

2.15.2 麻醉设备检查

在对设备相关的伤害事故进行调查时，往往会发现员工在设备方面培训不足或根本没有接受过培训。这部分责任应由管理层承担；然而，每位麻醉技术人员都应接受所有设备的相关培训，并随时了解最新的产品信息。因此，麻醉设备是质量改进和风险管理的另一个重要领域。

麻醉技术人员在使用护理设备前必须接受适当的培训。设备使用不当或错误是造成患者伤害的常见原因。除了清洁和补给之外，使用前应坚持进行例行配置和设备检查，以便发现泄漏、磨损、损坏和故障迹象，从而减少对患者的伤害。

当患者护理事件中存在设备缺陷或故障或疑似对患者造成伤害时，麻醉技术人员应了解以下相关政策和程序。

如果设备正在使用中：

- 必须立即停止使用。
- 若可能，在不移除与设备耗材或相关附件的情况下，使设备保持“原样”。
- 将整个配置存放在安全的地方。
- 避免更改设置或连接。

采用这种方式保存设备，医疗设备技术人员和风险管理团队能够评估设备及其对患者伤害的潜在影响。此外，可能有必要将正确存放的材料退还给制造商甚至监管机构，以便进一步调查。

如果设备存在故障但未使用，上述的一些注意事项可能仍适用：

- 在设备上贴上“设备需要维修”的标签，标明设备有故障并需要维修。
- 通知管理人员或相关技术人员该设备存在故障。
- 采用之前的方法，即使患者没有受到伤害，也可能有必要。
- 保持设备出现故障时的状态，以便于内部人员、制造商或监管机构进行调查。
- 确保设备在进行维修和检查之前不会重新投入使用。
- 进行维修后，在重新投入使用前应遵守各地方机构制订的设备检查和认证政策。

2.15.3 协助用药

无论麻醉技术人员能否直接为患者用药，大多数都会协助准备药物。因此，麻醉技术人员在给药前应仔细标注注射器和输液，并与麻醉医生口头确认药物名称、剂量和给药途径，以免患者接受错误的药物或错误的剂量。

麻醉技术人员应检查并确认患者是否以正确的方式、正确的剂量接受了正确的药物，以免因用药错误而造成严重伤害。

2.15.4 经历或参与意外事件

在履行职责期间，麻醉技术人员可能会参与或处理伤害或几乎伤害到患者或员工的事件。此类事件可能是“未遂事件”，也可能是“不良事件”，必须进行报道，以便在伤害发生之前及早进行干预和采取纠正措施。

事件报道可追踪事件发生的频率，因此报道的次数越多，就越能说明存在需要解决的系统问题。报道出现不良后果的事件也会促使对患者及时进行干预和治疗。

2.15.5 不良事件报道

报道通常包括填写事件或事故报道表并通知上级。大多数医院都有报道伤害或其他不良事件和险情的程序，以便进行质量改进和风险管理。因此，只要是为了提高质量，大多数医疗机构都有适当的法律可以保护未遂事件和不良事件的报道和调查不被用于诉讼。

个人对事件的讨论必须限制在经批准的报道和审查流程范围内，这一点非常重要。因此，麻醉技术人员应向其组织的主管和质量管理或风险管理部门了解报道事件的方法，以及文件中是否应包含特定的声明或措辞，如“仅供质量改进使用”。

2.15.6 重大事件审查和根本原因分析

当事件涉及两名以上人员或多个团队或多项服务时，不良事件发生的原因或方式往往不够明确。在分别对事件陈述进行审查时，审查人员可能会感到困惑，难以确定明确的时间线和清楚的细节。

发生此类情况时，审查员会召集麻醉技术人员（如果涉及或作为证人）参加名为“参与者关键事件审查或根本原因分析”的会议。此类会议将通过描述或整理事件发生前、发生时和发生后的情况,帮助整理每个人的故事,以找出导致事件发生的原因,从而了解其根本原因,制订新的流程。其目的可能是购买新设备,更好地培训员工,或更改政策、程序和沟通方法,以防止事件再次发生。

2.16 麻醉技术人员团队的质量改进

与团队其他成员共同完成质量改进项目是改进任何项目的最佳方法。这一点是毋庸置疑的,在涉及或关联到多个工作团队或部门时更是如此。

由团队进行质量改进项目有两个重要原因:首先,人们会认可他们所创建的内容;其次,执行时能做出最好的决策。

项目团队将负责在现有框架内找出导致问题或阻碍目标实现的原因。在此基础上,团队将说明步骤并将其汇编成正式建议提交给管理小组,从而实现预期目标。

麻醉技术部在质量改进项目中的作用包括:

- 执行跨学科流程,以实现组织的质量改进(QI)目标。
- 测量、改进并控制影响患者治疗效果的麻醉实践技术敏感指标。

在医疗机构内部质量改进中,从麻醉技术人员到技师主管的各级麻醉技术人员都可以发挥作用。以下是对各级麻醉技术人员在促进质量改进方面的参与情况的说明。

2.16.1 技师主管

技师主管应指导技师参与质量改进。作为行政领导层的一员,技师主管必须向各级技师员工传达战略目标,将技术实践与组织目标结合起来,为患者提供最佳的治疗效果。

2.16.2 麻醉技术人员

负责向麻醉技术人员传达组织的质量改进目标和流程,根据其所在的特定麻醉部门和设施确定需要改进的具体技术敏感指数(TSI),并协调质量改进流程,以便在部门层面改进这些指标。

2.16.3 麻醉技师

麻醉技师可能是确保患者获得最佳治疗效果的关键,他们负责执行有依据的护理流程和标准以改善患者护理情况。

2.17 麻醉技术人员熟悉改进框架

通过结构化方法和对以下不同改进模式的充分了解,可以使麻醉技术人员的改进途径更加有效和高效。

2.17.1 PDSA 循环方法

常用的项目方法被称为 PDCA/PDSA 循环,这是其 4 个组成部分的首字母缩写:计划(Plan)、实施(Do)、检查或研究(Check/Study)、行动(Act)。

- 计划:制订改进测试计划,包括对结果的预测及如何收集数据。
- 实施:在小范围内测试改进内容。记录数据、观察结果和出现的问题。
- 检查或研究:利用前一阶段收集的数据,建立新知识并做出预测。
- 行动:采用改进内容,或利用获得的知识计划或修改下一次行动测试。

2.17.2 精益方法和六西格玛

精益生产和六西格玛模式的重点是利用更少的资源为患者创造更多的价值。因此,最终目标是消除所有浪费,使每一步都能为流程增值。精益生产的其他关键要素还包括减少工作流程中的不规范现象及消除人员和设备的超负荷工作。精益改进有5项原则：

- 定义客户（患者）寻求的价值。
- 确定并绘制价值流图。
- 理顺增值步骤之间的流程。
- 在各步骤之间建立关联。
- 继续完成流程，追求完美，直至实现最终价值，不造成浪费。

2.18 麻醉技术人员在国际医疗卫生机构认证联合委员会(JCI)评审中的作用

2.18.1 JCI评审

评审定义是，一个组织证明其有能力达到预定标准或既定国际标准，在此基础上给予认可的过程。因此，大多数医疗机构都希望通过评审向政府监管机构和医疗保险公司展示令人满意的质量水平。

在这方面，JCI是世界领先的患者安全组织之一，它们的高要求标准代表了患者安全和质量改进的最新理念，力求让每一位患者都能获得最高质量的医疗服务。

2.18.2 什么是JCI评审？

JCI是一家总部设在美国的非营利性组织，成立于1951年，旨在通过提供教育、出版物、咨询服务及国际评审和认证，提高国际社会的患者安全和医疗质量。JCI与医院、诊所和学术医疗中心、卫生系统和机构、政府部门、大学和国际倡导者合作，推广严格的医疗标准，并提供解决方案以实现最佳绩效。

联合委员会由医生、护士、管理人员、雇主、医疗保险公司、伦理学家、质量专家和消费者权益倡导者组成的委员会管理。委员会在制订评审过程中使用的"标准"时，会听取全国医生和医院协会的意见。

这些标准涵盖了医院的主要职能领域，包括用药安全、患者治疗、感染控制、患者权利、宣传等。医院必须就57种不同的质量衡量标准提交报道。此后，联合委员会更加重视对患者疗效影响最大的绩效衡量标准，要求绩效衡量标准必须有确凿的科学证据支持以证明其对疗效的影响，而且衡量标准必须准确评估循证过程。

国际联合委员会发挥影响力的方式之一是为申请评审的机构制订标准和目标。最近的例子包括《防止手术部位错误、操作程序和患者错误的通用协议》和《国际患者安全目标》(IPSG)。

2.18.3《国际患者安全目标》

《国际患者安全目标》可帮助获得认证的机构解决患者安全领域中最棘手的一些具体问题。

- 目标1：正确识别患者。
- 目标2：加强有效沟通。
- 目标3：提高高危药品的安全性。
- 目标4：确保手术安全。
- 目标5：降低医疗相关感染的风险。
- 目标6：降低跌倒对患者造成伤害的风险[6]。

联合委员会进行现场评估和审查的过程称为"调查"。调查是由联合委员会的一个小组进行的，目的是评估医疗机构是否符合联合委员会规定的现行标准，并对医疗机构的质量改进活动进行评估。

除此之外，联合委员会还需要[7]：

- 将调查视为向医院提供有关"良好做法"的教育和建议的机会，这将有助于提高组织的质量。

- 检查设施。
- 审查组织生成的绩效衡量信息。
- 与员工和管理层面谈。
- 检查识别信息。
- 检查质量改进过程。
- 详细审查医疗记录。
- 审查机构的政策和程序。

每家申请JCI评审的医院和医疗机构大约需要两年的准备时间。在此期间,整个机构要共同努力,制订并实施符合JCI标准所需的高质量和患者安全的新政策、实践和程序。这些标准评估方法:

- 旨在激励和支持持续的质量改进。
- 旨在降低风险。
- 注重建立患者安全文化。
- 由来自世界各地的医疗专家制订,并在世界各地进行测试。
- 由医疗专业人士专门为医疗行业开发。
- 适用于个人医疗机构和国家医疗系统。

麻醉技术人员参与的围术期领域是医院通过评审过程中的一个关键领域。此外,许多麻醉技术人员可能希望参加能够通过评审的培训项目[8]。

2.19 规划成功的JCI评审来访

当评审员追踪患者在医疗机构的就医经历时,他们会观察医生、护士和麻醉技术人员。因此,了解他们的期望并为访问做好充分准备将有助于来访成功并从中获益。

为确保评审访问的成功,精心准备是必不可少的。以下是一些准备建议:

- 为所有准备活动制订计划和时间表。
- 展示对标准的认识。
- 关注每项标准的意图。
- 确定部分达标或未达标的领域。
- 制订计划,以实现所确定领域的达标。
- 实施并评估计划。
- 将标准融入日常工作。
- 协助对所有员工进行有关标准和组织达标方式的教育。
- 保存至少1年的证据记录。
- 阅读与机构认证相关的文献。
- 与其他通过评审的机构建立联系。

就评审中需要比较和对比的能力做好准备。将联合委员会的标准与机构的绩效进行比较。它们是相似还是不同的?如果相似,有什么证据能让联合委员会的来访者明显感觉到这种相似?如果不同,如何才能做到符合要求?

麻醉技术人员应该意识到,JCI进行的调查可能不会事先通知,而且可能会在晚上、夜间和周末在医院进行。联合委员会调查员可能会进行访谈或观察,以检查是否符合联合委员会的标准及机构的政策和程序。因此,麻醉技术人员必须了解国际联合委员会的评审政策和程序、严重事件、国家安全目标、护理环境及与麻醉和患者安全直接相关的其他JCI规定,并应在全年的正式调查之前确定需要改进的麻醉相关领域,并解决提出的任何问题("改进要求"),以便在实际调查时做好准备。

通常的做法是,调查员在与任何人交谈时都会要求其提供员工档案,以核实其教育和培训经历是否适合所从事的工作。调查员还会检查医疗机构的特定患者护理区域。这可能包括检查过期产品和药物,检查所有员工是否穿着与其工作区域相适应的服装(包括身份标记),以及核实工作区域是否符合安全标准。

JCI评审员还可能审查患者护理领域的特定文档,包括麻醉技术人员生成的文档或涉及麻醉技术人员的文档。例如,评审员可以查阅以下文件：

- 护理点检测设备的质量控制结果。
- 麻醉设备的维护记录。
- 员工档案中证明能力和培训的文件[9]。

2.20 麻醉技术人员在JCI评审调查中的作用

在调查过程中，联合委员会小组会选择特定患者进行追踪，并且会追踪该患者在整个住院期间的文件记录。通过这种追踪方法，小组成员可以与参与患者护理的人员交谈并检查医疗记录，以确保所有患者文件记录完整。联合委员会的负面调查对医疗机构来说可能是灾难性的，可能会使医疗机构失去资金和(或)被关闭。因此，医院对评审非常重视，在调查过程中，每个部门都会被置于显微镜下，包括麻醉部门。

因此，麻醉技术人员在JCI调查中担任着重要的角色并承担重大责任。在调查过程中会对他们的工作空间、手术室周转率、感染控制程序、设备存储、设备质量控制记录、培训记录等进行严格的审查，结果会对调查产生积极或消极的影响。对于医疗机构和组织来说，麻醉技术人员对标准和评审流程的了解非常重要，这是JCI调查中重要的一环。

在JCI评审调查期间，麻醉技术人员应保持放松和自信，必须理解调查员的问题，在需要时寻求帮助，并在必要时出示证据：

- 保持麻醉科清洁整齐，设备摆放在适当位置，设备洁净且贴有待用标签和有效的计划性、预防性、维护性(PPM)贴纸，出口和消防软管卷盘未被堵塞。
- 对组织愿景、使命和价值观有所了解。
- 了解关于评审标准和JCI要求类别的知识。
- 了解6项国际患者安全目标。
- 了解对执行床旁检测(POCT)人员的要求。
- 了解药物管理和使用、麻醉药品管理和登记药物管理及使用(MMU)方面的知识。
- 了解患者和家属权利(PFR)及责任法案(PFE)。
- 了解关于医院管理标准的知识，如质量改进与患者安全(QPS)、感染预防与控制(PCI)及设施管理与安全(FMS)。
- 了解信息管理(MOI)方面的知识。
- 了解组织中个人的各种责任和权力。
- 了解自己在质量改进计划和重大事故中的角色。
- 具备消防和安全意识，了解如何处理危险材料和如何处置传染性废物。
- 了解严重事件/意外事件/险情及如何处理此类情况。

麻醉技术人员了解标准和JCI评审流程将有机会提升技能和知识，并提升在组织中的价值，他们也将受到所在机构管理团队的高度重视。另一方面，联合委员会认证可减少临床流程中的差异，进而提高患者护理质量。对临床实践指南的重视有助于医疗机构建立统一的护理方法，降低出错的风险。这有助于利用有效的数据驱动绩效改进，保持始终如一的高质量水平。

2.21 结论

麻醉技术人员是专职医疗保健专业人员，在诊断疾病、维护设备和护理患者等许多关键任务中发挥着重要作用。没有麻醉技术人员，手术室就无法运作。

麻醉技术人员会帮助麻醉医生完成各种重要任务。麻醉技术人员通常会协助实施麻醉和监测患者。麻醉技术人员应技术娴熟，对麻醉技术、仪器、剂量和技术有深入的了解。

麻醉技术人员在手术室工作,但也会在急诊室、重症监护室(ICU)或门诊手术诊所开展工作,他们在麻醉的各个阶段(麻醉前、麻醉中和麻醉后)发挥相应作用。

在实施麻醉之前,麻醉技术人员可能需要负责清洁和测试机器、准备器械和药物及使用监控设备。

当患者处于麻醉状态时,麻醉技术人员可以帮助确保剂量正确,监测患者的生命体征,或帮助建立和固定呼吸道,使患者呼吸顺畅。

手术结束后,麻醉技术人员会帮助唤醒患者并将他们转移到术后护理病房。麻醉技术人员需要接受大量培训才能承担所有这些职责。除了深入了解药物、设备、剂量和麻醉技术外,麻醉技术人员还应该对解剖学和生理学有所了解,并知道如何应对患者的各种情况。

因此,如果我们简单地用一句话来概括麻醉技术人员的职责,那就是"在不断发展的领域中至关重要的一项工作"[10]。

(袁天杰 译 冯迪 校)

参考文献

1. AANA. Scope of nurse anesthesia practice. AANA. 2015. https://www.aana.com/docs/default-source/practice-aana-com-web-documents-(all)/scope-of-nurse-anesthesia-practice.pdf?sfvrsn=250049b1_2.
2. ASATT. American Society of Anesthesia Technologists and Technicians scope of practice. 2015. Retrieved from www.asatt.org: https://www.asatt.org/images/pdfs/ASATTScopeofPracticeFinalNov2015.pdf.
3. Team S-B. The role of an anesthesia tech before and after surgery. 2015. Retrieved from Sanford-Brown: https://www.sanfordbrown.edu/Student-Life/blog/May-2015/The-Role-of-an-Anesthesia-Tech.
4. Description UH Anesthesia technician. 2019. Retrieved from whealth.org: https://www.uwhealth.org/files-directory/position-descriptions/technologists-technicians/anesthesia.tech.510034.pdf.
5. Zezo D. Quality improvement in anesthesia practice and patient safety 2020. Retrieved from Anesthesia Key: https://aneskey.com/quality-improvement-in-anesthesia-practice-and-patient-safety/.
6. JCI Team. International patient safety goals. 2021. Retrieved from Joint Commission International: https://www.jointcommissioninternational.org/standards/international-patient-safety-goals/.
7. Solutions L. Preparing for your joint commission visit. 2017. Retrieved from lippincottsolutions: http://lippincottsolutions.lww.com/blog.entry.html/2017/09/26/preparing_for_yourj-61xz.html.
8. Resources J. Joint Commission International for Hospitals. Oak Brook, IL: Joint Commission Resources; 2021.
9. Wolterskluwer. Preparing for your Joint Commission visit. 2017. Retrieved from Wolterskluwer: https://www.wolterskluwer.com/en/expert-insights/preparing-for-your-joint-commission-visit.
10. Team C. What is an anesthesia technician. 2020. Retrieved from citycollege.edu: https://www.citycollege.edu/what-is-an-anesthesia-technician/

第 3 章

常见麻醉药物的药理学

Nabil A.Shallik, Lamia Tawfk, Muhammad Firas Alhammad, Nada N.Shallik, Cherif Boutabba

3.1 引言

本章全面概述了麻醉技术人员或麻醉技师日常工作中所需的各种麻醉药物的关键知识。

3.2 药理学

3.2.1 麻醉类型简介

全身麻醉

全身麻醉适用于大部分大型外科手术。需要建立可逆的Ⅲ阶段手术麻醉状态，包括以下目标：

- 催眠/无意识。
- 失忆。
- 镇痛。
- 根据手术需要进行肌肉松解或固定。
- 阻断自主神经和感觉器官对有害手术刺激的反应。

全身麻醉的麻醉或睡眠过程可分为 4 个阶段，这 4 个阶段可能因快速发生而无法观察到。

- 第 1 阶段（镇痛）：患者感受到镇痛或疼痛消失，但仍有意识，可以继续交谈。
- 第 2 阶段（兴奋）：患者可能出现谵妄或变得暴躁。血压下降，呼吸频率加快。使用巴比妥类药物通常可以绕过这一阶段。
- 第 3 阶段（手术麻醉）：在这一阶段，骨骼肌放松，患者的呼吸变得规律，眼球运动减慢然后停止，这时可以开始手术。
- 第 4 阶段（延髓麻痹）：在这一阶段，负责调节呼吸和其他重要功能的大脑延髓呼吸中枢停止运作。如果患者不能迅速苏醒，就会导致死亡。对麻醉剂用量的谨慎控制可以避免这种情况的发生。

如下所述，全身麻醉有 3 个不同的阶段：诱导、维持和苏醒。

- 诱导：可通过静脉注射和（或）吸入药物进行全身麻醉诱导。计划进行气管插管时，可使用镇静催眠药（如丙泊酚、依托咪酯和氯胺酮）和一种或多种辅助静脉注射药[如阿片类药物和（或）苯二氮䓬、常用的咪达唑仑]及神经肌肉阻滞剂（NMBA）。
- 维持：全身麻醉诱导后需要立即使用

其他药物来维持麻醉状态。通常采用最基本的吸入技术来维持麻醉状态,也可用全凭静脉麻醉(TIVA)作为替代技术。最常见的是使用吸入和(或)静脉注射麻醉剂组合来维持全身麻醉(GA)状态,目的是减少任何一种药剂的总剂量。如果需要肌肉松弛或完全麻痹来协助手术,则可使用神经肌肉阻滞剂。

• 苏醒:全身麻醉苏醒是指在手术操作结束时,停止使用麻醉剂和辅助药物并逆转残留的神经肌肉阻滞剂作用后,患者恢复意识和行动。当患者有足够的自主通气能力时,可以在没有辅助的情况下拔除气管。

3.2.2 麻醉实践中的主要药物类型

用于全身麻醉的主要药物类型如下:

• 造成和维持无意识状态的诱导药物,包括静脉注射和挥发性药物。

• 止痛药,用于缓解疼痛。

• 诱导肌肉松弛的肌肉松弛剂。

麻醉领域经常使用的其他药物如下:

• 造成短期失忆或健忘症的药物。

• 减少恶心和呕吐的药物(止吐药)。

• 抵消其他药物作用的药物(拮抗剂)。

• 抑制或刺激某些神经反射的药物,即调节交感神经和副交感神经反应的药物。

药理学基本入门

1.药代动力学(PK)与药效学(PD)的区别:在详细说明之前,应先区分药代动力学和药效学。药代动力学和药效学的区别可以简单地概括为:药代动力学研究的是人体对药物的作用,而药效学研究的是药物对人体的作用。

2.药代动力学:可以简单地定义为人体对药物的作用。药代动力学可分为 4 个阶段:吸收、分布、代谢和排泄。

• 吸收:与给药途径有关,可以口服、经皮、直肠、舌下含服、吸入、肌内注射、鞘内注射和静脉注射。

• 分布:与脂溶性、蛋白质结合、药物离子化和分子量有关。

• 代谢:大多数药物在肝脏通过以下两个阶段进行代谢。

– 第 1 阶段:也称为非合成阶段,包括氧化、还原和水解。

– 第 2 阶段:也称为合成阶段,包括葡萄糖醛酸化、硫化乙酰化、甲基化和甘氨酸化。这一阶段的主要目的是增加代谢药物的溶解度。

• 排泄:简单来说就是将药物排出体外。"它不同于从血浆中排出药物"。大多数药物通过胆汁和尿液排出体外,但也可能通过母乳和眼泪排出体外。

3.药效学:被定义为药物对人体的影响,简单来说就是药物的作用机制。事实上,药物在人体内有 3 种作用方式:

• 取决于药物的物理化学性质。

• 与特定受体结合可以产生某种作用。

• 与特定酶结合可以抑制/降低其活性。

3.2.3 诱导药物

一般来说,诱导药物可以是静脉注射药物或吸入药物。

静脉注射药物包括但不限于硫喷妥钠、依托咪酯、氯胺酮和丙泊酚。通过静脉注射,这些药物可以很容易让患者失去知觉。这种意识的迅速丧失使麻醉诱导比以前患者被迫吸入乙醚或氯仿时更加舒适,也可以避免第 2 阶段的兴奋阶段。

3.2.3.1 静脉注射麻醉剂

硫喷妥钠

• 通用名称:硫喷妥钠(硫喷妥)(图 3.1a)。

• 剂型:注射剂(用于注射溶液的粉末),

0.5g 和 1g 小瓶。

• 用途：在使用吸入麻醉剂之前诱导麻醉；短时麻醉。

• 禁忌证：无法维持呼吸道通畅、心血管疾病、呼吸困难或阻塞性呼吸道疾病；对巴比妥类药物“卟啉症”过敏。

• 注意事项：局部外渗可导致大面积组织坏死和脱落；动脉内注射会引起剧烈疼痛，并可能导致动脉痉挛；肝功能损害。

• 剂量：静脉注射诱导 2.5%(25mg/mL)的溶液，10~15 秒，成人 100~150mg(老年或衰弱患者酌情减量)，60 秒后根据反应必要时再注射 100~150mg，或最多 4mg/kg；儿童 2~7mg/kg，60 秒后根据反应必要时重复注射。

• 配制：现配 25mg/mL 溶液，将 20mL 注射用水与 0.5g 小瓶混合，或将 40mL 与 1g 小瓶混合。24 小时前配制的任何溶液或明显混浊、沉淀或结晶的溶液均应丢弃。

• 不良反应：快速注射可导致严重的低血压和呃逆；咳嗽、喉痉挛、过敏反应。

氯胺酮

• 通用名称：氯胺酮(图 3.1b)。

• 剂型：50mg/mL 注射液，10mL 或 10mg/mL 小瓶。

• 用途：诱导和维持全身麻醉，可单独使用或与其他药物联合使用；为持续时间较短的疼痛手术提供镇痛。

• 禁忌证：甲状腺毒症；高血压(包括先兆子痫)；有脑血管意外、脑外伤、脑内肿块或出血史，或其他导致颅内压升高的原因；眼部损伤和眼内压升高；精神疾病，尤其是幻觉。

• 注意事项：在急性疼痛外科手术恢复期间经常需要辅助镇痛，观察期间必须保持患者不受干扰。

• 剂量：

– 肌内注射诱导：成人和儿童 6.5~13mg/kg(10mg/kg 通常可产生 12~25 分钟的麻醉效果)。至少持续 1 分钟的静脉注射诱导：成人和儿童 1~4.5mg/kg(2mg/kg 通常可产生 5~10 分钟的麻醉效果)。

– 静脉注射诱导：含 1mg/mL 的溶液，成人和儿童诱导总剂量为 0.5~2mg/kg；维持剂量(使用微滴输注)为 10~45mg/(kg·min)，并根据反应调整速率。

–肌内注射镇痛：成人和儿童初始剂量

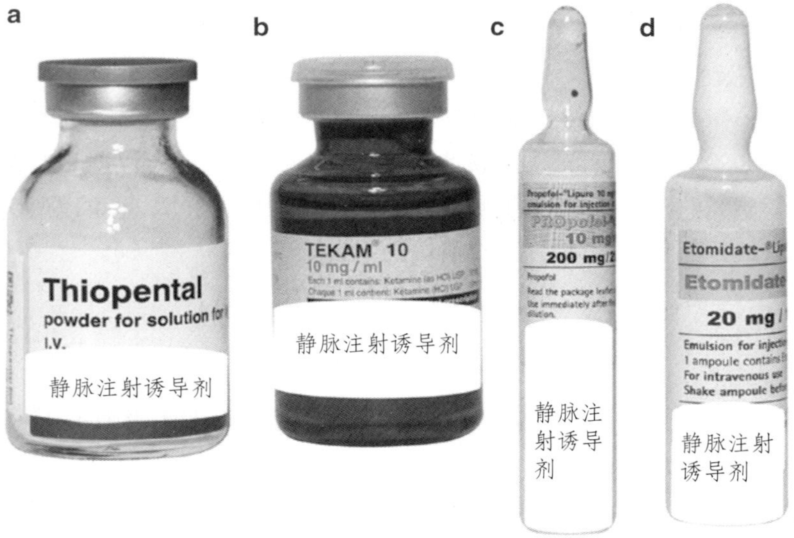

图 3.1 静脉注射诱导剂：(a)硫喷妥钠。(b)氯胺酮(泰康)。(c)丙泊酚(d)依托咪酯。

为 4mg/kg。

• 不良反应：幻觉和其他紧急反应（恢复期间会伴随行为变化，这些反应很少持续数小时以上）。一过性心率和血压升高很常见；也曾发生心律失常、偶见低血压和心动过缓。

丙泊酚

• 通用名称：丙泊酚（图 3.1c）。

• 剂型：10mg/mL 注射液、20mL 小瓶和 50mL 预充注射器（PFS）。

• 用途：全身麻醉的诱导和维持、短程手术的镇静、镇静和区域麻醉的联合应用、ICU 插管和机械通气患者的镇静。

• 禁忌证：超敏反应（有记录）、鸡蛋和大豆过敏。

• 注意事项：切勿快速注射，因为这会增加发生意外的心肺功能抑制、低血压、呼吸暂停和（或）氧饱和度降低的可能性。

• 剂量：

– 静脉注射诱导：成人 2~2.5mg/kg，儿童 2.5~3.5mg/kg。

– 维持：静脉注射，成人 0.1~0.2mg/(kg·min)，儿童 0.125~0.3mg/(kg·min)。

• 不良反应：低血压、呼吸暂停（可持续 30~60 秒）、注射部位灼痛/疼痛（注射丙泊酚前可通过静脉注射利多卡因来减轻疼痛）、皮疹、瘙痒、心律失常（心律不齐）、心动过缓或心动过速。

依托咪酯

• 通用名称：依托咪酯（图 3.1d）。

• 剂型：2mg/mL 注射液，10mL 小瓶。

• 用途：诱导全身麻醉和快速顺序诱导，也可用于维持全身麻醉和镇静。它是休克创伤、低血容量患者或严重的心血管疾病患者的理想选择。

• 禁忌证：任何已知有超敏反应的患者都禁用依托咪酯。它常用于快速顺序诱导（RSI）。败血症患者发生肾上腺抑制的风险增加，在某些研究中，肾上腺抑制与死亡率增加有关。肝病和肾功能损害患者应慎用较小剂量，因为依托咪酯通过肝脏代谢，并由肾脏排出。

• 剂量：依托咪酯诱导剂量为 0.2~0.3mg/kg，成人注射 30~60 秒，10 岁以下儿童不建议使用。由于存在持续抑制内源性皮质醇和醛固酮分泌的风险，依托咪酯不再通过持续输注给药。

3.2.3.2 挥发性麻醉剂

吸入麻醉剂

这些药物可使患者在手术过程中失去知觉，也可用于吸入诱导，尤其是婴儿。但由于使用这些药物时第 2 阶段会明显延长，因此主要用于维持麻醉而非诱导。这些药物被称为吸入剂，因为它们是由患者吸入的。氟烷于 20 世纪 50 年代问世，并取代了乙醚等原有药物。目前，氟烷已基本被取代，常用的药物包括安氟烷、异氟烷、七氟烷和地氟烷。

• 非挥发性气体：一氧化二氮（N_2O）、氙气（“仅有的两种气体形式”）。

• 挥发性气体：氟烷、异氟烷、地氟烷和七氟烷。

氟烷挥发性液体

• 用途：麻醉诱导、麻醉维持，以及静脉注射麻醉剂（如咪达唑仑和丙泊酚）的辅助麻醉维持。

• 禁忌证：有不明原因的肝功能障碍史或之前接触氟烷后出现发热；有恶性高热家族史；射血分数降低的心力衰竭、嗜铬细胞瘤。

• 注意事项：应仔细了解麻醉史，以确定之前是否接触过氟烷及对氟烷的反应（心律失常、妊娠和哺乳患者再次接触氟烷的时间至少应间隔3个月)。

• 剂量:

– 诱导:使用专门校准的汽化器,在氧气或一氧化二氮/氧气中逐渐增加吸入气体浓度至成人2%~4%或儿童1.5%~2%。

– 维持:成人和儿童0.5%~2%。

• 不良反应:心律失常;心动过缓;呼吸抑制;肝损伤。

在与去极化神经肌肉阻滞剂(琥珀酰胆碱)一起使用时,氟烷是引起恶性高热反应的最常见药物。

异氟烷挥发性液体

• 用途:它是一种不易燃的挥发性麻醉剂,但有强烈的刺激性气味,因此难以用于吸入式全身麻醉的诱导。

• 禁忌证:包括异氟烷在内的所有卤代挥发性麻醉剂,在易感患者体内均可引起恶性高热。任何确诊或怀疑有恶性高热病史的患者均应被视为恶性高热的高危人群;由于药物的刺激性,严重哮喘或活动性支气管痉挛患者相对禁用。

• 注意事项:异氟烷很少用于麻醉诱导,但可使用静脉麻醉剂进行麻醉诱导。

• 剂量:异氟烷的最小肺泡有效浓度(MAC)值为1.2%。

• 不良反应:异氟烷会因剂量依赖性外周血管扩张而导致血压下降,因此应根据患者情况谨慎调整剂量。

地氟烷挥发性液体(图3.2a)

• 用途:诱导或维持成人麻醉。也适用于儿科患者在使用地氟烷以外的药物诱导后的麻醉维持。

• 禁忌证:

– 儿科患者的麻醉诱导,因为儿科患者中度至重度上气道不良反应(如喉痉挛)的发生率较高。

– 已知或怀疑易患恶性高热的患者。

– 使用地氟烷全身麻醉后出现中度至重度肝功能损害的患者。

– 颅内压增高。

– 由于药物的刺激性,严重哮喘或活动性支气管痉挛患者相对禁用。

• 注意事项:无刺激性气味,适用于全身麻醉诱导。最常用于静脉注射或其他吸入剂诱导后的全身麻醉维持。

• 剂量:地氟烷的MAC值为6.0%。

• 不良反应:地氟烷是一种强效血管扩张剂,可通过降低全身血管阻力(SVR)来降低血压,从而导致心率加快。它能增强罗库溴铵的效果,比七氟烷、异氟烷或静脉麻醉剂更有效。

七氟烷挥发性液体(图3.2b)

• 用途:在没有预先诱导静脉通路的情况下,对新生儿和儿童患者进行全身麻醉的吸入诱导。

– 用于临床要求在诱导期间进行自主呼吸的成人患者的全身麻醉吸入诱导。

– 可用于完全维持全身麻醉,或与静脉麻醉剂同时用于维持成人和儿童患者的全身麻醉。

• 禁忌证:

– 对七氟烷或任何其他卤代麻醉剂过敏。

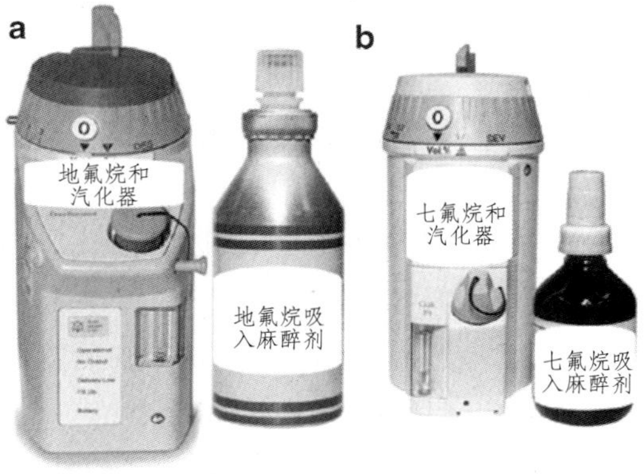

图3.2 (a)地氟烷和汽化器。(b)七氟烷和汽化器。

– 已知或怀疑易患恶性高热的患者。

– 接受大范围外科手术的肾功能不全的患者相对禁用。

• 注意事项：无刺激性气味，因此难以用于全身麻醉诱导。最常用于静脉注射或其他吸入剂诱导后的全身麻醉维持。

• 剂量：

– 成人手术麻醉水平的 MAC 值。

◦ 25 岁：氧气中的七氟烷为 2.6%。

◦ 40 岁：氧气中的七氟烷为 2.1%。

◦ 60 岁：氧气中的七氟烷为 1.7%。

◦ 80 岁：氧气中的七氟烷为 1.4%。

– 儿科手术麻醉水平的 MAC 值。

◦ 新生儿到 1 个月大的足月新生儿：氧气中的七氟烷为 3.3%。

◦ 1 个月到 6 个月：氧气中的七氟烷为 3%。

◦ 6 个月到 1 岁：氧气中的七氟烷为 2.8%。

◦ 1~3 岁：氧气中的七氟烷为2.8%。

• 不良反应：

– 低血压、高血压、心动过速、心动过缓。

– 术后谵妄和躁动。

– 术后恶心和呕吐。

– 呼吸系统：喉痉挛(2%~8%)、憋气、呼吸暂停。

– 过敏性休克、过敏性反应、心律失常、QT 间期延长、颅内压增高、肝中毒、电解质紊乱和恶性高热。

一氧化二氮吸入气体

一种无色无味的不可燃气体。

• 用途：与其他麻醉剂(挥发性或静脉注射剂)和肌肉松弛剂一起用于维持麻醉。产科用镇痛剂与氧气的混合比例为 50%。

• 禁忌证：

– 危重患者：一氧化二氮会通过维生素 B_{12} 中的钴氧化作用使蛋氨酸合成酶失活，从而导致巨幼红细胞性贫血。这种酶对维生素 B_{12} 叶酸的代谢非常重要，并在其他物质的合成及 DNA 和 RNA 的合成中发挥作用。

– 严重的心脏病：甲硫氨酸合成酶也需要将同型半胱氨酸转化为甲硫氨酸，血清同型半胱氨酸水平高与不良冠状动脉事件的风险增加有关。临床医生应避免在严重心脏病患者中使用一氧化二氮。

– 妊娠前 3 个月：由于上述因素对 B_{12} 和叶酸代谢的影响，不建议在妊娠前 3 个月使用笑气。

– 静脉或动脉空气栓塞。

– 由于一氧化二氮的溶解度是氧气的 30 倍，因此不适用于以下情况：气胸、小肠梗阻、中耳手术、视网膜手术及头颈部手术。一氧化二氮在封闭空间内的扩散速度比氮气快，导致封闭空间内气体的体积和压力增加。在腹腔镜手术中，它可能会在腹腔积气。

– 肺动脉高压：一氧化二氮会增加肺动脉压力。

• 预防措施：尽量减少工作人员、妊娠女性的接触。

• 剂量：

– 麻醉：成人和儿童为一氧化二氮与 25%~30%的氧气混合。

– 镇痛：50%的一氧化二氮与 50%的氧气混合。

• 不良反应：恶心和呕吐；由于白细胞形成受到抑制，长期服用会导致巨幼红细胞性贫血；周围神经病变。

• 氧气：事实上，这种气体在麻醉实践中是必不可少的。我们吸入的空气中约含 21%的氧气。

• 用途：在吸入麻醉过程中保持足够的

氧张力。

• 剂量：吸入麻醉气体中的氧气浓度绝不能低于 21%。

• 不良反应：浓度超过 80%会对肺部产生毒性作用，导致肺充血、渗出和肺不张。

3.2.4 止痛药

镇痛药物的作用机制各不相同，但均可以减轻或消除疼痛的不快感。鸦片制剂或麻醉剂是众所周知的止痛药，它们可从鸦片中提取（如吗啡）或在实验室中合成（如哌替啶或甲哌丁、芬太尼、阿芬太尼、舒芬太尼和瑞芬太尼）。在现代临床实践中，多模式镇痛的概念不断发展，许多人建议将阿片类药物与其他亚类药物共用。镇痛药物的其他主要靶点包括环氧化酶-1 和环氧化酶-2，以及 N-甲基-D-天冬氨酸或 N-甲基-D-天冬氨酸（NMDA）（氯胺酮）。

3.3 止痛药和阿片类拮抗剂

吗啡、芬太尼和瑞芬太尼等阿片类镇痛药可用于辅助全身麻醉。由于呼吸抑制可能会持续到术后，因此术中应谨慎使用重复剂量的镇痛药。

吗啡（图 3.3a）

• 剂型：通常通过多种途径给药，如口服（PO）、静脉注射（IV）、肌内注射（IM）、皮下注射（SC）、硬膜外注射和鞘内注射。

• 用途：大手术期间的辅助用药；术后镇痛；疼痛、心肌梗死、急性肺水肿。

• 禁忌证：急性呼吸抑制；颅内压增高、头部损伤或脑肿瘤；严重的肝功能损害；甲状腺功能减退；惊厥性疾病；急性酒精中毒、结肠痉挛；近期胆道手术；毒素引起的腹泻。

• 注意事项：哮喘、继发于慢性肺部疾病的心力衰竭；无法维持呼吸道通畅；肾功能损害。

• 剂量：

– 术前用药：术前 1 小时皮下或肌内注射，成人 150~200μg/kg；术前 1 小时肌内注射，儿童 50~100μg/kg。

– 术中镇痛：静脉注射，成人和儿童 100μg/kg，根据需要每 40~60 分钟重复一次。

– 术后镇痛：肌内注射，成人 150~200μg/kg，每 4 小时一次，儿童 100~200μg/kg；或静脉注射，成人 8~10mg，每 30 分钟一次，然后 2~2.5mg/h。

• 不良反应：呼吸抑制；厌食、恶心、呕吐、便秘；兴奋、头晕、嗜睡、精神错乱、头痛；口干；泌尿道和胆道痉挛；循环抑制、低血压、心动过缓、心悸；瞳孔缩小；过敏反应；生理依赖性。

芬太尼（图 3.3b）

• 剂型：通常通过以下途径给药：口服、静脉注射、肌内注射、皮下注射、透皮给药（TD）及经鼻（IN）、经黏膜、硬膜外和鞘内注射。

• 用途：药效是吗啡的 50~100 倍，可作为小手术或大手术的辅助用药；术后镇痛；疼痛治疗、心肌梗死、急性肺水肿。

• 禁忌证：在以下情况中，芬太尼相对禁用或可在某些预防措施下使用：胆道手术术后、呼吸抑制或阻塞性气道疾病[如哮喘、慢性阻塞性肺疾病、阻塞性睡眠呼吸暂停（OSA）、肥胖、肝衰竭、过敏性疾病（如过敏性休克）]。

• 注意事项：哮喘、继发于慢性肺部疾病的心力衰竭；无法维持呼吸道通畅；肾功能损害。

• 剂量：

– 术前用药：手术前 30~60 分钟，50~100μg 肌内注射或缓慢静脉注射。

– 全身麻醉辅助用药：1~2μg/kg 静脉注射。

– 辅助区域麻醉：25μg 鞘内注射。

– 患者自控镇痛（PCA）：10μg/mL 静脉输注，通常浓度为 20μg 需求剂量，锁定时间间隔为 5~10 分钟，基本速率≤50μg/h。

• 不良反应：兴奋、精神错乱、呼吸抑制（如果范围大且未得到治疗，可能导致呼吸停止）、嗜睡、恶心、视觉障碍、运动障碍、幻觉、谵妄、便秘、麻醉性回肠炎、肌肉僵硬、成瘾、意识丧失、低血压、昏迷，甚至死亡。

瑞芬太尼（图 3.3c）

• 剂型：2mg 或 5mg 浓缩粉末，用于注射或输注。

• 用途：诱导和维持麻醉，通过靶控输注（TCI）给药。

• 禁忌证：对于已知对瑞芬太尼和其他芬太尼成分过敏的患者，以及作为麻醉诱导的唯一药物使用的患者，禁止硬膜外和鞘内注射瑞芬太尼。

• 注意事项：血容量不足、患有心血管疾病（包括急性心肌梗死）或服用可能会加剧降压作用、心动过缓和呼吸抑制药物的患者慎用。

• 剂量：

– 麻醉诱导：0.5~1μg/（kg·min）。

– 维持麻醉：0.05~2μg/（kg·min）。

• 不良反应：低血压、心动过缓、头痛、恶心呕吐、肌肉僵硬、呼吸抑制、呼吸暂停、瘙痒、注射部位疼痛。

曲马多

• 剂型：50mg/mL 注射或输注溶液。

• 用途：用于治疗和预防中度至重度疼痛。

• 禁忌证：禁用于已知对曲马多或其任何其他成分过敏的患者；经治疗未得到充分控制的癫痫患者。

• 注意事项：静脉注射必须在 2~3 分钟内缓慢进行。

• 剂量：

– 50mg 或 100mg 肌内注射或静脉注

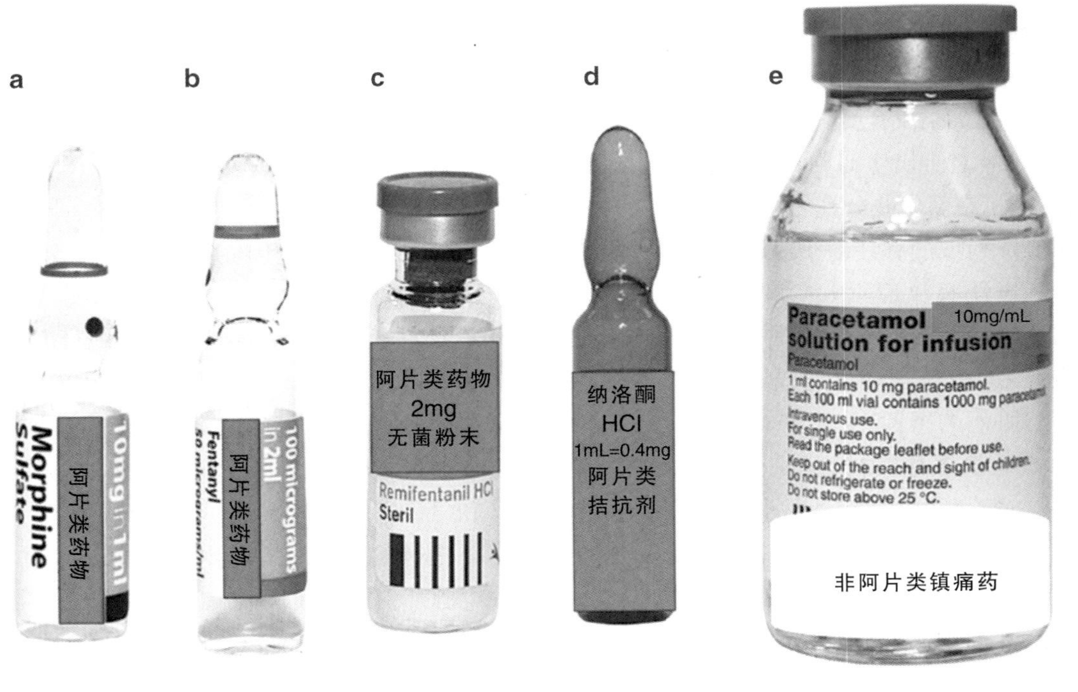

图 3.3　(a)吗啡。(b)芬太尼。(c)瑞芬太尼。(d)纳洛酮。(e)对乙酰氨基酚。

射，每 4~6 小时一次。剂量应根据疼痛的严重程度和反应进行调整。

– 术后疼痛：首次注射 100mg。首次注射后的 60 分钟内，每隔 10~20 分钟再注射 50mg，包括首次注射在内总剂量为 250mg。后续剂量为 50mg 或 100mg，每 4~6 小时一次，每日总剂量不超过 400mg。

• 不良反应：恶心、头晕、便秘、呕吐、嗜睡和头痛通常发生在初始治疗期间，而非药物剂量维持期间。严重的副作用包括可导致死亡的呼吸抑制。

3.3.1 阿片类拮抗剂

盐酸纳洛酮（图 3.3d）

• 剂型：注射用溶液，400μg/mL。

• 用途：对抗阿片类药物在麻醉过程中引起的呼吸抑制和阿片类药物过量。

• 注意事项：阿片类药物依赖；心血管疾病。

• 剂量：

– 阿片类药物引起的呼吸抑制，通过静脉注射，成人 100~200μg，每 2~3 分钟重复一次，以获得所需的反应；儿童最初 10μg/kg，如果没有反应，再注射 100μg/kg。

–对于出生时阿片类药物引起的呼吸抑制，可在新生儿分娩后立即通过皮下注射、肌内注射或静脉注射 10μg/kg。

• 不良反应：恶心和呕吐、高血压和低血压、左心室衰竭、肺水肿、癫痫发作；心律失常，如室性心动过速或心房颤动，尤其是有心脏病的患者。

对乙酰氨基酚（图 3.3e）

对乙酰氨基酚和非甾体抗炎药（NSAID）可能是缓解术后疼痛的有效替代（或辅助）药物；它们不会影响呼吸和胃肠蠕动。

• 剂型：注射用溶液，100mL 小瓶，含 1000mg 对乙酰氨基酚。

• 用途：用于短期治疗中度疼痛，尤其是手术后疼痛，以及短期治疗发热。

• 禁忌证：

– 对乙酰氨基酚或盐酸丙帕他莫（对乙酰氨基酚原药）过敏的住院患者。

– 严重的肝细胞功能不全患者。

• 注意事项：肝细胞功能不全、严重的肾功能不全、慢性酒精中毒和脱水。

• 剂量：15mg/kg，每日最大剂量不应超过 3g。

• 不良反应：乏力、低血压，极少发生过敏反应。

3.3.2 肌肉松弛剂

此类药物专门用于削弱或放松身体的骨骼肌（自主和非自主骨骼肌也会放松，如食管上部）。但它们不会影响心脏肌肉或平滑肌（如肠道或支气管）。肌肉松弛剂包括两类：去极化类（即琥珀酰胆碱）和非去极化类。

3.4 肌肉松弛剂和胆碱酯酶抑制剂

骨骼肌肉松弛剂按其作用方式可分为两类：去极化肌肉松弛剂（如琥珀酰胆碱）和非去极化肌肉松弛剂（如维库溴铵、泮库溴铵、罗库溴铵、米瓦库铵、阿曲库铵和顺阿曲库铵）。

琥珀酰胆碱（氯琥珀胆碱）（图 3.4a）

• 适应证：它是唯一被广泛使用的去极化肌肉松弛剂，可导致突然、完全的麻痹，但作用时间非常短，对喉镜检查、快速顺序插管和急诊病例尤为重要。

电休克治疗（ECT）用于控制手术过程中电脉冲引起的肌肉收缩。

• 不良反应和禁忌证：高钾血症、颅内压和眼内压升高、恶性高热、心动过缓、大面积组织创伤、肌病和烧伤。

- 剂量：1~1.5mg/kg，平均为 1mg/kg。

维库溴铵

一种非去极化肌肉松弛剂。

- 剂型：10mg 小瓶注射液粉末。
- 用途：用于插管和手术过程中的肌肉松弛。
- 禁忌证：肺部疾病；脱水或重症患者、重症肌无力或其他神经肌肉疾病。
- 注意事项：肾功能损伤、肝功能损伤；烧伤患者可能需要增加剂量；电解质紊乱、哮喘病史、严重肥胖、妊娠和哺乳期女性。
- 剂量：用于静脉注射插管。
  - 插管剂量：成人和 5 个月以上的儿童为 80~100mg/kg。
  - 维持剂量：20~30mg/kg。
- 不良反应：组胺释放量极少（很少出现过敏反应，包括支气管痉挛、低血压、心动过速、水肿、红斑和瘙痒）。

泮库溴铵

一种长效非去极化肌肉松弛剂。

- 剂型：2mg/mL 注射溶液。
- 用途：插管和手术过程中的肌肉松弛。
- 禁忌证：对泮库溴铵过敏。
- 注意事项：肾和（或）肝功能损伤。
- 剂量：用于静脉注射插管。
  - 插管剂量：0.1mg/kg。
  - 维持剂量：0.02mg/kg。
- 不良反应：肾功能损伤患者的神经肌肉阻滞时间延长。

罗库溴铵（图 3.4b）

一种中效非去极化肌肉松弛剂。

- 剂型：10mg/mL 注射/输注溶液。
- 用途：用于快速顺序插管，因为它比其他非去极化肌肉松弛剂起效更快，也可用于常规气管插管和手术或机械通气期间的肌肉松弛。
- 禁忌证：对罗库溴铵过敏。
- 注意事项：肾和（或）肝功能损伤、神经肌肉疾病。
- 剂量：用于静脉注射插管。
  - 插管剂量：0.6~1.2mg/kg。
  - 维持剂量：0.15mg/kg。
- 不良反应：肾功能损伤患者的神经肌肉阻滞时间延长。

阿曲库铵（图 3.4c）

一种中效非去极化肌肉松弛剂。

- 剂型：10mg/mL 注射或输注溶液。
- 用途：用于常规气管插管，以及在手术或机械通气期间进行肌肉松弛。本品通过非酶降解（Hofmann 消除法）进行代谢，可用于肾病和肝病患者。
- 禁忌证：对阿曲库铵或顺阿曲库铵过敏。
- 注意事项：支气管哮喘、神经肌肉疾病。
- 剂量：用于静脉注射插管。
  - 插管剂量：0.5mg/kg。
  - 维持剂量：0.1mg/kg。
- 不良反应：增加血浆组胺水平，导致皮肤潮红、低血压和心动过速。

顺阿曲库铵（图 3.4d）

一种中效非去极化肌肉松弛剂。

- 剂型：2mg/mL 注射或输注溶液。
- 用途：用于常规气管插管，以及在手术或机械通气期间提供肌肉松弛。本品通过非酶降解（Hofmann 消除法）进行代谢，可用于肾病和肝病患者。
- 禁忌证：对阿曲库铵或顺阿曲库铵过敏。
- 注意事项：支气管哮喘、神经肌肉疾病。
- 剂量：静脉注射。
  - 插管剂量：0.15mg/kg。

– 维持剂量:0.03mg/kg。

• 不良反应:使用顺阿曲库铵时,不良反应并不常见。

3.4.1 神经肌肉阻滞的逆转

胆碱酯酶抑制剂——甲基硫酸新斯的明(图 3.4e)

• 剂型:注射用溶液,新斯的明 500μg/mL,1mL 安瓿;2.5mg/mL,1mL 安瓿。

• 用途:抵消手术中使用的非去极化肌肉松弛剂的作用; 术后非梗阻性尿潴留;重症肌无力。

• 禁忌证: 近期接受过肠道或膀胱手术;机械性肠道或泌尿道梗阻;使用琥珀酰胆碱后;肺炎;腹膜炎。

• 注意事项:哮喘;尿路感染;心血管疾病,包括心律失常(尤其是心动过缓或房室传导阻滞);低血压;消化性溃疡;癫痫;帕金森病;甲状腺功能亢进。

• 剂量:静脉注射 1 分钟,可逆转非去极化阻滞。

– 成人:2.5mg,必要时可追加500μg,最大总剂量为 5mg。

– 儿童:40μg/kg(使用外周神经刺激器滴定)。

注意:为了减少毒蕈碱效应,在使用新斯的明同时或之前静脉注射硫酸阿托品(成人:0.6~1.2mg;儿童:20μg/kg)。

• 不良反应: 流涎和支气管分泌物增多、恶心和呕吐、腹部绞痛、腹泻;过敏反应和低血压。

舒更葡糖(图 3.4f)

• 剂型:100mg/mL 注射溶液。

• 用途:这是一种新型制剂,可与罗库溴铵和其他类固醇神经肌肉阻滞剂(如维库溴铵和潘库溴铵)的分子结合,从而迅速逆转其神经肌肉阻滞作用。

• 禁忌证:

– 已知有过敏反应的患者,从孤立的皮肤反应到过敏性休克。

– 晚期肾病和肾衰竭患者。

• 注意事项:服用舒更葡糖后可能会出现明显的心动过缓。虽然罕见,但曾发生过给药后几分钟内出现过敏性休克的情况。

• 剂量:静脉注射 2~16mg/kg,可逆转罗库溴铵和类固醇的非去极化阻滞。

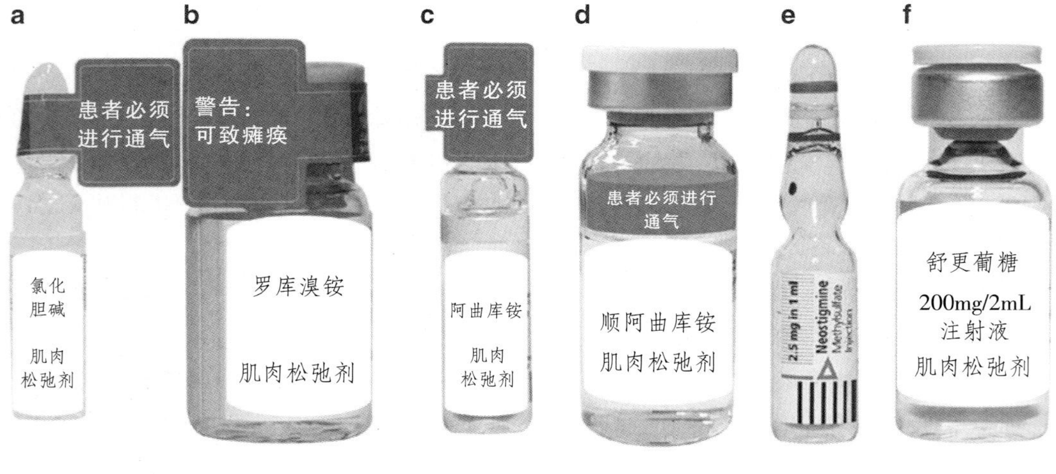

图 3.4 (a)琥珀酰胆碱(氯琥珀胆碱)。(b)罗库溴铵。(c)阿曲库铵。(d)顺阿曲库铵。(e)新斯的明。(f)舒更葡糖。

• 不良反应:心动过缓、使用苏麦迪逆转不足可能导致神经肌肉阻滞复发、支气管痉挛、过敏反应。

3.4.2 其他药物

阿托品(图3.5a)

阿托品是以外消旋混合物的形式配制使用的,但只有阿托品在体内具有活性,具体如下。

• 化学结构:硫酸阿托品。

• 给药途径:口服、肌内注射和静脉注射。

• 代谢:阿托品经肝脏酯酶代谢后随尿液排出体外,极少量排出无变化。

• 剂量:成人0.2~0.6mg,儿童20μg/kg。

• 用途:

– 阿托品广泛应用于麻醉领域,可治疗心动过缓,也可作为抗心律失常药用于术前和术中。此外,阿托品还可用作解毒剂。在出现抗胆碱酯酶中毒的情况下,尽管阿托品具有止吐特性,但由于其对心血管的副作用,目前尚未被列为止吐药物,而是在高级生命支持的特殊情况下使用(晕厥/无脉性电活动)。

– 阿托品是从颠茄科植物中提取的天然三级胺。

• 作用机制:毒蕈碱受体的竞争性拮抗剂,迷走神经溶解剂。

• 不良反应:抗帕金森效应、口干、尿潴留和视物模糊。

• 作用:

– 中枢神经系统:阿托品是三级胺,可穿过血脑屏障,引起中枢镇静和胆碱能危象,但这种可能性很小。

– 心血管系统:阿托品的抗毒蕈碱特性会导致明显的心动过速,但小剂量静脉注射阿托品可能会导致心动过缓,最初这种心动过缓的原因是阿托品对迷走神经核的中枢作用或外周的部分激动作用。

– 呼吸系统:阿托品可拮抗支气管平滑肌中的毒蕈碱受体,从而起到扩张支气管的作用;阿托品还可减少呼吸道腺体的分泌物,从而起到抗唾液分泌的作用。

– 其他:阿托品可抑制汗腺分泌,因此可能诱发高热,尤其是在儿童中;由于阿托品可能会增加眼内压,因此青光眼患者应慎用。

格隆溴铵(图3.5b)

• 作用机制:毒蕈碱受体的竞争性拮抗剂,迷走神经溶解剂。

• 不良反应:季胺不能透过血脑屏障,从而避免了对中枢神经系统的副作用。

• 剂量:成人0.2~0.4mg静脉注射或肌内注射,儿童4~10μg/kg。

• 代谢:

– 只有20%经肝脏代谢,其余随尿液排出,未发生变化。

– 肠道吸收较差,因此口服生物利用度低于5%。

• 用途:

– 抗心动过缓的药前治疗。

– 减轻抗胆碱酯酶的作用,通常与新斯的明混合用于逆转非去极化神经肌肉药物。

– 多汗症。

• 全身作用:

– 心血管系统:心动过速,可持续作用达2~3小时。

– 呼吸系统:支气管扩张。

– 中枢神经系统:不会穿过血脑屏障,但会导致头痛和镇静。

– 胃肠道:减少口腔分泌物,因此是抗唾液分泌剂。

– 其他:

○减少汗液分泌。

○抗毒蕈碱作用：类似阿托品的抗心绞痛作用。

○心动过速、口干、尿潴留和视物模糊。

咪达唑仑（图 3.5c）

其属于苯二氮家族的咪唑苯二氮䓬。本品为无色透明溶液。在配制过程中，根据周围环境的 pH 值，咪达唑仑有两种不同的形态。pH 值为 4 时，咪达唑仑在溶液中呈离子化状态（开放结构）。当进入生理 pH 值为 7.4 的人体时，其结构会发生变化，变成脂溶性药剂（封闭结构），从而可以穿过血脑屏障。注射时不会引起疼痛。

• 用途：

– 即使使用 2mg 的小剂量也可降低术中意识丧失的风险。

– 麻醉剂（丙泊酚）的辅助用药，可减少丙泊酚的剂量，达到目标效果。

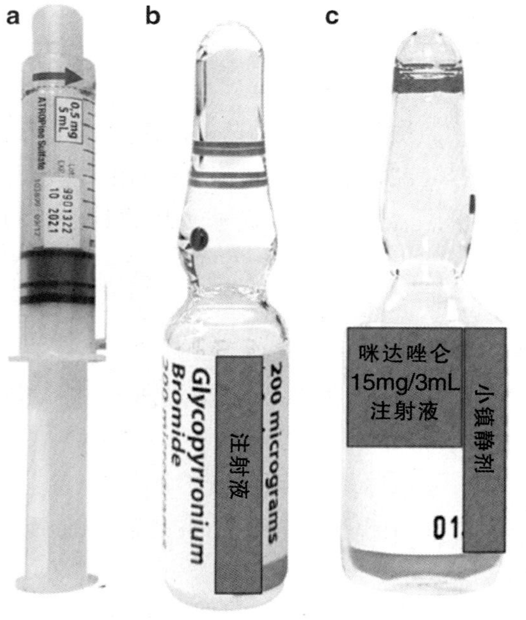

图 3.5 (a)阿托品。(b)咯酸甘酯（甘草酸铵）。(c)咪达唑仑。

– 在小手术中起镇静作用。

– 前向性失忆作用。

– 在重症监护室用作镇静剂。

– 抗焦虑。

• 给药途径：生物利用度为 40%，可口服、滴鼻、肌内注射、直肠给药、鞘内注射和硬膜外麻醉。

• 剂量：

– 口服：0.5mg/kg，最大剂量不应超过 20mg。

– 静脉注射：0.02~0.1mg/kg，用于镇静，根据效果滴定。

– 脊髓麻醉：0.3~2mg。

– 硬膜外麻醉：0.1~0.2mg/kg。

• 代谢：咪达唑仑经羟基化为活性化合物 1–羟基咪达唑仑，然后与葡萄糖醛酸共轭，并随尿排出体外。

• 全身作用：

– 心血管系统：

○降低 1/3 的全身血管阻力。

○增加心率。

○当与阿片类药物合用时，会减弱对喉镜检查的反应。

– 呼吸系统：

○呼吸频率。

○潮气量。

○分钟通气量无明显变化。

○可导致呼吸暂停。

○削弱呼吸中枢对 pCO_2 的正常反应。

– 颈椎神经系统：催眠、镇静、抗焦虑和失忆（顺行性）。

– 肠胃系统：减少肝血流量。

– 泌尿生殖系统：减少肾血流量。

– 解毒剂：富马酰亚胺是逆转咪达唑仑作用的首选药物，它能在苯二氮䓬部位拮抗咪达唑仑。

– 其他：咪达唑仑会被代谢阿芬太尼的相同肝脏 P450 同工酶（3A3/4）代谢，因此与咪达唑仑同时使用时可能会延长阿芬太尼的药效。

右美托咪定

其属于美托咪定家族，是一种 α–受体兴奋剂，因其镇静和镇痛效果而被广泛用于动物中。最近几年，它在临床实践中越来越受欢迎。

• 作用机制：完全激动剂，与可乐定类似，通过结合 α2–受体发挥作用，其药效比可乐定更强，对 α2–受体的亲和力更高（表 3.1）。

• 给药途径：静脉注射（栓塞/输注）滴鼻。

• 动力学：口服吸收难以预测，但可避免肠外给药产生的初期高血压。消除半衰期需要 2 小时。

• 用途：右美托咪定可有不同的用途，但并非所有用途都获得了美国食品药品监督管理局（FDA）的批准。

– 抗焦虑。

– 镇静。

– 镇痛。

– 麻醉辅助用药。

– 抗休克。

– 神经外科手术、气道手术。

• 剂量：

– FDA 和欧洲建议使用不同的剂量。

– 尚未获准用于儿科；但在过去 10 年中已用于儿科人群。

– 成人剂量方案包括 10 分钟内负荷剂量为 0.5~1μg/kg，然后输注 0.5~1μg/（kg·h）。

表 3.1　可乐定和右美托咪定的亲和力比较

	可乐定	右美托咪定
α1 亲和力/α2	1/200	1/1600

• 不良反应：低血压。

– 心动过缓/缓慢性心律失常。

– 可能出现心动过速（注射后初期）。

• 解毒剂：阿替美唑可逆转右美托咪定的作用。

3.4.3 其他药物

麻醉医生可能会使用其他药物来尽量降低手术室（OR）内发生意外的风险。这些药物属于苯二氮䓬类药物。地西泮和咪达唑仑是手术室中常用的药物。

• 逆转药物或解毒药物通常用于抵消其他药物的作用。

– 纳洛酮：用于抵消鸦片制剂或麻醉剂的作用。

– 福马酰亚胺：用于对抗苯二氮䓬类药物的作用。

– 新斯的明/舒更葡糖：用于逆转氨类固醇类非去极化肌肉松弛剂（即罗库溴铵、维库溴铵和泮库溴铵）的作用。

• 交感神经和副交感神经药物被广泛用于不同的目的，如对心率起作用的药物，包括阿托品（增加心率）和艾司洛尔（减少心率）。

• 止吐药：这类药物有助于减轻恶心和呕吐，因此被称为抗恶心药或止吐药。根据受体的不同，可分为多巴胺拮抗剂、5HT3 拮抗剂、抗胆碱能药、抗组胺药和其他机制不明的类别。

• 血管升压素和血管扩张药可用于维持血流动力学稳定，有些药物能升高血压（肾上腺素），有些药物能降低血压（硝普盐）（参见本章最后一部分内容）。

3.4.4 局部麻醉剂

在神经或神经群周围注射局部麻醉剂可暂时阻断神经中的电脉冲传递。缺乏传输会导致身体神经供应区域变得麻木，这也被称为“感觉阻滞”。根据所用局部麻醉药的浓度和剂量，可能会发展成肌肉无力。

用于传导麻醉（也称为局部或区域麻醉）的药物通过可逆地阻断神经纤维的传导来发挥作用。局部麻醉剂广泛用于牙科治疗、简短和浅表的介入治疗、产科手术，以及需要高度熟练技能的特殊区域麻醉技术。由于需要患者的合作，患者应做好心理准备以接受拟议的手术。复苏服务和设备应随时可供使用。为避免不慎造成血管内注射，应缓慢注射局部麻醉剂。临床上常用的局部麻醉剂包括以下几种。

氨基酰胺

- 甲哌卡因。
- 利多卡因。
- 依替卡因。
- 布比卡因。
- 左旋布比卡因。
- 罗哌卡因。

氨基酯

- 普鲁卡因。
- 可卡因。
- 氯普鲁卡因。
- 丁卡因。
- 苯佐卡因。

局部麻醉剂按代谢部位分类。氨基酰胺在肝脏中水解，氨基酯则由血浆胆碱酯酶代谢。

局部麻醉剂以非离子形式发挥作用。在pH值较低的情况下，主要为离子形式，这可能会延长起效时间；这也解释了为什么局部麻醉剂对于酸性环境正常的炎症部位无法起效。因此，许多临床医生会加入碳酸氢钠来克服酸性，提高麻醉效果。

肾上腺素通常被添加到局部麻醉药溶液中，这样临床医生就能使用较低的麻醉剂量，并且提高安全性。

此外，肾上腺素还能收缩血管，延缓麻醉剂的吸收，从而延长作用时间。添加肾上腺素还能通过诱导手术区域的血管收缩来改善止血效果。

利多卡因（图 3.6a~c）

- 适应证和给药：不同的利多卡因制剂有不同的给药途径。
  - 0.05%~0.1%的稀释溶液可大量皮下浸润，以提供肿胀性局部麻醉，从而导致局部肿胀和坚硬，这可能有利于某些外科手术（吸脂术）。
  - 0.25%~0.5%的稀释溶液用于静脉区域麻醉（Bier 阻滞）或皮下组织浸润。
  - 1%~2%的溶液用于区域神经阻滞，包括硬膜外麻醉，也可用作抗心律失常的静脉注射制剂。
  - 含有消毒剂（氯己定）的 1%~2%水凝胶用于在尿管导尿前局部消毒和润滑尿道。
  - 4%的溶液用于气道黏膜的局部麻醉，包括口腔、咽部和呼吸道，也可通过漱口、喷洒或雾化器使用。
  - 在皮肤或直肠等其他黏膜上局部使用 5%的氢化可的松软膏。
  - 10%的溶液也可通过计量雾化器喷洒，局部用于气道麻醉。

0.5%~2%的水基制剂有普通型和含 1/200 000 肾上腺素型（牙科有时使用含 1/100 000 肾上腺素或更高浓度的水基制剂），也有含防腐剂或不含防腐剂型。预混的利多卡因和普鲁卡因可制成 5%共晶乳膏（含 2.5%），常用于术前小面积皮肤麻醉。

- 剂量：按体重计算的最大安全剂量为 3mg/kg，或在区域麻醉中使用含肾上腺素的制剂时为 7mg/kg。
  - 插管前 2~5 分钟给予 1~2mg/kg，以抑制气道反流。
  - 用于心律失常患者，初始剂量为 1~

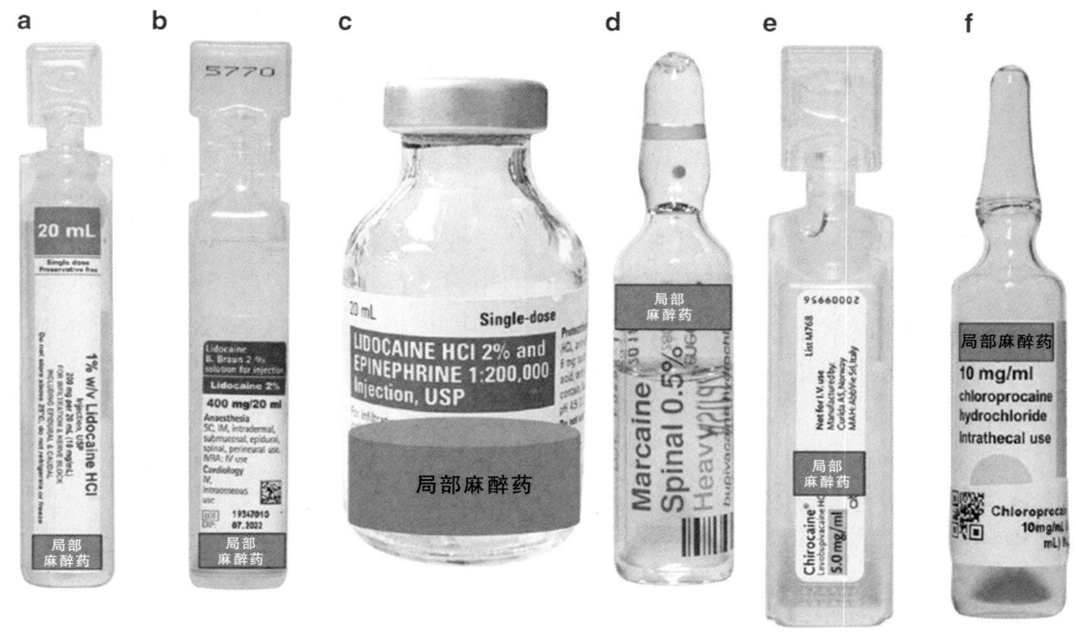

图 3.6　(a)利多卡因 1%。(b)利多卡因 2%。(c)利多卡因 2%和肾上腺素 1:200 000。(d)布比卡因 0.5 脊髓。(e)左旋布比卡因。(f)氯普鲁卡因。

1.5mg/kg，静脉注射，但不能用于治疗局麻药毒性导致的心律失常。

• 禁忌证：已知对利多卡因有严重不良反应的患者，可能会出现利多卡因过敏反应，但并不常见。

即使只是少量使用，含肾上腺素的利多卡因制剂也会对心血管产生明显影响，尤其是在患者有心血管疾病史的情况下。

布比卡因(图 3.6d)

• 剂型：有 3 种不同浓度，即 0.25%、0.5%和 0.75%。

• 适应证和给药：用于区域麻醉(硬膜外麻醉和脊髓麻醉)和局部浸润。给药方式包括：局部浸润(手术后镇痛)，各种手术的周围神经阻滞；腹部手术、骨科、泌尿科手术或剖宫产的脊髓麻醉；分娩镇痛的硬膜外麻醉/镇痛，以及尾部阻滞(脐下麻醉和镇痛，常用于小儿手术)。

• 剂量：按体重计算的最大安全剂量为 2~2.5mg/kg。

• 禁忌证：注射部位感染、对药物或其成分过敏、肝和(或)肾功能受损、心脏功能受损(如心脏传导阻滞)、血容量不足、低血压或急性病患者。

左旋布比卡因(图 3.6e)

左旋布比卡因(布比卡因对映体)与布比卡因大致等效，但手术麻醉持续时间较短。其剂量为 2mg/kg。

罗比卡因

罗比卡因用于各种手术的硬膜外阻滞、主要神经阻滞、局部浸润，以及术后或分娩镇痛。

• 适应证和给药：

– 用于剖宫产手术腰部硬膜外阻滞时，剂量为 20~30mL 0.5%溶液和 15~20mL 0.75%溶液。

– 在进行胸硬膜外阻滞手术麻醉时，剂量为 5~15mL 0.5%溶液和 5~15mL 0.75%

溶液。

– 进行主要神经阻滞时，剂量为 35~50mL 0.5%溶液和 10~40mL 0.75%溶液。

– 对于现场阻滞（如轻微神经阻滞和浸润），剂量为 1~40mL 0.5%溶液。

– 在治疗术后疼痛时，外周神经阻滞的剂量为每小时 5~10mL 0.2%溶液。通过腰椎或胸椎硬膜外麻醉进行疼痛治疗时，罗比卡因的持续输注剂量为每小时 6~14mL 0.2%溶液。

- 剂量：2~3mg/kg。
- 禁忌证：对药物过敏。

氯普鲁卡因（图 3.6f）

- 剂型：2%和 3%溶液。
- 适应证和给药：

– 用于神经轴麻醉（脊髓、硬膜外和尾部）、周围神经阻滞和产科麻醉（阴道和宫颈旁神经阻滞）。

– 在非卧床手术中，与脊髓丁哌卡因相比，丁哌卡因具有短效作用，因此出院时间更快、疼痛评分更低、费用更低，而且运动阻滞时间更短。

- 剂量：最大剂量为 11mg/kg，总剂量不超过 800mg；使用肾上腺素（1:200 000）时，最大剂量为 14mg/kg，总剂量不超过1000mg。
- 禁忌证：肝肾疾病患者慎用。

3.5 血管收缩剂

血管收缩药物可以直接或间接发挥作用，主要取决于与目标受体的结合或增加与目标受体结合的配体的释放。

盐酸麻黄碱（图 3.7a）

- 剂型：注射用盐酸麻黄碱溶液 30mg/mL，1mL 安瓿。
- 用途：治疗区域或全身麻醉期间的低血压。
- 注意事项：甲状腺功能亢进、糖尿病、缺血性心脏病、高血压和闭角型青光眼。
- 剂量：预防或治疗麻醉期间的低血压，缓慢静脉注射含 3mg/mL 的溶液，剂量为 3~6mg（单次最大剂量为 9mg），必要时每 3~4 分钟重复给药；最大剂量为 30mg。
- 不良反应：厌食、唾液分泌过多、恶心、呕吐；心动过速、心律失常、心绞痛、血管收缩伴高血压、头痛、头晕、焦虑、不安、意识错乱、震颤；排尿困难；出汗、潮红；血糖水平变化。

肾上腺素（图 3.7b）

- 用途：

– 过敏性反应首选也是最重要的治疗方法。

– 血管收缩剂，以减少全身对浸润局部麻醉剂的吸收。

- 禁忌证：末端环型阻滞（如手指、阴茎）或其他有局部缺血风险的情况。
- 注意事项：高血压、缺血性心脏病、心

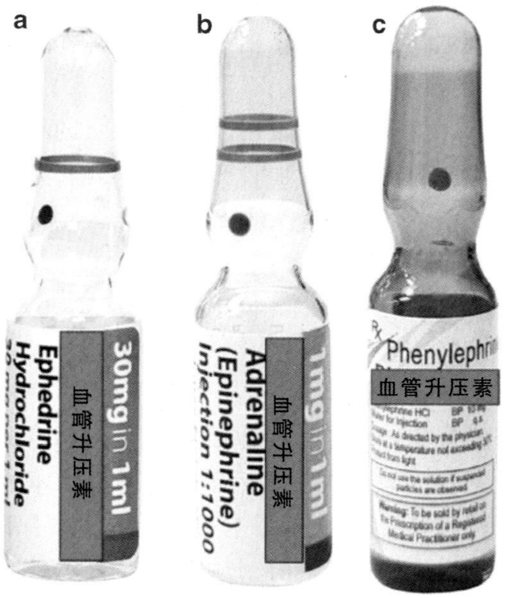

图 3.7 (a)麻黄碱。(b)肾上腺素。(c)去氧肾上腺素。

脏传导阻滞;脑血管功能不全、甲状腺毒症或糖尿病。

- 剂量:
  - 肌内注射:每次 0.01mg/kg(最大剂量为 0.5mg),大腿中外侧肌内注射。
  - 静脉注射:宜缓慢持续输注。
  - 成人:以 0.1μg/(kg·min)的速度输注。
  - 婴儿和儿童:以 0.1~1μg/(kg·min)的速度输注。

关键信息

药理学是麻醉实践中不可或缺的一部分,技术人员和麻醉医生应了解手术室和偏远地区的所有常用药物。

用药前应特别注意每种药物的药代动力学和药效学。由于种族间特殊酶系统和特殊基因产物的遗传多样性,应牢记不同患者之间的剂量差异和剂量反应。

(袁天杰 译 冯迪 校)

推荐阅读

Gropper M, Eriksson L, Fleisher L, Wiener-Kronish J, Cohen N, Leslie K, editors. Miller's anesthesia. 9th ed. Elsevier; 2019.

Mahmoud M, et al. Dexmedetomidine: review, update, and future considerations of paediatric perioperative and periprocedural applications and limitations. Br J Anaesth. 2015;115:171–82. https://doi.org/10.1093/bja/aev2.

Peck TE, Hill SA, Williams M. Pharmacology for anaesthesia and intensive care. 3rd ed. Cambridge University Press; 2009. ISBN 978-0-521-70463-2

Stoelting R, Flood P, Rathmell J, Shafer S, editors. Stoelting's handbook of pharmacology and physiology in anesthetic practice. 3rd ed. Wolter S Kluwer; 2014.

第 4 章

药房、药物标签与药物储存

Nabil A. Shallik, Lamia Tawfk, Muhammad Firas Alhammad, CherifBoutabba, NadaN. Shallik

4.1 引言

本章将讨论药物的准备、处理和使用、用药差错的管理及高风险药物的安全处理。

4.2 麻醉药品准备

近年来，人们认为药房为手术室准备药物有助于提高麻醉药物的安全性。在中央药房进行配药能够减少与药物准备相关的用药差错的发生，因为在药房中，两个人相互检查对方的工作，即“双重检查”，同时为一个药物准备多支注射器也可减少差错的发生。而且在这种环境中注意力不容易分散，工作秩序井然，远离手术室压力，有时间进行检查和复核。此外，发药的准确性通常会提高用药的准确性。

4.3 药物处理

4.3.1 麻醉期间用药差错和麻醉药车系统的标准化

在麻醉实践中，用药差错是备受关注的问题，事实上，其准确发生率尚不清楚，估计为1%~5%。这可能是因为许多用药差错并没有被注意到，而且一些错误也没有被报道。

人为差错占较大比例，总的来说，文献中缺乏以清晰的策略来消除麻醉用药差错的证据。

用药差错可导致药物不良反应，需要明确定义，以便患者、开处方者、制造商和监管机构能够相互理解。根据差错发生的潜在心理机制对用药差错进行分类，以制订减少其发生的策略。

使用多模式系统可以减少文献记录和麻醉中的用药差错。例如，通过在组织有序的工作场所配置药物、为最常用药物提供预充注射器、具有大字母和清晰的药物标签、专门设计的颜色标记的标准化的药物抽屉、与计算机连接的条形码阅读器、扬声器和触摸屏，以及在给药前能提供药物的自动听觉和视觉验证等（图 4.1）。

目前，许多医疗机构特别是手术室，开始使用科技来实现更智能、更安全的药物管理，该技术被称为自动药物柜。

所有麻醉药物都被放置在一类药物中，或者按照使用顺序从多到少放置在单独的盒子内，医护人员必须通过生物识别（如指纹）访问，输入患者姓名后页面将显示所有已整理好的药物，写下所需的药物名称，特定的盒子将打开，并有一个光标指引。出于安全原因，使用高警示药物和麻醉药物时需要第二个人作为见证。

一旦药物已经被抽取到带有日期、剂量、首字母和患者信息贴纸标记的彩色编码注射器中，将使用特定的托盘清楚地整理这些注射器。每个病例结束时，应清理使用过的药物托盘并更换新的药物托盘，之后由药剂师重新补充所需的药物。

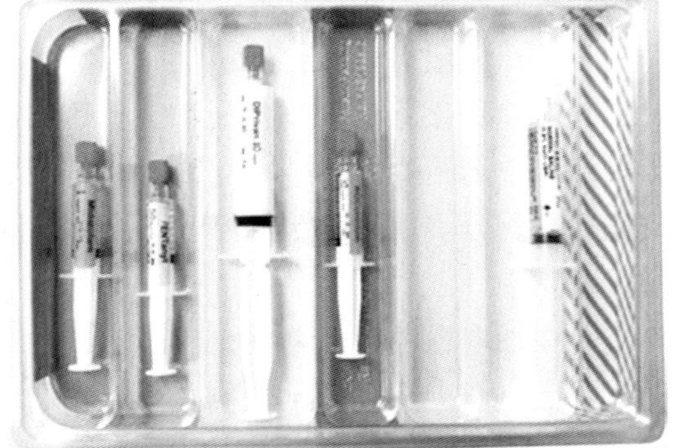

图 4.1 预充注射器的标准化彩色编码。（扫码看彩图）

差错通常发生在预期工作没有被执行时，这可能是失误（规划上的缺陷）或疏忽引起的。

图 4.2 展示了通过以下方式管理疏忽可减少差错的发生：

- 知识。
- 完善的规则。
- 技术改进。
- 避免疏忽和增强记忆。

目前有一些特殊工作可防止麻醉气体和挥发性药物的用药差错，从而使患者更安全地吸入麻醉药。

例如，气体管路和气体钢瓶分别具有直径安全系统和销钉安全系统，同时，麻醉挥发罐具有特殊的加药装置。但另一方面，到目前为止还没有有效的方法可以预防静脉用药错误。

防范差错主要包括 4 个方面：

- 消除差错。
- 检测差错。
- 检测缺陷。
- 认知辅助。

来自设计界的经验确实提供了一些建议：①很少使用的紧急药物应放在一个单独的位置；②容易混淆的药物应分开放置；③标准设计有助于麻醉医生构建一个避免错误发生的心理模式；④团队协作中的标准设置可构建一个群体心理模式。

在医院病房内对药物管理过程的随访已经显著减少了用药差错（图 4.3）。然而，将这种系统管理过程应用于手术室内是不切实际的，因为麻醉药物的性质要求立即做出决策和回应。

麻醉患者安全基金会基于文献的系统回顾提出了避免麻醉中用药差错的建议，并针对实际发生的事件报道进行了验证。

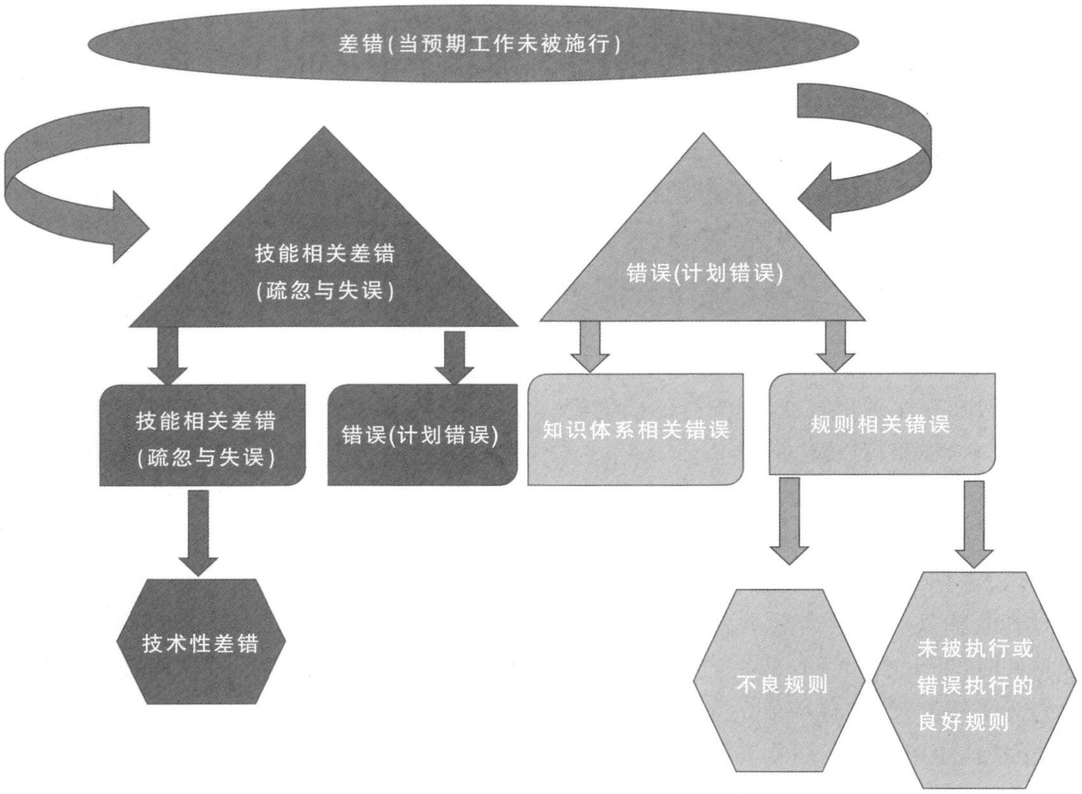

图 4.2 发生用药错误的可能性及其是如何发生的。

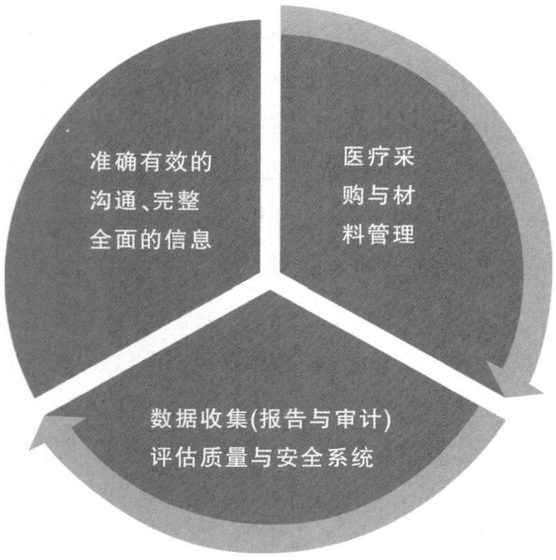

图 4.3 药物管理过程以防止用药错误。

• 在抽取或注射药物前,应仔细阅读药物安瓿或注射器上的标签。

• 安瓿和注射器上标签的清晰度和内容应根据字体、大小、颜色及所包含信息的某些或所有属性的共识标准进行优化。

• 应标记注射器(始终或几乎始终)。

• 应使用正式的药物抽屉和工作区,注意整洁度、安瓿和注射器的位置,类似药物或危险药物分别放置,将危险药物从手术室中移除。

• 在抽取或注射药物前,应注意与第二人或设备(如与计算机连接的条形码阅读器)检查标签。

4.3.2 标准化的药房预混输液袋、预充注射器及条形码技术(图 4.4)

许多医院已经开始使用预充注射器和输液袋。这些注射器和输液袋有助于减少准备工作(从小瓶中将药物转移到注射器或输液袋中)、避免用药差错、使药物浓度标准化并延长药物货架寿命。药房和麻醉科可以签署服务级别协议(SLA),制订标准的药物配方。

在麻醉实践中已广泛引入条形码系统和其他扫描技术,以便严格控制麻醉药物。此外,在给药前需要第二个人见证。

药房可在专用静脉注射室或准备室中使用无菌技术准备多种预装注射器,以延长药物货架寿命,包括但不限于去甲肾上腺素、催产素输液袋、左旋布比卡因硬膜外输液袋及多巴胺和多巴酚丁胺输液袋。

4.3.3 高风险药物

高风险药物包括用药差错率较高和(或)不良事件或警戒事件风险高的药物,以及滥用或其他不良事件风险高的药物(表 4.1,图 4.5)。

- 化疗药物。
- 鸦片。
- 胰岛素。
- 神经肌肉阻滞剂。
- 抗血栓药物。
- 麻醉剂。
- 硬膜外和蛛网膜下腔药物。
- 浓缩电解质。
- 正性肌力药和血管升压素。
- 静脉抗心律失常药。
- 催产素。

4.3.4 安全用药(正确的药物、剂量、给药途径、患者选择和时间)

减少用药差错和伤害的其中一个建议是采用“5 个正确”原则:正确的患者选择、正确的药物、正确的剂量、正确的给药途径和正确的时间。在给药过程中发生用药差错时,我们往往会迅速追责相关麻醉技术人员,并发现他们未完成“5 个正确”原则。简单来说,我们要求医护人员对安全用药负责,确保在正确的时间通过正确的途径给予患者正确剂量的药物(表 4.2)。

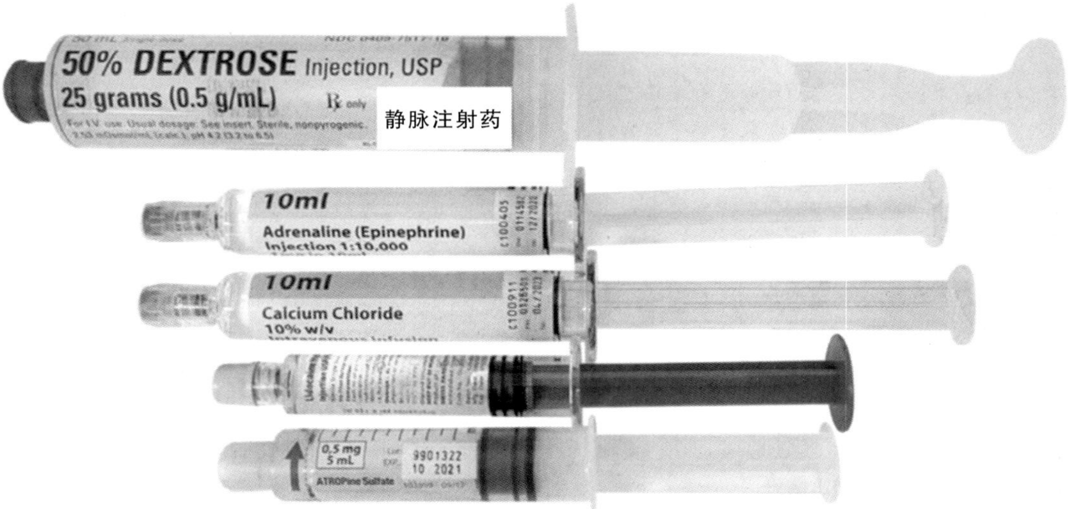

图 4.4　预充注射器。

表 4.1 高警示药物的通用保障策略

采购	
1	限制每个医疗机构药物目录中可用的药物剂量
2	避免品牌或颜色频繁更改,每当有更改时,应通知终端用户
3	通知医院/诊所与新列出的高警示药物相关的所有人员
4	鼓励购买具有安全特征的设备和耗材以确保安全给药
储存	
1	所有人员必须在存放药物之前仔细检查高警示药物标签,以确保药物放置在正确的位置
2	所有高警示药物应放在单独标记的容器/架子中
3	在可能的情况下,避免将"看似-听似"的药物和不同剂量的同一种药物存放在一起
4	使用部分大写字母以强调药物名称的差异(如多巴胺和多巴酚丁胺)
5	根据科室/病房的需求来限制药物储量
6	所有包含高警示药物的容器/架子均应用红色标签标记"高警示药物"
开具处方	
1	开具高警示药物处方时,不要使用缩写
2	开药时不要用零结尾(例如,5.0mg 可能会被误认为是 50mg)
3	开具的高警示药物处方应限定浓度、剂量、给药途径和输注速度(例如,静脉注射多巴胺 5μg/kg 体重,输注时间超过 1 分钟)
4	开药时,以重量(w)指定口服液体药物的剂量,如克或重量/体积(w/v)
5	避免口头开具高警示药物医嘱。在紧急情况下,电话医嘱必须立即重复、验证并记录
准备	
1	所有高警示药物的准备均应进行单独的双重检查
2	所有稀释的药物在稀释后必须立即贴上药物名称和剂量标签
发药/供应	
1	对于自动发药柜,所有包含高警示药物的抽屉/格子均应用红色"高警示药物"标签标记。此外,从机器中提取药物时,屏幕上应出现"高警示药物"提示
2	从自动发药柜中提取高警示药物时需要另一名护士作为见证
3	直接分发给患者(如门诊)的高警示药物不应标记为高警示
4	发药前必须对高警示药物进行单独的双重检查
5	由其他医疗实施者在接收高警示药物时进行检查
用药	
1	给药前由两名有资质的医疗实施者在床旁单独对照医嘱或药物图表检查以下细节: • 使用两种识别方式确认患者的身份 • 药物的名称和剂量 • 剂型 • 剂量/用药频率 • 给药途径和速率(必要时使用泵设置和置管) • 有效期
2	用标签标记所有通路末端以区分静脉和硬膜外通路

(待续)

表 4.1(续)

3	在可能的情况下，应使用智能输注泵来给予高警示药物
4	在可能的情况下，应使用条形码药物管理系统给药
5	给予患者高警示药物时，尽量避免被干扰
监测	
1	密切监测与高警示药物相关的药物不良反应、用药差错和相互作用
2	对所有窄治疗指数的高警示药物应监测治疗药物浓度
3	在需要的病房/科室准备拮抗药和复苏设备
信息	
1	在 Cerner 医疗信息化系统或任何其他健康信息系统(HIS)上应标记“高警示药物”
2	病房/科室应提供相关的稀释指南
教育	
1	教育患者和家庭成员/护理人员： • 用药方案 • 药物–药物/药物–食物相互作用 • 常见的副作用 • 监测药物相关的伤害及后续的管理/处理
2	所有医疗实施者在处理高警示药物之前必须接受培训
3	发生错误时，员工必须接受培训以检查潜在错误并迅速做出响应

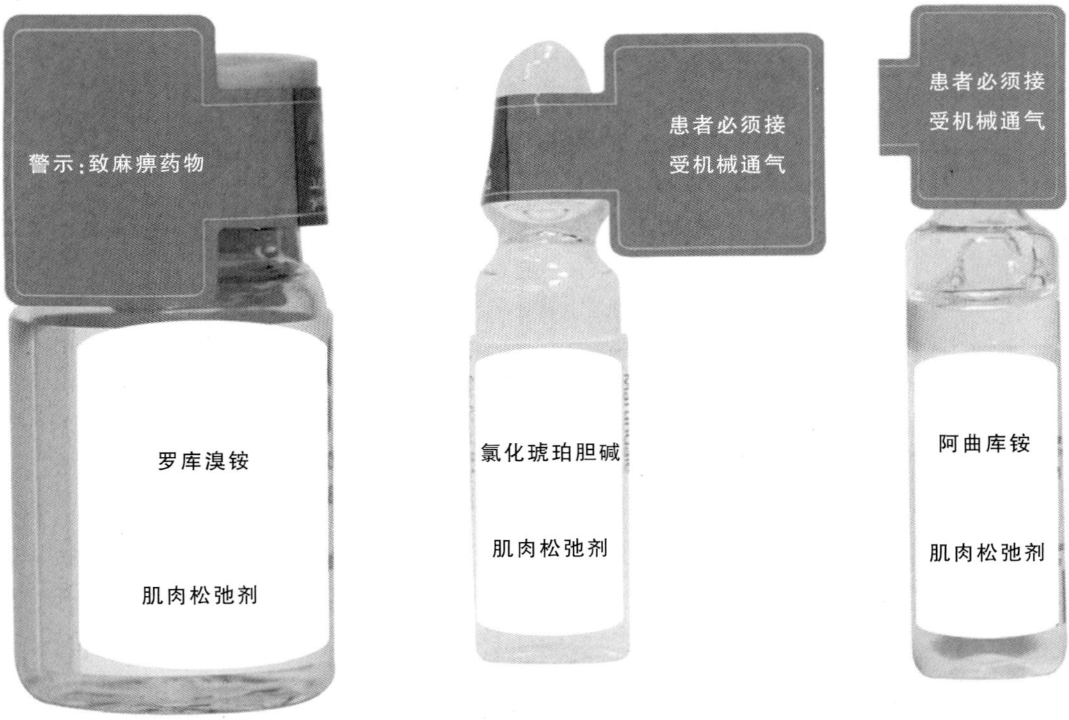

图 4.5　高风险药物示例。

表 4.2 降低特定高警示药物风险的策略

药物类别	降低风险策略
化疗药物(如顺铂、5-氟尿嘧啶、表柔比星、伊立替康、紫杉醇、天门冬酸酐酶、曲妥珠单抗、帕博利珠单抗、来曲唑、他莫昔芬)	1.只允许化疗师或受过专门培训/认证/胜任的药剂师准备化疗药物 2.只允许化疗师或受过专门培训/认证/胜任的护士给予化疗药物 3.对这些药物进行"细胞毒性药物"标记,除了激素疗法和非细胞毒性单克隆抗体 4.进行化疗的场所备有药物外渗试剂盒 5.在需要的场所备有细胞毒性检测试剂盒 6.参考政策:(HMC—CL 6040,CL 7215)
阿片类	1.纳洛酮和氧气应可用 2.患者自控镇痛方案可用且可行 3.参考政策:(HMC—CL 6053)
胰岛素	1.在可能的情况下,使用品牌名加通用名 2.在需要的场所备有低血糖抢救套件 3.参考政策:(HMC—CL 6106)
神经肌肉阻滞剂	1.在所有神经肌肉阻滞剂上附上标准的高警示和致麻痹药物警告标签 2.单独存放神经肌肉阻滞剂 3.仅在手术室、急诊室和重症监护室提供神经肌肉阻滞剂 4.在任何情况下都不要将神经肌肉阻滞剂或致麻痹药物称为"肌肉松弛剂" 5.仅对正在使用或即将使用呼吸机支持的患者给予神经肌肉阻滞剂
抗血栓药物	1.分开存放不同浓度的同一药物(例如,肝素 1000U/mL 和 5000U/mL) 2.标准化肝素的准备和供应由药房负责 3.在可能的情况下,使用预混液体和减少可用的浓度 4.在需要的场所备有维生素 K 和硫酸鱼精蛋白
麻醉药	1.在给药前应由两名有资质的/胜任的医疗实施者根据医生的医嘱/药物给药,并记录检查药物和剂量是否正确 2.对护士进行有关风险的教育 3.在使用麻醉药物时进行适当的监测(如使用脉搏血氧饱和度监测) 4.在需要的地方备有复苏设备
硬膜外和蛛网膜下腔药物	1.药架和药物上应标有"仅用于硬膜外/蛛网膜下腔"的特殊标签 2.在分发和给药前应对给药途径进行单独的双重检查 3.只能由有资质的医生在硬膜外/蛛网膜下腔使用

4.4 自动化药物分发机(图 4.6)

在医院设置中,提高患者安全始终是治疗的关键,药剂师应探索各种策略和技术以实现这一目标。自动化药物分发机是一种去中心化的药物分发系统,可通过计算机控制提供药物存储、分发和跟踪,它被推荐作为提高效率和患者安全的一种潜在措施,目前被许多医院广泛使用。尽管自动药物分发机可以提高效率,但它是否能够减少用药差错仍存在争议。自动化药物分发机的优点包括:

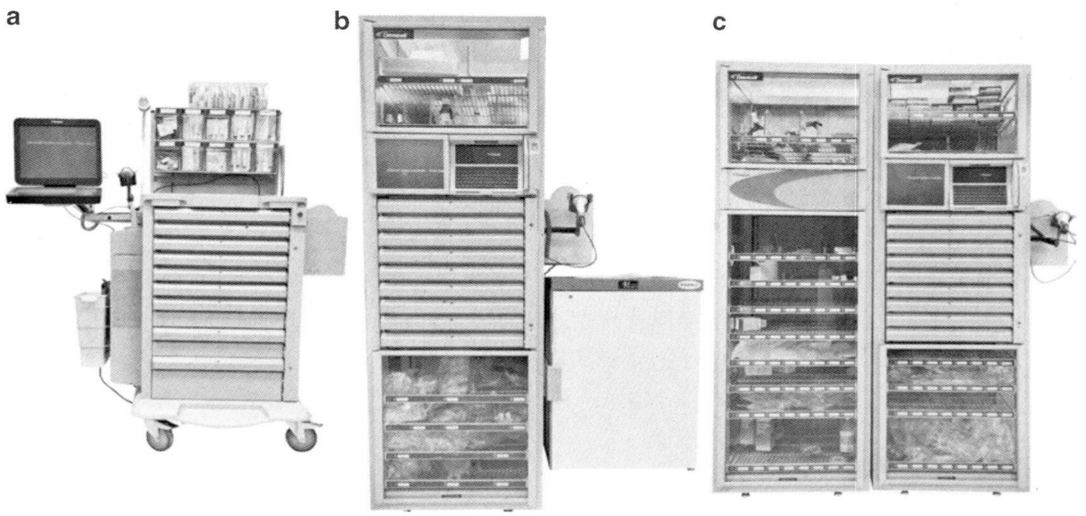

图 4.6　自动化药物分发机。

• 具有安全的药物分发系统的重要特征，即在安全性、可访问性和库存控制上达到平衡。

• 可为患者护理单位提供安全的药物存储，以及对麻醉药物和其他受控药物实现电子跟踪。

• 可减少药剂师发药的时间，因为库存管理由预先设定的最低和最高水平驱动，并由药房技术人员专门处理。

• 具有追踪和主动监测药物使用模式的能力。

• 可提高首剂药物的可用性，且使患者护理单位更易获取药物，确保及时给药。

4.5 与药物使用相关的感染控制（无菌技术）

每年都有许多患者受到与医疗照护相关感染的影响，其中大多数感染与侵入性操作有关。

因此，静脉用药被认为是感染的可能来源之一。在静脉用药过程中包括手术室在内，应遵循无菌技术。

无菌技术被定义为一种用于实现无菌状态以防止潜在病原微生物传播到易感染部位而导致感染的过程或程序。

使用医疗无菌技术的示例如下：

• 覆盖外科创面。
• 置入外周导管。
• 静脉穿刺。
• 插入导尿管。
• 静脉用药。

4.5.1 无菌技术原则

无菌技术/无菌非接触技术的基本原则包括保护设备的关键部分（通常是与内脏器官或血液接触的部分）不受微生物的污染，以免患者发生感染（表 4.3）。

在静脉注射药物前建议不要触摸套管的重要部位，并用针帽和无菌罩（如注射器的无菌包装纸）包裹注射器。为了实现主要目标，医生应遵循表 4.1 中总结的原则。

操作要点

必须熟悉所用药物的常见和严重副作用。

根据医院政策和资源尽量减少用药差错以免对患者造成严重伤害是至关重要的。

表 4.3 无菌技术分级:无菌技术原则及其原理总结

任务	原理
手部卫生	清除手上的微生物
设备的安全储存	防止无菌设备损伤,保持设备无菌状态,预防微生物污染
清洁治疗车/治疗盘	减少微生物污染
设备准备	防止微生物污染无菌设备
个人防护设备	隔离衣与制服保护医护人员免受潜在感染,非无菌手套使医护人员的双手免受血液及体液污染,无菌手套避免医护人员手上潜在微生物污染关键部位
无菌环境准备	减少治疗过程中的微生物污染
患者准备	获取知情同意并减少焦虑
废弃物处理	预防环境污染
文件记录	提供必要的交流且合乎标准

总的来说,少数几个预防药物不良事件(ADE)的重要方面与药物不良反应(ADR)不同,包括:

- 注意药物包装、存储和标签。
- 注意“看似-听似”(LASA)药物。
- 在过去的几十年里已经制订了标准化标签,包括彩色编码的注射器、彩色编码的标签和计算机生成的标签;然而,这不应替代给予患者药物前的最后一步,即阅读标签以确认适当的药物和剂量。

(夏宇轩 译 程鑫宇 校)

推荐阅读

Gropper M, Eriksson L, Fleisher L, Wiener-Kronish J, Cohen N, Leslie K, editors. Miller's anesthesia. 9th ed. Elsevier; 2019.

Mahmoud M, et al. Dexmedetomidine: review, update, and future considerations of paediatric perioperative and periprocedural applications and limitations. Br J Anaesth. 2015;115:171–82. https://doi.org/10.1093/bja/aev2.

Peck TE, Hill SA, Williams M. Pharmacology for anaesthesia and intensive care. 3rd ed. Cambridge University Press; 2009. ISBN 978-0-521-70463-2

Stoelting R, Flood P, Rathmell JP, Shafer S, editors. Stoelting's handbook of pharmacology and physiology in anesthetic practice. 3rd ed. Wolter S Kluwer; 2014.

第 5 章

核查表:时刻把事情做好

Neeraj Kumar, Layla Jasim Mahdi Kily, Abdul Khader Muhammed

5.1 引言

手术室(OR)内的工作通常依赖于许多不同的核查表以维护基本的安全标准。在手术室工作时,没有任何形式的核查表或不遵守规定将被认为是不安全的做法,这可能会导致医疗过失或患者伤害[1]。

所有手术室工作人员,特别是麻醉医生及麻醉技术支持人员,应熟悉一系列国际标准和所在医院科室内的核查表。有些人可能会选择修改核查表如核查项目的顺序来进行个性化应用。如果不遗漏任何项目的话,这也是可以接受的。

核查表有助于更安全地开展工作、改善沟通和促进团队工作,同时有利于保持关键步骤的一致性和功能设备的可用性[2]。这些基本的安全核查应在患者使用麻醉药之前、期间和之后进行,并且这些核查不应局限于麻醉实施者。

本章将论述常见核查表的发展过程和重要性,并概述和总结现有的我们熟悉的一些麻醉核查表,包括世界卫生组织(WHO)外科安全核查表、麻醉设备和呼吸机核查表、手术间准备、危机和紧急情况核查表、药物和设备供应。我们将讨论这些核查表的基本组成部分。

5.2 核查表的历史

任何年龄段的医生在使用药物来辅助外科手术之前,都必然有他们自己的一套个人核查表来帮助实践。然而,直到 1849 年发表的首例与氯仿麻醉相关的死亡分析中,麻醉的安全性和实践才受到质疑和讨论[3]。此后才出现了大量关于发展更安全麻醉实践的出版物、社论和讨论[1,3]。

航空部门为麻醉学科提供了许多有关人为因素和过失的学习经验,因为麻醉过程被认为与飞行过程类似,起飞对应麻醉诱导,巡航期间对应麻醉维持,着陆对应麻醉苏醒。它还将重要的核查表引入麻醉领域,以确保在这些过程之前做好必要的准备。飞行员核查表是 1935 年对美国陆军航空军队波音 299 型飞机失事进行分析后制订的,尽管执飞人员是经验丰富的陆军飞行员,但失事原因仍为简单的飞行员操作错误。此后制订了 4 份检查表,以确保在飞行的关键阶段即起飞、巡航、着陆和着陆后不会遗漏关键步骤[4]。

1985年,麻醉患者安全基金会(APSF)成立,以确保"没有患者受到麻醉的伤害"[1]。但在1986年,FDA发布了最早形式的麻醉核查表,为全身麻醉设备使用前核查的指南。指南建议在麻醉前进行核查,并鼓励指南使用者进行修改,以适应设备设计和变化[5]。

1990年,Charlton发表在《麻醉》杂志上的社论中强调了麻醉实践中核查表的重要性和发展,以及减少患者伤害和诉讼的潜在成本/效益。在多次报道麻醉机发生严重事故后,有人建议为患者安全考虑应引入强制性核查表,然而,多国的机构使用"应该"一词提出建议,以暗示这些指导方针是强制性的,而不是自愿的。这些国家包括美国、澳大利亚和德国[6]。

2008年,美国麻醉医师协会(ASA)设备和设施委员会与美国护士麻醉学协会(AANA)、美国麻醉技术专家与技术人员协会(ASATT)合作,开始修订麻醉前指南。这些程序将指导其他部门使用类似设备和创建自己的核查程序[7]。

2009年,WHO发起了"安全手术拯救生命"运动,并发布了第一个与各个阶段核查相关的安全指南[8]。2012年,大不列颠及爱尔兰麻醉医师协会(AAGBI)制订并发布了麻醉设备核查指南,该指南是针对预期结果而不是过程的综合指南[9]。

2019年底,一种新型冠状病毒SARS-CoV-2被发现,并于2020年3月被宣布为大流行。因此,为了尽量减少气道管理工作人员和患者的暴露与感染风险,许多机构制订了核查表式的指南对此类患者进行评估、诱导和安全气道管理。

5.2.1 核查表的重要性

核查表是一种认知视觉辅助工具,用于提醒使用者执行特定的任务或行动。随着技术的发展和进步,同时为了避免或尽量减少过失及对患者造成的不必要伤害,检查表已成为临床实践中不可或缺的一部分。

我们已知人为因素会导致过失及患者伤害。小小的遗忘和失误可能会发生在熟练的麻醉医生中,研究证明使用核查表可避免和减少此类过失[1,9]。多年来,人们对临床环境中的核查表进行了研究,发现核查表不仅增加了物理安全检查的数量,而且还提高了效率、沟通、团队合作和一致性[1,10]。

许多研究都支持使用核查表来改善患者的预后。使用核查表来确保关键的感染控制和其他安全措施,从而使置管相关血源性感染数量减少。如果意外或故意遗漏了某个即使看起来很小的步骤,其他工作人员(如护士)也能够向医生提出质疑,因为他们现在能够进一步提出问题[11]。

事实证明,麻醉核查表不仅可以提高管理质量,还可以降低围术期并发症和死亡率,特别是在术中紧急情况时使用危机核查表。然而,我们发现只有非常初级或有经验的麻醉实施者才接受和喜爱核查表[1]。危机核查表可以减少导致错误决策的信息。同时研究还发现危机核查表可以改进质量并降低总体死亡率。

在设计核查表时,非常重要的一点是核查表必须方便使用者使用,并尽可能适应不同的临床环境,同时核查表需要足够简洁明了,以减少排斥使用的情况,即所谓的"核查表疲劳"[12]。另一项研究发现,在手术室内所有人都能看到的区域标示核查表并委派核查表管理者以增加核查表可及性,不仅能增加条款完成数目,还能改善完成质量[13]。

5.2.2 核查表宣言

公共卫生研究者、外科医生 Atul Gawande 于 2009 年出版了一本书《核查表宣言:如何把事情做对》。作者在这本纪实文学中讨论了医学界和商界如何能够从推行核查表中明确获益。他指出了无知的错误(由于我们未深入了解而犯错误)和无能的错误(由于我们没有正确利用所知道的知识而犯错误)之间的区别。他认为,目前的做法是后一种错误造成的。作者相信核查表和书面指南可以指导人们完成任何复杂程序的关键步骤[14]。

在麻醉实践等压力较大的情况下,即使是经验丰富的医生,错过一些步骤或未能执行计划也是常有的事。某些情况下,专家也需要寻求帮助。核查表是专家们可以使用的工具之一,它可以确保专家们在医治患者时不会遗漏任何重要步骤。随后,Gawande 及其研究团队制订了一份更安全的手术核查表,该核查表已在世界各地应用,并被纳入 WHO 的手术安全核查表[14]。

5.2.3 "座舱实习"

麻醉诱导包括气道管理和拔管,这是麻醉过程中两个非常重要的阶段。气道并发症曾经是麻醉相关并发症和死亡的最常见原因,现在仍然是患者安全方面的常见问题。大多数与气道有关的并发症都是可以预防的,只要做好充分准备和计划就可以安全地处理胃内容物反流和误吸、通气和供氧困难等并发症。这包括手术室的准备工作,可以使用核查表安全地完成,以确保所有必要设备可用、充足和功能完好。许多麻醉学家将麻醉与航空进行类比,建议从业人员使用"座舱实习"模式来检查麻醉机[15]。

5.3 电子核查表

与核查表一起提出的还有其他一些减少出错可能性的策略。这些策略包括麻醉前的充分准备、培养一丝不苟的工作习惯和先进的培训方法。只要有人类提供麻醉护理,尽管存在人为错误的可能性,但感官和推理能力的优势是任何机器都无法比拟的。个人无论如何培训和努力,也无法消除这种错误。因此,决策支持工具有很大的潜力来帮助专家,从而降低发生这些错误的风险。电子核查表可以提供更广泛的核查,并以在线"帮助"的形式提供支持信息,解释核查表要点或为决策提供见解,还可以减少文书工作,避免浪费。

电子核查表可以更好地记录临床工作,这对医疗法律环境非常有帮助。手写记录可能无法辨认,或对事件的描述不完整。使用电子核查表既可以打印记录,也可由电子记录,大约需要 5 分钟。因此,这类电子文件将是全面的、可复制的和易于检索的。

5.4 麻醉核查表

为了确保安全检查、患者护理、基本监测和沟通/交接的一致性, 我们制订了许多不同的核查表。各家医院和国际学会都制订了自己的核查表以适应当地环境和文化的需要。本节将进一步讨论最常用的核查表;ASA 和 AAGBI 麻醉设备核查表、WTO 手术安全核查表、诱导前核查表和危机核查表。ASA 还建议在一天开始时进行标准检查,并在接台时进行额外检查(表 5.1)。大多数医院都采用了自己的核查表,这些核查表可能是对 ASA 或 AAGBI 指南的修改,也可能是其他指南和核查表的组合。

表 5.1 日常和接台麻醉检查项目总结

项目	待完成任务	日常	接台	责任人
1	确认辅助氧气瓶和手动通气装置可用并可以正常工作	√		麻醉实施者和技术人员
2	确认负压吸引装置的吸力足以清理气道	√	√	麻醉实施者和技术人员
3	打开麻醉给药系统并确认交流电源可用	√		麻醉实施者和技术人员
4	核实所需监护仪的可用性，并检查警报器	√	√	麻醉实施者和技术人员
5	确认安装在麻醉机上的备用氧气瓶压力充足	√		麻醉实施者和技术人员
6	确认管道气体压力≥50psig	√		麻醉实施者和技术人员
7	检查挥发罐是否装有足够的气体，如果足够了，挥发罐端口是否关紧	√	√	仅限麻醉实施者
8	确认供气管路的流量计和常规气体出口之间没有泄漏	√		麻醉实施者和技术人员
9	测试废气排放系统功能	√		麻醉实施者和技术人员
10	校准或检查氧气监控，并检查低氧报警器	√		麻醉实施者和技术人员
11	确认二氧化碳吸附剂没有耗尽	√	√	麻醉实施者和技术人员
12	呼吸系统压力泄漏测试	√	√	麻醉实施者和技术人员
13	确认气流在吸气和呼气时都能正常通过呼吸回路	√	√	麻醉实施者和技术人员
14	记录核查程序的完成情况	√	√	麻醉实施者和技术人员
15	确认呼吸机设置并评估提供麻醉的准备情况（麻醉暂停核查）	√	√	仅限麻醉实施者

Excerpted from （Standards and Guidelines–2008 ASA Recommendations for Pre-anaesthesia Checkout. www.asahq. org/standards-and-guidelines. Accessed on July 25, 2020）[7]

5.5 手术室麻醉前核查表

麻醉前麻醉医生必须核查麻醉设备，包括麻醉机及为患者提供麻醉或在潜在危急情况下使用的所有设备[10]。AAGBI 指出，麻醉医生有责任了解设备的功能并在使用前进行安全核查[16]。

麻醉前核查包括对设备和机器进行核查，或参考日志文件以确保进行了详细全面的核查。在麻醉开始前，应重新检查气道设备、机器、监护仪、吸痰器、人工呼吸气囊和药物（包括急救药物）的可用性，除非是紧急抢救生命的手术，由于情况紧急而无法进行的检查应记录清楚。

在开始任何病例之前，首先要进行麻醉机的基础检查。麻醉设备故障可能会造成麻醉困难，从而导致患者出现意外。许多专业组织制订的指南均建议麻醉医生在麻醉机使用前和使用过程中进行检查。现代麻醉机包含自我检查程序，并辅以个人检查，以确保这些机器的可操作性。记录和检验可作为提高患者手术安全性的一部分。

包含内置监护仪和计算机记录系统的麻醉机也可称为麻醉工作站（图 5.1）。它是麻醉安全的重要组成部分，同时它内置许多自动监护仪，以维持对患者和机器本身的警觉。氧气浓度和患者呼出容量监护仪可及早对缺氧、系统泄漏或意外断开发出预警；与其他监护设备（二氧化碳监测、血氧饱和度、无创血压）整合到麻醉系统中，可以确保这些监护仪在用于任何患者或涉

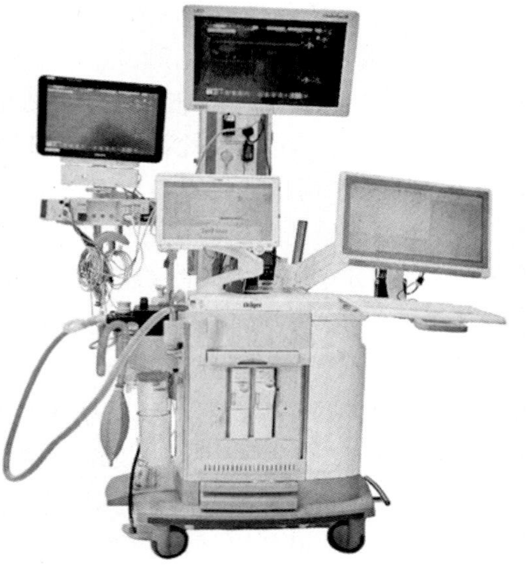

图 5.1　配有监控和计算机系统的现代麻醉工站示例。(Drager,Germany)

及气体输送的手术前已经开启并发挥作用,并且改善了工作站的管理和对患者安全的监控。

有些人认为,在麻醉开始时进行快速检查就足够了,任何类型的错误或故障应在使用过程中发现并在术中处理,这在某些情况下可能是正确的。然而,现代麻醉工作站一般都很庞大且复杂。因此,必须对它们进行仔细检查以避免出现任何潜在问题。同样,对老式、更"直接"的机器进行检查也很重要。许多医院可能已经发现,由于设备预算有限,更换旧的机器往往存在困难。

系统的检查程序和简单的文件记录通常是日常工作的一部分,而不应被视为额外的负担。医学界有一条众所周知的通则:"如果没有写下来,就说明没有做"。保存已执行的检查程序记录非常重要。其形式可以是日志,也可以是简单检查表,但要在每天开始工作前完成。通过实施和审核这些检查程序,可以提高医疗质量和患者护理标准。

5.6 麻醉机检查程序

随着技术的进步,麻醉给药系统也发生了巨大的变化,以至于一种核查程序可能并不适用于目前所有的麻醉给药系统。因此,ASA 小组委员会的目标是提供适用于所有麻醉给药系统的指南,以便各个部门可以修改和制订自己的麻醉前核查表,即使在紧急情况下也能快速执行。此外,ASA 还说明了每个核查步骤的负责人,以便减少核查所需的时间。

总之,提供安全麻醉的要求包括但不限于以下内容:

- 可靠的氧气输送(21%~100%)。
- 可靠的正压通气手段。
- 有功能正常的备用通气设备。
- 麻醉气体的输送。
- 负压吸引装置有充足的吸力。
- 标准患者监测手段。

新的 ASA 指南中麻醉前核查程序包括 15 个项目。这些项目必须作为每日完整麻醉前检查的一部分(表 5.1)。摘录自(标准和指南-2018 ASA 术前核查推荐,www.asahq.org/standards-and-guildines, 最后访问时间 2020 年 7 月 25 日)ASA。获取全文可联系伊利诺伊州 60173-4973,绍姆堡美国巷 1061 号,美国麻醉医师协会或访问 www.asahq.org。

5.6.1 基本的麻醉工作站核查

确认辅助氧气瓶和手动通气装置可用且工作正常

无法通气可能是导致麻醉相关医疗事故的一个主要原因,无法通气可能是机器设备故障,这种故障随时都可能发生。在无法立即发现或纠正问题的情况下, 可能需要使用手动通气装置（如图 5.2a 中的 AMBU 气囊）来提供正压通气，直至问题得到解决。每个麻醉场所均应配备这种设备，并应检查其功能是否正常。同时应立即提供并检查额外的氧气来源，如带有调节器的氧气瓶（图 5.2b）和氧气瓶钥匙。

满氧气瓶的压力约为 2000 磅/平方英寸（psig），相当于约 625L 氧气。在检查氧气瓶压力确保供应充足后，氧气瓶应关闭阀门存放，以避免氧气泄漏。

确认负压吸引装置的吸力足以清理气道

安全的麻醉过程要求负压吸引装置在需要时能够立即提供足够的吸力来清理气道。一个简单的强度测试是将吸力开到最大连续模式，然后将自由端固定在手指或手掌上，固定好后将手举到肩膀以上的高度。如果吸管脱落并掉落，说明吸力不足（图 5.3）。在使用或不使用手套的情况下，能够支撑 6 英尺（约 1.82m）管道的平均吸力为−97.7mmHg[17]（1mmHg≈0.133kPa）。

打开麻醉给药系统并确认交流电源可用

如果交流电源出现故障，麻醉给药系统通常使用备用电池供电。除非确认存在交流电源，否则电源故障的第一个明显信号可能是因电池无法再为机器供电导致系统完全关闭。许多麻醉给药系统都有直观的电源指示器，以显示交流电和电池电量（图 5.4）。必须检查这些指示灯，并确认电源线与正常交流电源的连接。

核实所需监护仪的可用性，并检查警报器

麻醉期间患者监护的标准有明确规定。每次手术前，麻醉团队都应目测确认是否配备了 ASA 建议的最低强制监测用品（血压袖带、血氧探头、ECG、体温探头等）[18]。应打开并检查它们是否连接到电源。还应检查警报信号和限值，并在处理病例之前进行设置，以确保成人或儿科病例有适当的限值（图 5.5）。鉴于脉搏血氧仪和二氧化碳描记仪对患者安全的重要性，麻醉前确认这些设备的正常功能至关重要。

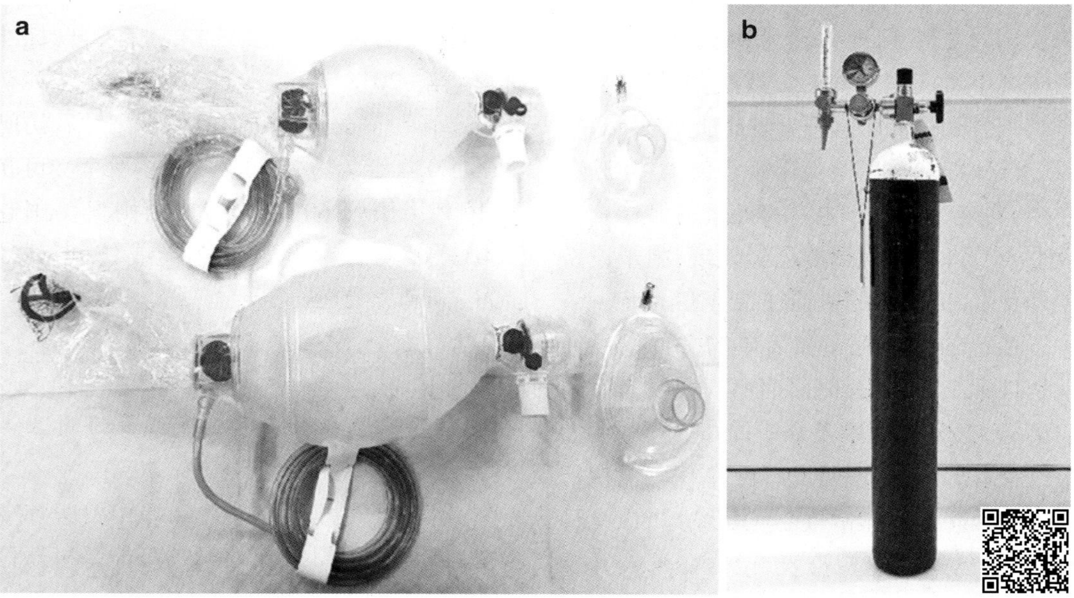

图 5.2 紧急通气和供氧设备。(a)成人和儿童标准尺寸的人工呼吸气囊和面罩。(b)辅助氧气瓶。（扫码看彩图）

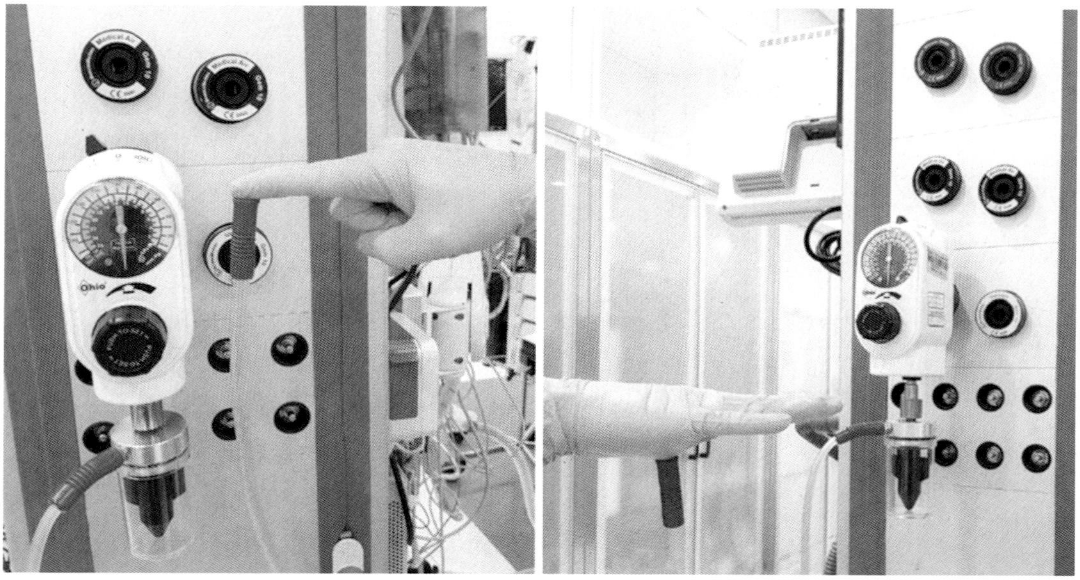

图 5.3　用手指或手掌在肩膀以上高度进行足够吸力的粗略测试。

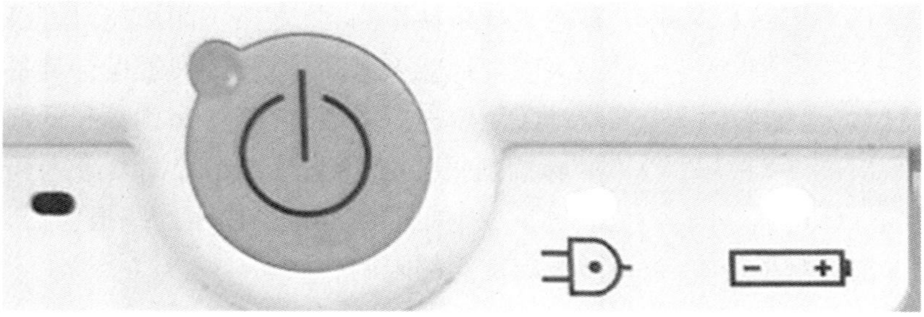

图 5.4　交流电源和备用电池电源指示灯检查。

在麻醉诱导前，二氧化碳描记仪的功能可以通过呼吸回路或者气体传感器呼气产生的二氧化碳波形来检查，也可以通过患者努力呼吸产生的二氧化碳波形来检查。如果波形中断，应发出视觉和听觉警报信号。脉搏血氧仪会发出音调不一的提示音，可以通过将传感器放在手指上并观察是否有正确的记录来检查其功能。通过引入运动伪影或移除传感器来检查脉搏血氧仪和报警器。专业协会和认证机构也重申，声音警报对患者安全至关重要。使用脉搏血氧仪时，麻醉实施者应能听到可变音调的脉搏音和低阈值警报[18]。

确认安装在麻醉机上的备用氧气瓶压力充足

麻醉机的各种功能主要依靠中央供气（氧气、医用空气和一氧化二氮）。根据 AAGBI 指南，还应该使用“拖拽测试”检查麻醉机，手动拉动主气体管道，以确保其牢固地连接到特定的终端（图 5.6a）。气动呼吸机也依赖于气体供应。同时应将氧气瓶安装在机器中并进行检查（图 5.6b），还应定期检查氧气瓶的压力，并将其控制在最小范围内（≥50psig 或≥344.7kPa）。

确认管道气体压力≥50psig（图 5.6c）

麻醉给药系统的正常运行需要最低供

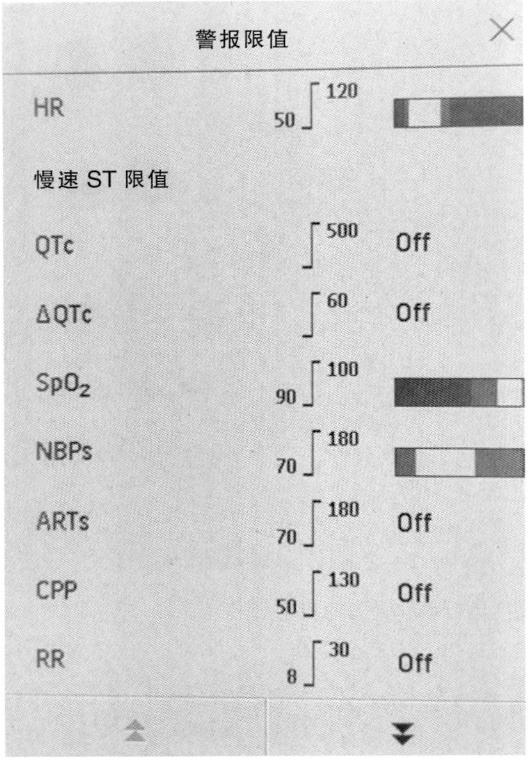

图 5.5 检查和设置监控器的警报限值。

气压力。从中央气源供应的气体可能会因各种原因出现故障。因此，应每天至少检查一次管道供气的压力。

此外，还需要检查流量计的功能是否正常及线盘是否存在。在非自动化机器中，缺氧保护是一项必要的检查，可以将检查氧气流和一氧化二氮之间是否存在系统连接，以防止出现缺氧混合气体，从而确保最低氧气浓度为 21%。只需要在不改变氧气的情况下增加一氧化二氮的流量，并观察氧气流量是否也会自动增加即可（图 5.7）。

检查挥发罐是否装有足够的气体，如果足够了，挥发罐端口是否关紧

术前应确保所有麻醉挥发罐关紧并且药量充足，以免导致浅麻醉。特别是麻醉挥发罐没有使用低剂量报警功能时（图 5.8）。

麻醉气体挥发罐泄漏的主要原因之一是未正确关闭药物填充口，泄漏测试时可能被忽视或未被检测到。严密关闭填充口可以最大限度地减少泄漏。现代挥发罐设计具备自动关闭填充口的填充系统。高剂量和低剂量麻醉剂报警有助于预防麻醉挥发罐内药品过量或不足。我们鼓励使用这些报警器，并设定适当的限制后启动。

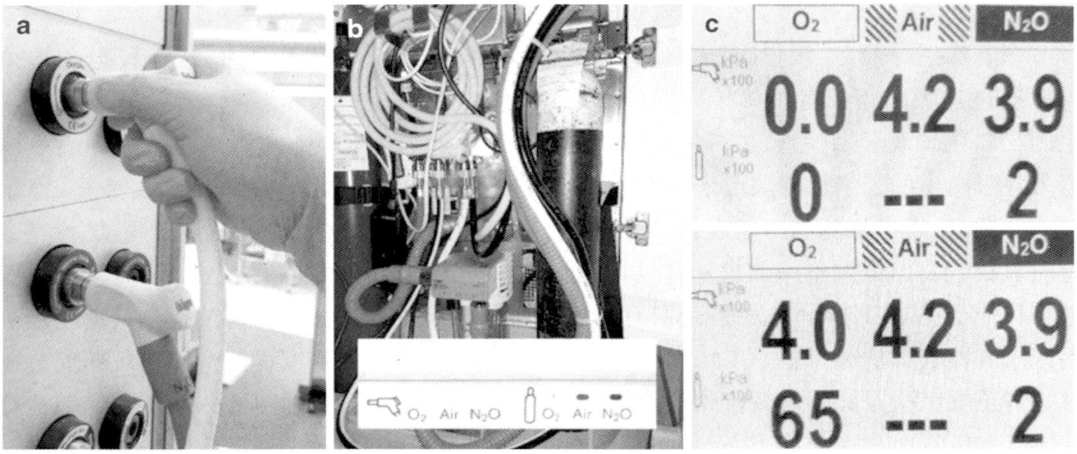

图 5.6 麻醉机氧气供应检查包括备用气瓶(a)。安全管道终端的"拖拽测试"。(b)备用氧气瓶安装在机器内(机器上的嵌入式指示灯显示备用氧气瓶已存在并已打开)。(c)在管道和氧气瓶的主屏幕上进行氧气压力检查。

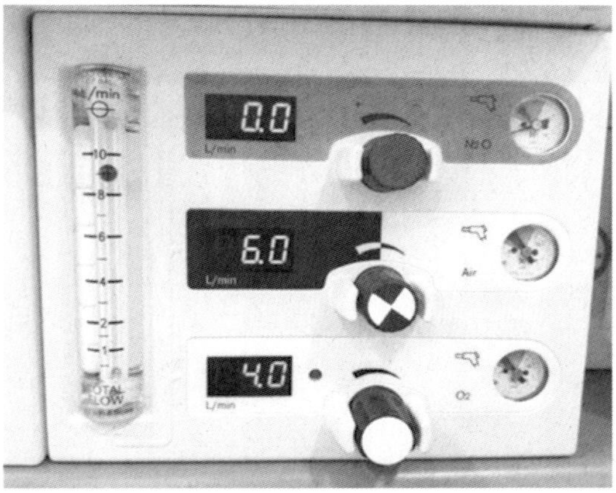

图 5.7　缺氧防护配比系统。当一氧化二氮流量增加时自动调节氧气,以防止出现缺氧混合气体。

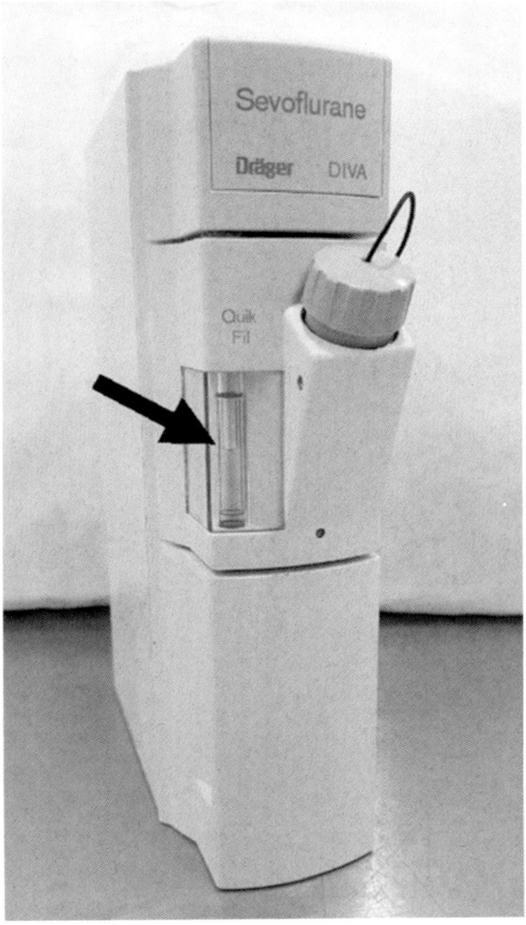

图 5.8　七氟烷麻醉挥发罐示例。照片展示了示窗内的液体平面(箭头所示)。

确保供气管路的流量计和常规气体出口之间没有泄漏

绝大多数麻醉给药系统通过麻醉挥发罐进行供气。为了进行全面的泄漏测试,每个挥发罐都必须单独进行检查。然而,在一些现代麻醉工作站中,挥发罐是内置的,机器本身会在自检期间进行系统内的泄漏测试(图 5.9)。在使用老式麻醉机时,它可能包含自动核查程序和泄漏测试,但可能不会对挥发罐的泄漏进行评估,特别是在泄漏测试期间未打开挥发罐的情况下。在依赖自动化程序测试来评估系统泄漏情况时,每个在机器内的挥发罐都需要重复进行自动泄漏测试。

每次更换或重新填充挥发罐内的药物时,也应进行泄漏测试。挥发罐泄漏的风险取决于挥发罐的设计。填充口在填充后自动关闭可以降低泄漏风险。尽管这可能会耗费一些时间,但技术人员在设备检查中可以为麻醉医生提供帮助。

在非自动化系统中,可以对麻醉机的低压系统进行简单的负压测试。“储气袋挤压”测试是最敏感的泄漏测试,因为它不受气流影响,并且可以检测到常规气体出口每分钟仅 30mL 的泄漏[19](图 5.10)。

废气排放系统功能测试

一个正常运行的废气排放系统可以避免手术室受到麻醉气体污染。其功能是否正常取决于排放系统与麻醉机内麻醉给药系统之间的正确连接,因此医护人员或技术人员应每天进行检查。根据排放系统的设计,可能需要每天确认真空水平是否足够(图 5.11a)。一些排放系统配备了机械式正负压卸压阀。正负压卸压对于保护患者回路免受排放系统压力波动影响至关重要。此外,还应检查手术室通风系统是否开启,以确保手术室持续通风,从而减少手术室医护人员的麻醉气体暴露(图 5.11b)。

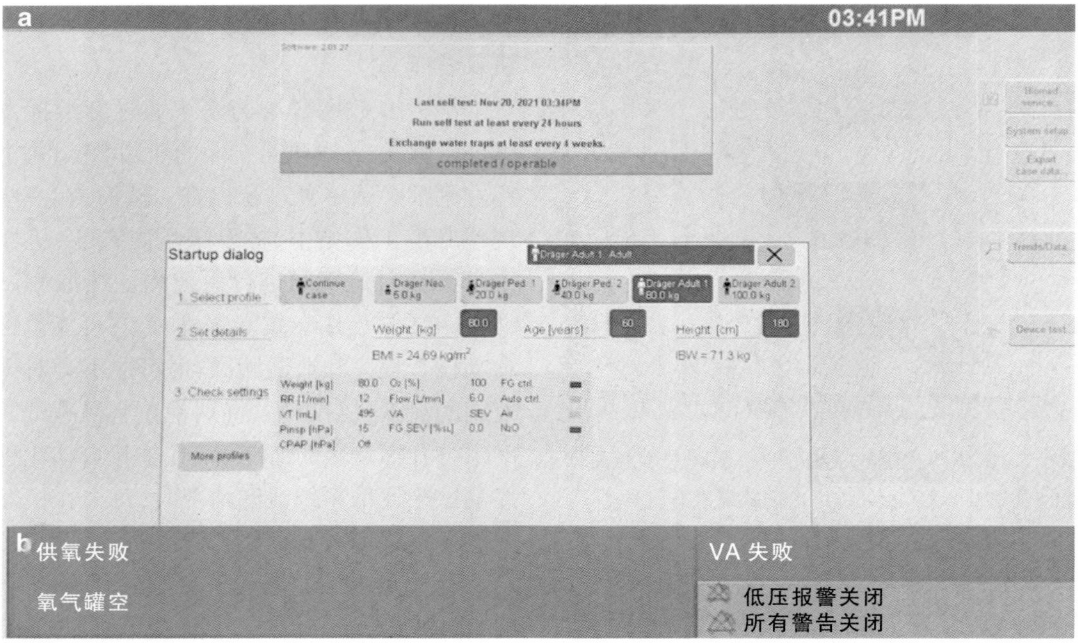

图 5.9 自动化机器屏幕指示器。(a)显示单独的机器测试点的自检屏幕。(b)检查氧气故障警报。

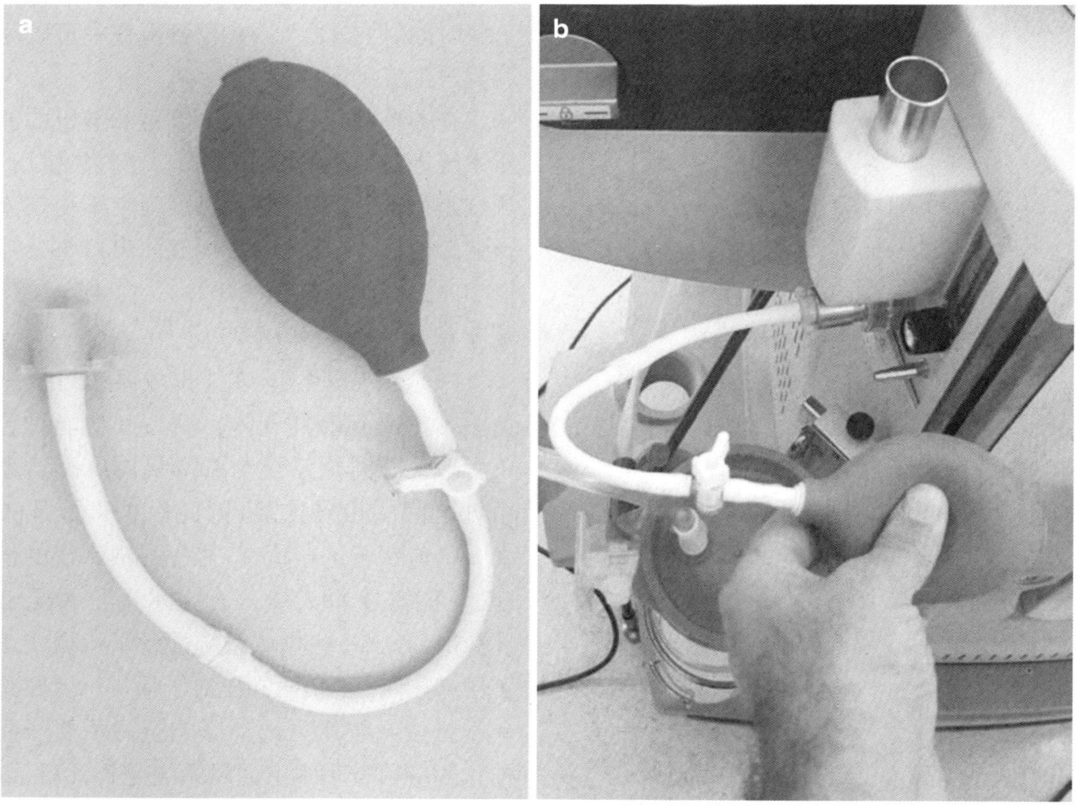

图 5.10 “储气袋挤压”测试。(a)使用的设备用于低压泄露测试,包括简单的充气球连接到单纯管路和气管插管(ETT)连接 。(b)当挤压充气球后保持完全塌陷至少 10 秒时,即表明系统无泄露。

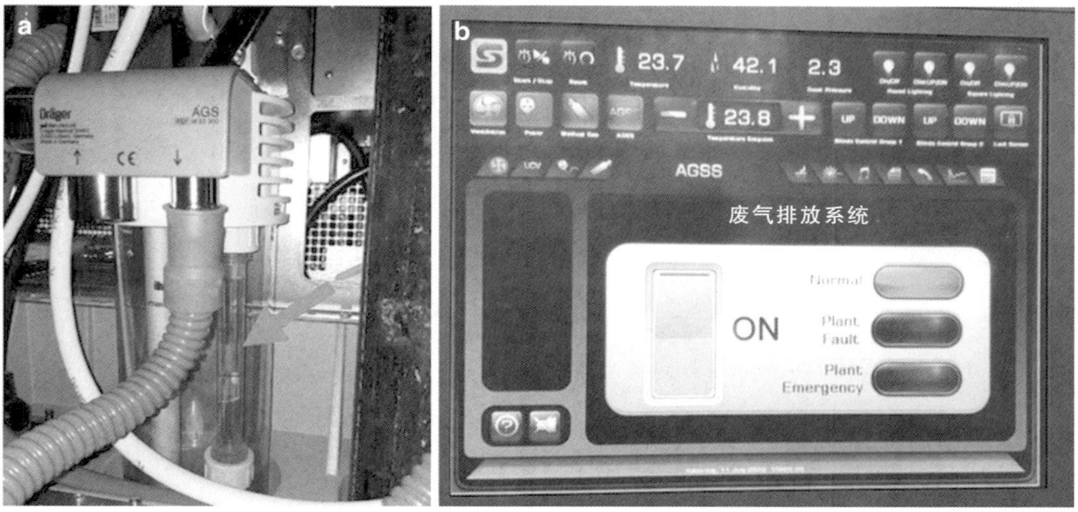

图 5.11 废气排放系统。(a)Drager 麻醉机内废气接口的示例。线轴处于适当的水平(箭头所示)(Drager, Germany)。(b)主手术室废气排放系统已开启并正常运行。

校准氧气监测仪,并检查低氧报警

持续监测氧气浓度对于避免向患者输送缺氧气体是不可或缺的。这些氧气传感器每天需要校准一次,尽管有一些工作站配有自动校准系统。对于自动校准的氧气监测仪,使用室内空气做样本时应确保氧气浓度为21%。对于老式机器中需要手动校准的传感器,可由技术人员进行校准以节省时间。在检查低氧浓度报警时,应将报警值设置高于测定的氧气浓度,并确认是否可以发出报警信号。

确认二氧化碳吸附剂是否耗尽

循环麻醉系统的功能闭环取决于钠/钙石灰吸附剂能否有效去除呼吸系统中的二氧化碳。当钠/钙石灰的特征颜色从白色变为粉紫色时,提示其已耗尽,需要更换(图5.12)。一些新型吸附剂在变干时会改变颜色,但每次使用循环麻醉系统进行麻醉时应监测二氧化碳水平。当吸气中的二氧化碳浓度>0mmHg时,表明重复呼吸二氧化碳,以及吸附剂已经耗尽。

呼吸系统压力泄漏测试

对呼吸回路进行系统压力和泄漏测试是必要的。如果更换了任何零部件(如过滤器或呼吸回路),应重新进行测试。在检查过程中,手动通气时可以在呼吸系统中产生压力,然后通过打开可调节限压(APL)阀来释放压力。较新的现代麻醉机具有自动检测功能,可以评估呼吸系统的泄漏情况,并确定呼吸系统的顺应性。现代麻醉机可自动调整测试期间确定的顺应值,以保持对患者的恒定容量供气。

大不列颠及爱尔兰麻醉医师协会(AAGBI)推荐进行"双袋"测试。这种手动的正压测试涉及使用一个连接到患者回路端的"人工肺"储气袋(包括滤器和任何角度的接头)。将新鲜气体流量设置为5L/min,然后手动挤压储气袋,模拟手动通气。感觉并观察人工肺储气袋膨胀,并检查整个回路的完整性。轮流挤压两个储气袋以测试可调节限压阀。然后使用这个人工肺通过操作呼吸机(将新鲜气体流量调至最小或无)依次打开每个挥

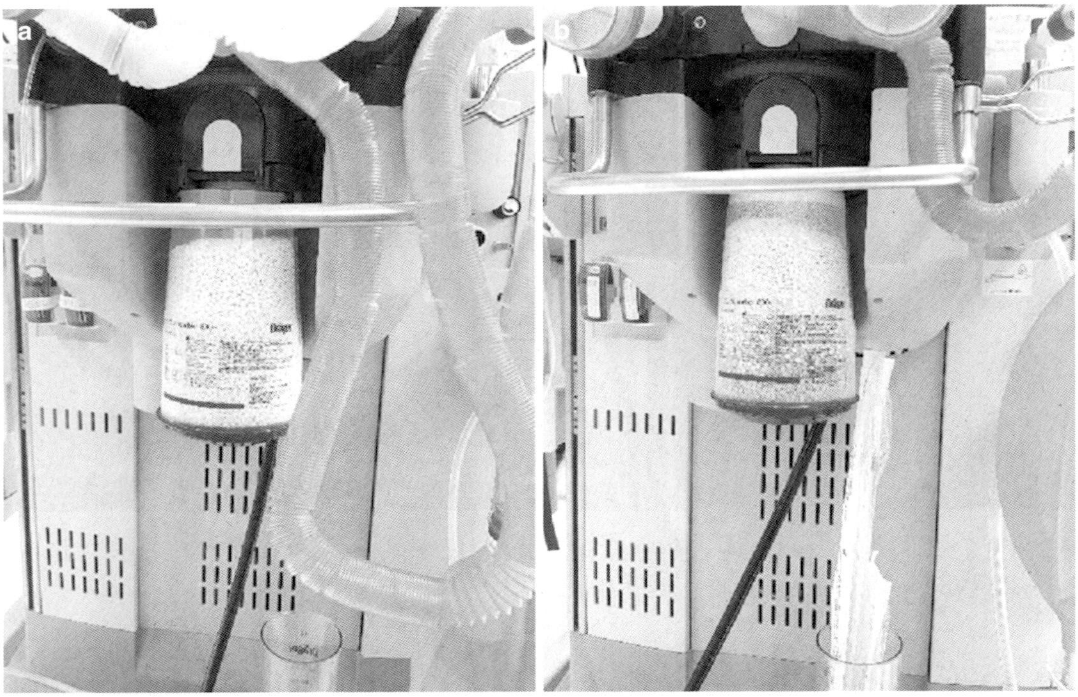

图 5.12 二氧化碳钠/钙石灰吸附剂。(a)Drager 麻醉机上二氧化碳钠/钙石灰吸附剂的示例。(b)部分耗尽的钠/钙石灰颗粒显示特征性的颜色变化。(Drager, Germany)

发罐,观察储气袋人工肺是否有容量损失。这与负压“储气袋挤压”测试形成对比(图 5.10)。

确保在吸气和呼气期间气体能够正常流过呼吸回路

压力和泄漏测试并不能排除呼吸回路中的所有阻塞,也不能确认吸气和呼气单向阀的功能。可使用人工肺或储气袋来确认管路的气流是畅通,这项测试被称为流量测试。吸气时吸气阀应打开,呼气阀应关闭;反之亦然。自动检测麻醉剂可能无法评估呼吸回路内的气流阻塞情况。尽管进行了自动化回路检查,但仍报道了几起涉及阻塞呼吸回路的并发症和未遂事故。受过培训的人员应定期进行阀门性能测试。

完成核查程序的记录

麻醉过程中每个人都要负责完成文档记录工作。文档记录认可任务的完成情况,并且如果有任何错误也可以进行追溯。

确认呼吸机设置并评估麻醉的准备情况(麻醉暂停核查)

目的是确认已经完成了必要的核查,并且必需的设备已经准备到位,以防止出现错误。至关重要的一点是,需要根据患者的个体情况(如体重和年龄)调整呼吸参数,以避免对患者造成伤害(图 5.13)。

5.7 气道设备核查

气道设备核查是麻醉前核查的必要部分,包括热湿交换(HME)过滤器、管路固定器、管路连接部、气管导管(ETT)、喉罩(LMA)、喉镜、吸引管、胶布等。这些设备应该具备不同的尺寸,理想情况下,每种设备都应配备合适的尺寸,并备有比合适尺寸略大和略小的备选尺寸,并检查其通畅性。每位患者必须使用新的一次性抗菌过滤器和弯头。

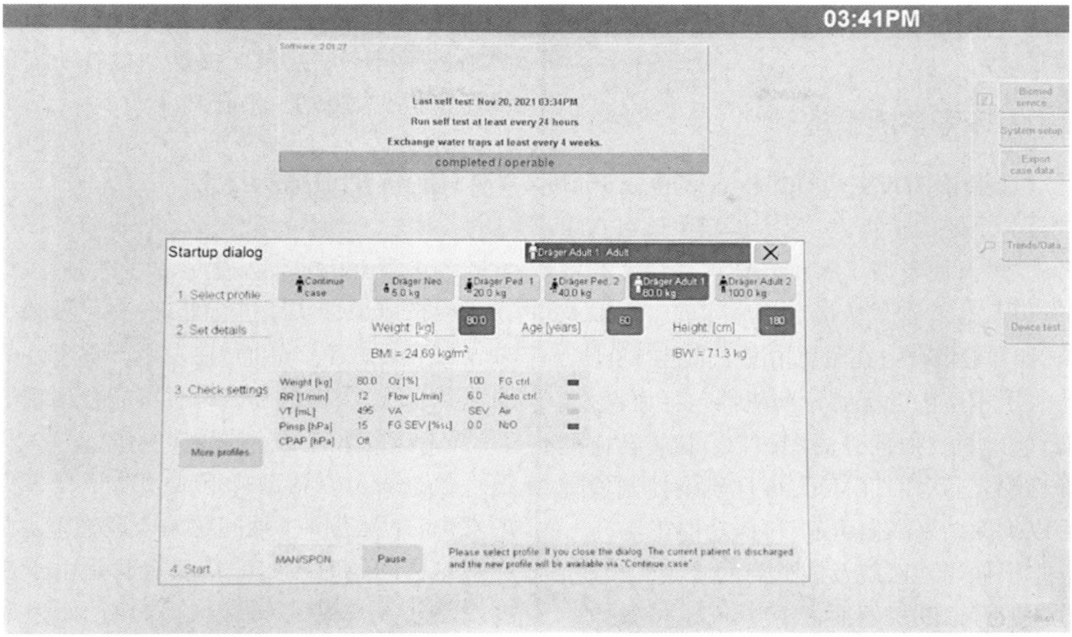

图 5.13 患者呼吸参数设置。Drager 麻醉机上成人患者详细设置的示例。(Drager,Germany)

应选择合适尺寸的喉镜,并检查喉镜打开和锁定情况,以及光源是否正常。必须提供用于管理可预料或意外发生困难气道的设备,并根据科室政策进行定期检查。许多医院都配备了“困难气道车”,和急救复苏推车(E-cart)一样,放置在已知的标记位置(图 5.14)。

另一项重要的检查是患者的推车、床或手术台是否可以快速地头部向下倾斜。这在麻醉患者发生意外呕吐或疑似误吸的情况下非常重要。

5.7.1 区域阻滞麻醉设备区

区域阻滞麻醉所需的设备(如椎管内麻醉穿刺针、硬膜外麻醉套件、超声神经阻滞针和无菌隔离巾)应放在指定位置(如区域麻醉设备推车),区域麻醉设备推车应易于存取并包含所有必要的设备。每天及每次使用设备后,应对照区域阻滞麻醉设备清单对这

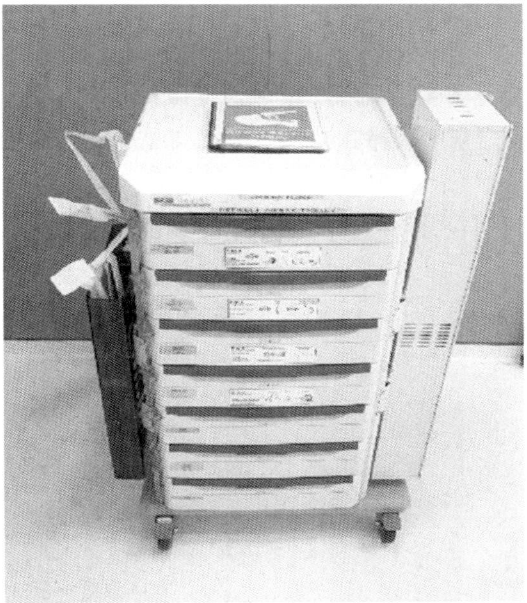

图 5.14 “困难气道车”示例。这是一个整齐有序的推车,上面摆放着各种类型的气道设备和辅助器材,并在推车预先确定的区域进行了标记。

些设备进行补充。此外，脂肪乳剂的位置应清楚标记。

5.7.2 床旁诊断设备

床旁诊断设备（POC）核查表也是麻醉中至关重要的核查表。床旁诊断测试可在患者中进行，而省略了将正式样本送往实验室的过程，这节省了从指定临床实验室获取结果的时间和资源，在紧急情况下非常有价值。

手术室内的床旁诊断机器包括血糖仪、血气分析仪、血栓弹力图（TEG）和旋转血栓弹性测定仪（ROTEM）。每日质量控制检查可以确保结果高效可靠，机器功能正常。

根据当地医院及制造商的政策和说明，这些床旁诊断机器通常需要每天进行检查、校准、测试和核查。每日核查情况将记录在部门日志或检查表中。

5.7.3 麻醉危机管理设备

所有进行麻醉的场所都必须配备复苏推车和除颤器，并按照当地政策定期检查。对于很少遇到的紧急情况，如恶性高热、局部麻醉药全身毒性反应（LAST）和乳胶过敏，必须按照科室制度定期提供和检查所需的设备和药品（图 5.15 和表 5.2）。

5.8 麻醉危机核查表

当患者在围术期发生紧急事件时，医护人员应按照最佳实践进行处理，并尽量减少并发症和死亡率。然而，在发生严重事件的紧张状态下，大多数临床医生可能会出现疏忽，并未执行所有已知的最佳操作。

核查表可以帮助降低或预防不良事件的发生，并促进围术期问题的合理管理。在应对这些问题时所犯的错误有时是由于过度专注于某一特定（错误的）诊断，而遗漏了诊断或治疗中的重要步骤，尤其是在处理罕见事件时。在这种情况下，危机核查表可以作为记忆辅助和确保考虑所有可能性的机制。

几十年来，为了应对围术期发生的紧急危机情况，已经制订了许多危机核查表，并且已经证明其可以降低并发症和死亡率[1]。

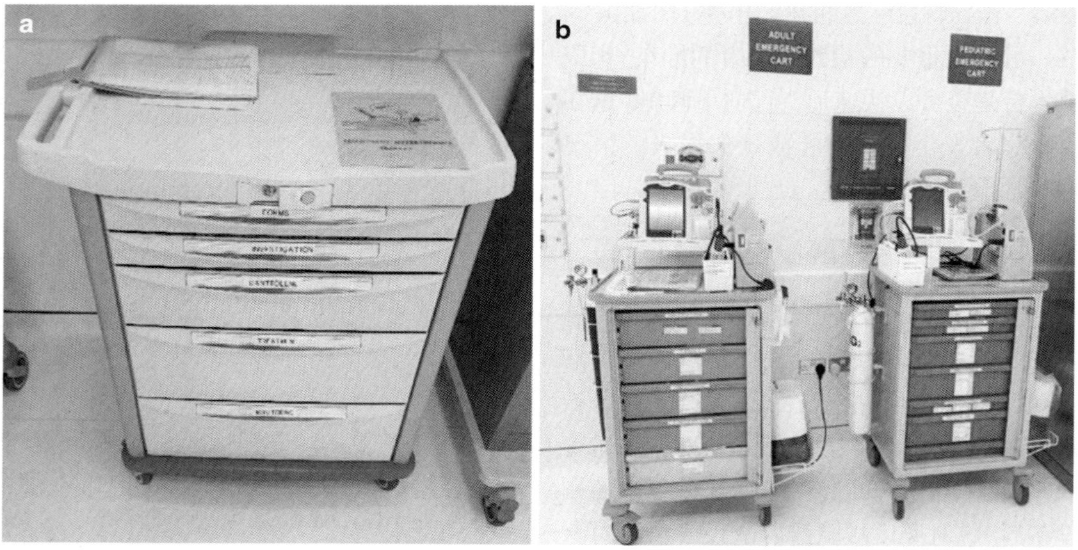

图 5.15 指定位置的抢救推车。(a)恶性高热推车的示例，其中存放着丹曲林。(b)成人和儿童紧急复苏推车的示例，包含所有紧急药物、除颤器和便携式吸引器。

表 5.2 手术室内通常配备的常见危机清单及预先准备的推车和设备设置列表

危机检查清单	所需的推车/设备
心搏骤停	急救复苏推车
心律失常	急救复苏推车
过敏反应	急救复苏推车
局部麻醉药全身毒性反应(LAST)	局部麻醉药中毒抢救推车/脂肪乳放置位置明确且随时取用
恶性高热(MH)	恶性高抢救推车/丹曲林放置位置明确且随时取用
困难气道	困难气道车/视频喉镜包括纤维喉镜、气道辅助设备、颈前气道设备
儿科急诊	
-心搏骤停	
- 静脉空气栓塞	儿科急救复苏推车
产科急诊	
-产后出血	
-子痫前期	大量输血方案
严重失血	大量输血方案

有许多已知和已发布的危机核查表和算法可供使用(表 5.2)。

5.9 世界卫生组织手术安全核查表

世界卫生组织手术安全核查表是最受欢迎且被国际公认的核查清单[20]。它由 19 项内容组成,分为三个重要阶段:登记(Sign In)、暂停(Time Out)和登出(Sign Out)。这些阶段对应患者在手术室经历的三个关键时间核查点(表 5.3)。多个国家已将此核查表列为强制性内容。此外,抗生素的管理被认为是麻醉医生的关键绩效指标(KPI)。

在麻醉和生命支持培训中,通常会学到记忆口诀“ABCDE”,以指导对患者进行临床评估的顺序。在麻醉安全核查期间,这个记忆口诀也可以作为辅助工具,用于记忆最低限度的术前安全检查。A:气道检查;B:呼吸系统(麻醉包括氧气、挥发性药物和自充气袋的可用性);C:具有足够吸力和可连接吸痰管的负压吸引装置;D:药物;E:紧急药物和所有设备,包括功能正常的脉搏血氧饱和度监护仪。血栓栓塞风险核查虽然不是世界卫生组织手术安全核查表的一部分,但在暂停核查阶段越来越多地被采用,以确认任何血栓栓塞的预防措施。

5.10 新型冠状病毒(COVID-19)核查表

由于 COVID-19 的大流行,气道管理的高风险性及减少气溶胶的需求,作者团队发布了 COVID-19 疑似或阳性患者安全气道管理指南核查表。

核查表侧重于准备和计划,包括全面的术前评估来预测患者的感染性质可能加剧的任何风险、早期有效沟通、分配角色并进行简短的说明、常规的麻醉诱导前检查及具有额外感染控制措施的设备准备(图 5.16)。核查表旨在确保医护人员在气道管理过程中的安全,并最大限度地减少暴露/感染风险,以及插管和拔管过程中需要采取的重要步骤[21]。

5.10.1 模拟核查表

在医学培训中,模拟训练一直被视为一种有效的方法,它有助于在类似现实生活场景中,在无患者伤害风险的情况下练习临床知识、技能和危机管理[22,23]。模拟训练的起源可以追溯到航空领域、NASA 的太空探索及军事领域,并在过去几十年随着技术的进步而发展[24]。

模拟是一种经济有效的学习方法,它还

表 5.3 世界卫生组织手术安全核查表的主要组成部分

核对阶段	执行时间	涉及人员	核查内容组成
登记	麻醉诱导前	患者	**1.确认患者身份。**
		护士	2.手术标记部位是否正确?
		麻醉医生	**3.麻醉机和药品检查是否正确?**
			4.脉搏血氧饱和度检测仪器是否可正常运行和使用?
			5.是否有过敏史?
			6.困难气道是否有发生呼吸困难的风险?
			7.是否存在失血量>500mL 的风险(小儿患者失血量达 7mL/kg)?
暂停	手术开始前	外科医生	8.每位团队成员的角色和自我介绍。
		麻醉医生	9.再次确认患者姓名、手术程序和手术部位。
		护士	10.在过去的 60 分钟内是否给予预防性抗生素?
			11.预期的关键事件
			12.对于外科医生:
			(a)是否存在任何关键/非常规的手术步骤?
			(b)预计手术的时长?
			(c)预计失血量?
			13.对于麻醉医生:
			(a)患者的担忧?
			14.对于护士:
			(a)确认器械的无菌性?
			(b)设备问题/顾虑?
			14.是否展示任何必要的影像学资料?
登出	患者离开手术室前	外科医生	15.确认手术的术式
		护士	16.针,海绵,器械清点计数核对是否完成?
		麻醉医生	17.有无任何标本?是否已经标记?
			18.有无任何设备出现问题?
			19.患者康复和管理的关键问题[包括转运目的地,例如,重症监护室(ICU)、麻醉恢复室(PACU)、病房]

注意:虽然预期麻醉医生将参与整个过程,但突出显示的部分是麻醉医生直接参与的部分。

可以评估胜任能力、沟通、决策制订及患者护理过程中的基本步骤[22]。通常用仿真人体模型模拟临床症状,并评估不同的病例场景中的互动情况。

在模拟环境中应用核查表,对于规范评估和治疗期间的护理模式非常有用。最近开发了一种名为早期识别和治疗急性疾病的核查表(CERTAIN)的新型电子工具。一项模拟失代偿患者有效性的研究表明,让一名团队成员口头表达和提示算法可以提高紧急模拟场景中模拟体验的性能和满意度[25]。

5.11 结论

核查表在手术实践中是不可或缺的,在某些国家,其使用是强制性的。研究已证明,

患者到达前		手术室（穿戴个人防护装备）	
准备	**计划**	**插管**	**拔管**
☐ **麻醉术前评估** **气道设备准备** ☐ 检查麻醉机 ☐ 可工作的喉镜（如果可视喉镜可以使用） ☐ 气管导管，注射器，导芯，系带/胶布 ☐ 辅助工具，如探条、喉罩、口咽通气道 ☐ 可工作的吸引器+吸引管路 ☐ 呼吸回路+病毒过滤器+面罩 ☐ 考虑使用气管夹和气溶胶屏障 **药物准备** ☐ 诱导用药 ☐ 神经肌肉阻滞剂（+拮抗+/-激动） ☐ 抢救药，如阿托品、肾上腺素 ☐ 镇痛药/止吐药 ☐ 抗生素 ☐ 其他相关药物 ☐ 静脉通路，液体（+泵），血液 ☐ **额外项目** 例如：笔/文件、专用的垃圾袋	**麻醉团队简报** ☐ 确认团队角色 ☐ 讨论并确认插管和麻醉计划 **插管计划** 计划 A：快速顺序诱导或改良快速顺序诱导 计划 B/C：面罩通气或喉罩通气 喉罩/声门上气道（如果有 2 代产品） 面罩 ■ 双人 ■ 双手 ■ 辅助 ■ 低流量 ■ 低压力 计划 D：紧急抢救-颈前气道 ☐ 团队成员佩戴个人防护设备 ■ 防护服，帽子，眼部防护，N95/FFP 口罩，手套（在气道管理中为麻醉实施者提供双层手套） ☐ 非必要人员须撤离 ☐ 患者转运到手术室途中须佩戴外科口罩	☐ 仅必要人员 ☐ 为患者连接监护 ☐ 优化患者体位 ☐ 改善患者状态 ☐ 设定任何隔离方案 ☐ 团队确认麻醉计划 ☐ 预充氧>3 分钟，低流量 ☐ 进行快速顺序诱导/改良快速顺序诱导 ☐ 尽量减少气溶胶的产生 ■ 除非患者存在低氧血症，否则避免在无呼吸期间使用面罩通气 ■ 在通气前对气管插管的气囊进行充气 ■ 固定气管插管及其相关所有连接 ■ 避免不必要的连接断开 ■ 考虑在插管后夹住气管插管，直到连接到呼吸机 ☐ 使用呼气末二氧化碳测定（如果可用）或适当的方法确认气管插管位置 ☐ 确保患者病情稳定 ☐ 进行手术	☐ 确保患者病情平稳 ☐ 手术室内非必要人员不允许进入 ☐ 在拔管前进行吸痰操作 ■ 避免过深或过度吸引 ■ 如果可能考虑使用封闭式联机吸引装置 ☐ 在手术台上拔管 ■ 避免不必要的连接断开 ■ 保持任何气溶胶隔离在原处 ☐ 在适当的情况下拔出气管插管 ■ 在拔管时尽量减少咳嗽 ■ 拔管后使用氧气面罩或口罩 ☐ 在合适的时机安排患者转移 ☐ 在拔管后指定时间内（按照手术室的通风情况），未穿戴个人防护装备者不得进入手术室 ☐ 在指定的区域内脱掉个人防护装备

图 5.16 疑似或确诊 COVID-19 患者插管核查表示例。

在危机和紧急情况下，使用核查表可以降低并发症发生率和死亡率。在模拟特定的临床场景中，作为能力评估和反馈的模拟核查表也已被证实是一种经济有效的方法，可以改善沟通、决策和患者护理。在 COVID-19 大流行初期，为了更安全地进行气道和麻醉管理，针对感染或疑似患者制订了核查表，并且直到现在，这些核查表仍在进一步开发，以保护医护人员和改善患者预后。

在手术准备过程中使用核查表有助于提高效率和安全性，这类似于航空业的做法。虽然临床实践中人为错误永远无法完全消除，但使用核查表可以明显减少错误和疏漏。麻醉中的核查表不仅是检查项目的列表，也是一种工具，而且需要在每个特定环境和患者中进行调整，以确保其能正确使用。

（夏宇轩 译 程鑫宇 校）

参考文献

1. Saxena S, Krombach JW, Nahrwold DA, Pirracchio R. Anaesthesia-specific checklists: a systematic review of impact. Anaesth Crit Care Pain Med. 2020;39(1):65–73.
2. Nakarada-Kordic I, Weller JM, Webster CS, et al. Assessing the similarity of mental models of operating room team members and implications for patient safety; a prospective, replicated study. BMC Med Educ. 2016;16:229.
3. Snow J. On the fatal cases of inhalation of chloroform. Edinburgh Med Surg J. 1849;72(180):75–87.
4. Ludders JW, McMillan M, Appendix E. A brief history of checklists. Errors in veterinary anesthesia. 1st ed. New York: Wiley; 2017.
5. Food and Drug Administration. Anesthesia apparatus checkout recommendations. Anesthesia Patient Safety Foundation Newsletter 1986; 1.15.
6. Charlton JE. Checklists and patient safety. Anaesthesia. 1990;45:425–6.
7. American Society of Anesthesiologists: Standards and Guidelines 2008 ASA Recommendations for Pre Anesthesia Checkout. www.asahq.org/standards-and-guidelines. Accessed 25 July 2020.
8. Pugel AE, Simianu VV, Flum DR, Patchen DE. Use of the surgical safety checklist to improve communica-

tion and reduce complications. J Infect Public Health. 2015;8(3):219–25.

9. Cooper JB, Newbower RS, Kitz RJ. An analysis of major errors and equipment failures in anesthesia management: considerations for prevention and detection. Anesthesiology. 1984;60:34–42.
10. Hartle A, Anderson E, Bythell V, Gemmell I, Jones H, Mcivor D, Pattinson A, Sim P, Walker I. Checking anaesthetic equipment. The Association of Anaesthetists of Great Britain and Ireland; 2012.
11. Pronovost P, Needham D, Sinopoli D, et al. An intervention to decrease catheter related blood stream infections in the ICU. N Engl J Med. 2006;355:2725–32.
12. Burian BK, Clebone A, Dismukes K, Ruskin KJ. More than a tick box: medical checklist development, design, and use. Anesth Analg. 2018;126(1):223–32.
13. Jelacic S., Bowdle A., Nair BG., et al. Aviation-style computerized surgical safety checklist displayed on a large screen and operated by the anesthesia provider improves checklist performance. Anesth Analg 2020;130(2):382–390.
14. Gawande A. The checklist manifesto: how to get things right. 1st ed. India: Penguin Books India; 2010.
15. Ranasinghe, DN. 2000 Expiratory dates on anaesthetic gas cylinders Anaesthesia 2000; 55(12) 819–820.
16. The Association of Anaesthetists of Great Britain and Ireland (AAGBI) Safety Guideline Checklist for Anesthesia Equipment 2012.
17. Paulsen AW. Are there guidelines for adequate anesthesia suction? Newsletter. 2015;29(3):58–9.
18. American Society of Anesthesiologists: Standard and Guidelines- Standards for Basic Anesthetic Monitoring; 2015. https://www.asahq.org/standards-and-guidelines. Accessed 25 July 2020.
19. Saraogi A, Kumar A, Ravishankar M. Improvised device for negative-pressure leak test. Indian journal of. Anaesthesia. 2012;56(2):201–2.
20. World Health organization: WHO Surgical Safety checklist. https://www.who.int (2009) accessed on 27th July 2020. Accessed 25 July 2020.
21. World Federation of Societies of Anesthesiologists: COVID anaesthesia checklist. https://www.wfsahq.org (2020). Accessed 25 July 2020.
22. Cheng A, Duff J, Grant E, Kissoon N, Grant VJ. Simulation in paediatrics: an educational revolution. Paediatric Child Health. 2007;12(6):465–8.
23. Datta R, Upadhyay KK, Jaideep CN. Simulation and its role in medical education. Med J Armed Forces India. 2012;68(2):167–72.
24. Satish U, Streufert S. Value of a cognitive simulation in medicine: towards optimising decision making performance of healthcare personnel. BMJ Qual Saf. 2002;11(2)
25. Sevilla-Berrios R, O'Horo JC, Schmickl CN, et al. Prompting with electronic checklist improves clinician performance in medical emergencies: a high-fidelity simulation study. International. J Emerg Med. 2018;11(26)

第 6 章

手术室基本的麻醉监护仪和设备

Nabil A. Shallik, Muhammad Firas Alhammad, Othman Al Hariri, Yusuf Kassim Al Refai, Mohamed Saad Elkhatib, Ayten Saracoglu, Kemal Tolga Saracoglu

6.1 引言

麻醉状态下的患者需要进行持续监测，包括患者和麻醉设备的变化。由于麻醉状态下患者的正常生理功能会发生许多变化，这些变化需要早期发现和及时干预，因此密切而充分的监测十分必要。除了美国麻醉医师协会（ASA）推荐的标准麻醉监测外，可能还需要根据手术类型和患者的合并症进行其他必要的监测。

手术室中最重要的是有合格的麻醉医生在场。近年来，随着麻醉监测技术的不断发展，围术期死亡率和并发症发生率明显降低。

麻醉监测仪数量众多，类型多样。本章将只关注最常见和最关键的监测设备，而其他一些仪器设备将在本书的其他章节中进行更详细的讨论。

6.2 自体输血装置及血液回收

- 自体血回收装置是一种从患者术中出血中回收自身血液的收集装置。

6.2.1 自体输血及血液回收装置的使用（图 6.1）

适应证

- 创伤患者，尤其适用于血胸患者肋间置管引流。
- 外科手术。
  - 预计出血量超过 1000mL。
  - 重度贫血且拒绝异体输血的患者。
  - 自体输血和血液回收常应用于难以避免大出血的重大外科手术，如心脏手术、骨科手术、神经外科手术、血管外科手术和泌尿外科手术。

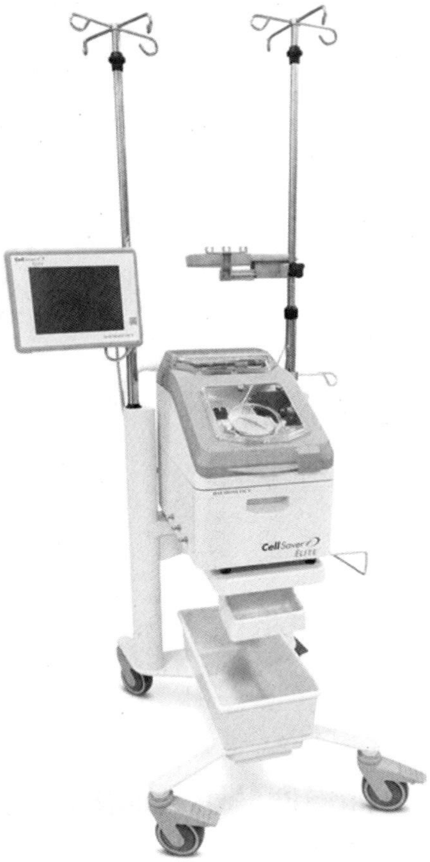

图 6.1 血液回收装置。(Image courtesy Dr. Nabil Shallik)

禁忌证

• 血液存在污染可能,如胸部被刺伤或枪击导致的穿透伤,可能合并胃或结肠损伤。

• 手术区域污染,如感染或恶性肿瘤切除手术。

• 患者拒绝血液回收。

肋间导管收集系统组成

• 专用的收集系统可连接到胸部导管(自体血回输罐)。

• 流出的血液将被收集到收集罐内。

• 采集的血液将通过特殊的过滤器过滤。

• 可从收集罐中收集过滤后的血液。

术中血液回收系统的组成

• 双腔吸引装置:一个管腔从手术野中抽吸出血;另一个管腔在抽吸的血液中加入预冲的肝素化生理盐水。

• 血液过滤器。

• 储液罐。

• 利用离心原理分离血液成分的血液收集器。

• 用于洗涤离心血液的生理盐水。

• 废液收集袋,此袋将被丢弃。

• 洗涤后的红细胞收集袋(用于输血)。

6.2.2 使用方法

肋间导管系统

• 自体血收集罐在靠近胸壁位置与胸壁导管收集系统近端连接。

• 使用内联的白细胞滤器。

• 无须使用血液抗凝剂。

• 在不使用肝素或其他抗凝剂的情况下,大多数系统可采集回收流出的血液长达6小时。

• 遵循供应商的其他特殊要求。

术中自体血液回收

• 双腔吸引装置从手术野抽吸出血并与肝素化盐水混合。

• 混合后的血液通过特殊过滤器,并收集在储血罐中。

• 离心分离血液成分。

• 洗涤过程:离心后洗涤纯红细胞,并通过半透膜过滤,以去除游离的血红蛋白、血浆、血小板、白细胞和肝素。

• 在回收的红细胞悬液中加入生理盐水,使血红蛋白相对浓度达到50%~80%。

• 回收的红细胞悬液可在6小时内输回患者体内。

并发症

• 连接松动或泄漏时血液丢失。

• 血液稀释(Hb 无明显升高)。

• 大量输血时血小板减少和凝血障碍。

• 污染和感染。

• 药物及洗涤液污染。

• 洗涤或过滤不充分导致活化白细胞、细胞因子和其他微聚集体污染。

• 吸引过程导致的红细胞机械破坏及继发降解。

• 空气栓子。

6.2.3 其他注意事项

肋间导管血液成分

• 胸管中血红蛋白和血细胞比容低于静脉血。

• 胸管中血小板计数极低。

• 血钾高于血液(4.9mmol/L)。

• 检测不出凝血因子 V 和纤维蛋白原。

6.3 脑电双频指数(BIS)监测

概述

• BIS 监测仪由 Aspect Medical Systems 开发(图 6.2)。

• 还有其他测量麻醉深度的方法,如“熵”。

用途

• 这是一种监测麻醉深度或镇静深度的方法。

描述

• 传感器:通常由一次性湿凝胶电极制成,可以直接连接到患者身上。

• 线束。

• 监测模块:与麻醉机集成或单独的监测系统。

使用方法

• BIS 是一种监测麻醉深度的监测仪。

• 多个电极可连接到患者额顶叶区域。

• 在接收到脑电活动信号后,监视器生成一个数值。

• 一般来说,数值大小与脑活动及清醒水平相关。

- 100=正常皮质活动(警报状态)。
- 0=皮质电沉默。
- 40~60:合适的麻醉深度。
- 60~80:镇静。
- 80 以上:清醒。

• 显示的两个信号分别是代表额肌电活动的肌电图(EMG)信号和脑电图(EEG)的信号质量指数。

BIS 算法

• 研究记录了健康成人在接受不同麻醉方案后由清醒到无意识的 EEG 数据变化。

• 分析确定了与临床镇静/麻醉深度最相关的 EEG 记录特征,深度麻醉时 EEG 波幅和复杂性降低。

• 记录结果通过多因素逻辑回归模型进行分析。

• 最终的算法将产生脑电双频指数。

优势

• BIS<60 时术中觉醒的可能性非常低。

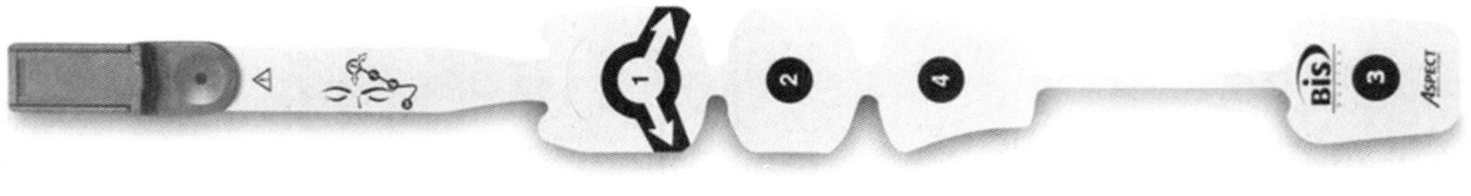

图 6.2　一次性使用脑电双频指数导线。(Image courtesy Dr. Nabil Shallik)

• 应用 BIS 可以减少术中麻醉药物的用量。

• 麻醉后更快苏醒。

• BIS 监测不影响除颤器和透热疗法的安全性。

现存问题

• 使用阿片类药物导致的麻醉深度改变可能无法被 BIS 监测到。

• 尽管 BIS 可以监测麻醉深度，但无法预测机体对手术刺激的反应。

• 变异数据。

• 使用 N_2O 或氯胺酮可干扰 BIS 值。

• 5 岁以下的低龄组患者无法使用。

ICU 中应用 BIS 的临床证据

• BIS 数值较低与谵妄相关。

• 目前没有强有力的证据支持在 ICU 使用 BIS。

• 在瘫痪患者中使用有助于监测镇静水平。

• 在院外应用，如心脏停搏病例。

6.4 输血和输液加温器

概述

• 这是一种为患者输注的血液或液体加温的装置。

• 当需要快速输血[如>50mL/(kg·h)]以避免患者体温过低时，或在特殊情况下以避免冷液体（如冷凝素）时使用。

• 避免低体温的大量输血治疗。

描述

包括 3 种主要的类型/方式：

• 水浴加温装置。

• 干式加热板加温装置。

• 静脉输液管加温装置。

6.4.1 水浴加温装置

• 单个水浴加温装置用于加热静脉输液，最高加温温度为 38.0℃，

• 高输注速率时，水浴加温效果不佳，应使用其他方法。

6.4.2 干式加热板加温装置

• 液体可以加热到 41℃。

• 静脉输液在通过一个金属盒内的两层加热板之间时被加热。

6.4.3 静脉输液管加温装置（图 6.3）

• 这种方法是利用温水在静脉管路外层周围不断循环，从而形成一个温暖的加热层。

• 主要缺点是管路重且长，并且只在低流量（20~30mL/min）时有效。

• 需要特殊的静脉加热线圈。

• 一般来说，使用金属比使用流体可以更有效导热。

6.4.4 使用方法

• 除非必须使用温热血液，否则输血通

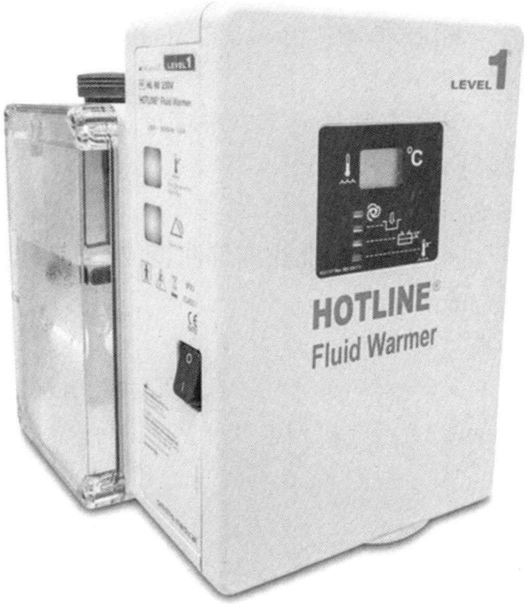

图 6.3 Hotline 液体加温仪。(Image courtesy Dr. Nabil Shallik)

常不需要加温。

• 血制品不应加热到 41℃以上，应使用特殊的加热装置。

• 为保证正常使用，应定期维修和保养加热装置。

并发症

• 输注过热血液或血液加热过高有溶血的危险。

• 当加热系统密闭泄露时，有可能并发空气栓塞。

• 患者可能产生高热，尤其是同时使用多种加热技术时。

6.5 血气分析仪

用途

• 用于测量床旁动脉血气和电解质水平(图 6.4)。

6.5.1 产品描述

直接测量

• pH 值、PCO_2 和 PO_2。

衍生测量

• HCO_3^-、BE(碱剩余)和 O_2 饱和度。

6.5.2 测量方法

直接测量

• pH 值测量：

– 玻璃电极。

• 参考电极：

– 一个毛细管被包裹在样品的缓冲液中。

– 毛细管是 pH 值敏感型玻璃，产生的电位差与 pH 成正比。

• PCO_2 测量：

– 改良的玻璃电极。

– CO_2 可透过 pH 值电极玻璃。

– CO_2 从样品扩散到 HCO_3 溶液中，随

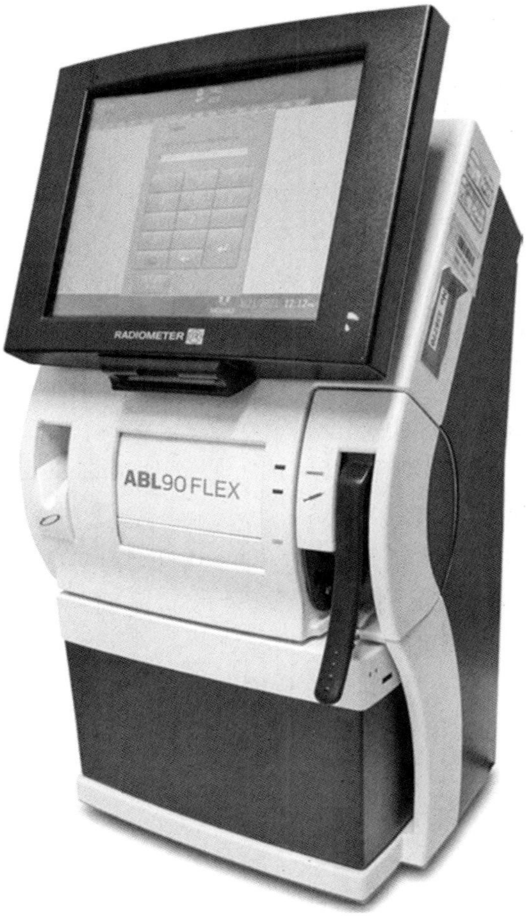

图 6.4 血气分析仪。(Image courtesy Dr. Nabil Shallik)

着电极测量的 pH 值变化而解离。

– 电位差与 CO_2 浓度成正比。

• PO_2 测量：

– Clark 电极或极谱电极。

– O_2 分子通过塑料膜扩散到一个直径为 2nm 嵌在一个玻璃棒中并浸泡在含氯化钾的磷酸盐缓冲液中的铂或金阴极。

– 当阴极被施加 600~800mV 电压后，O_2 被 2 个羟基离子还原了 4 个电子：

$$O_2+2H_2O+4e=4(OH^-)$$

– 阴极和银/氯化银阳极之间产生电流。

– 电压增加使电流增大到由 O_2 分子

供给速率决定的平台，并与溶液中 O_2 浓度成正比。

衍生测量

- HCO_3^-：

  – 由 Henderson–Hasselbalch 方程计算得到的数值：

$$[HCO_3^-]=[K[0.03]\times PaCO_2]/[H^+]$$

其中 K 为 CO_2 溶解度常数和碳酸解离常数之和。它可以随溶液的 pH 值、温度和离子强度而变化。

  – 计算实际 HCO_3^- 假定为 24mmol/L。

- BE：

  – 在 PCD_2 为 40mmHg 的情况下，将血液滴定到 pH 值为 7.4 时所需的 mmol/L 的可滴定酸。

  – 用于评估 $PaCO_2$ 变化引起的 pH 值变化。

  – pH 值为 7.4 时，正常碳酸氢盐 $[HCO_3^-]$ 的变化=加入 HCl 的量。

  – 正常值为–2.5 至+2.5。

  – 较大的负值=代谢性酸中毒。

- O_2 饱和度：

  – 氧合血红蛋白与总血红蛋白的 PaO_2 比值。

  – 正常值为 95%~98%。

6.6 套囊充气测压仪

概述

- 套囊充气测压仪也被称为 ETT 袖带压力表(图 6.5)。

用途

- 用于测量气管导管(ETT)、喉罩(LMA)和喉管(LT)的套囊压力，以确保安全的压力限制和预防并发症。

描述

- Luer 附件连接到套囊。

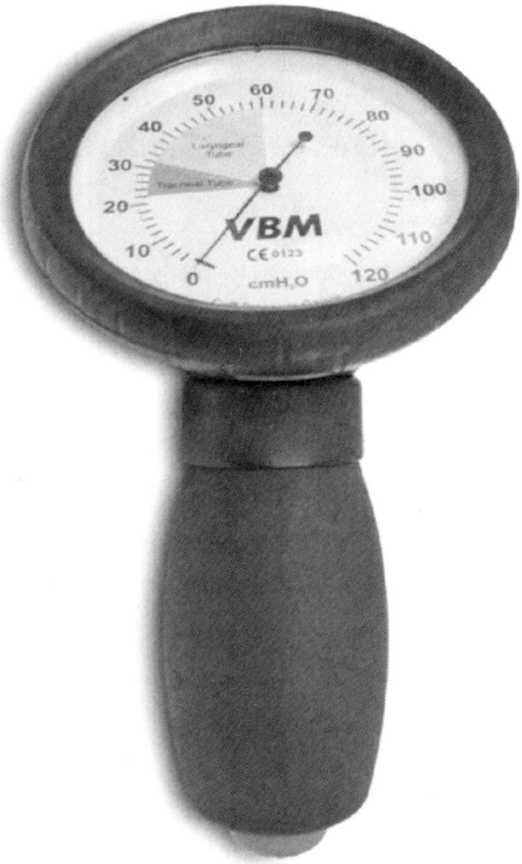

图 6.5 套囊充气测压仪。(Image courtesy Dr. Nabil Shallik)

- 用于给套囊充气的橡胶手球。
- 压力显示表。
- 压力释放阀，用于释放气体。
- 人体工程学设计，一只手就能实现充气和放气。
- 无乳胶成分。
- 仪表。

  – 测量压力单位是厘米水柱或毫米汞柱，压力范围通常为 0~60cmH$_2$O 或 0~120cmH$_2$O。

  – 根据推荐的压力极限，压力表上有可变的彩色楔板。

测量方法

- 将气囊与压力表 Luer 接头牢固连接。

• 释放按钮降低气囊压力。

• 最小泄漏技术：给气管导管气囊充气，慢慢放气，直到吸气时能听到气泡声，表明气管导管气囊周围有泄漏，然后逐渐给气囊充气，直到泄漏消失，然后检查气囊压力，确保它在安全范围内。

并发症

• 错误连接会导致压力表读数错误。

• 气囊过度放气可能导致呼气末正压（PEEP）下降和微量误吸。

• 不同气囊压力可以适应不同气管大小，不应该盲目地遵循推荐的安全区域，有时需要采用最小泄漏技术，以避免严重并发症，如误吸或通气不足。

• 超过极限的气囊压力可导致黏膜坏死，继而引起气管狭窄等并发症。

其他信息

• 一般情况下，气管导管的气囊压力安全范围为 20~30cmH_2O。

休克患者气管黏膜灌注较正常患者少，相应的黏膜缺血压力极限也较低。

6.7 除颤仪

用途

• 通过给心脏施加电流可以将严重的心律失常（心室颤动、室性心动过速）转换为窦性心律（图 6.6）。

描述

• 心脏骤停病例的基本治疗方法。

• 心律恢复正常的可能性与心律失常时间成反比，提示应尽早除颤。

• 从心室颤动发作开始，复律成功率每分钟降低 7%~10%。

• 施加的外部电流引起心肌同步收缩，在不应期后出现窦性心律。

• 在除颤器内部，电容使两个板之间产生电位差，在放出所有电流后可达 8000V。

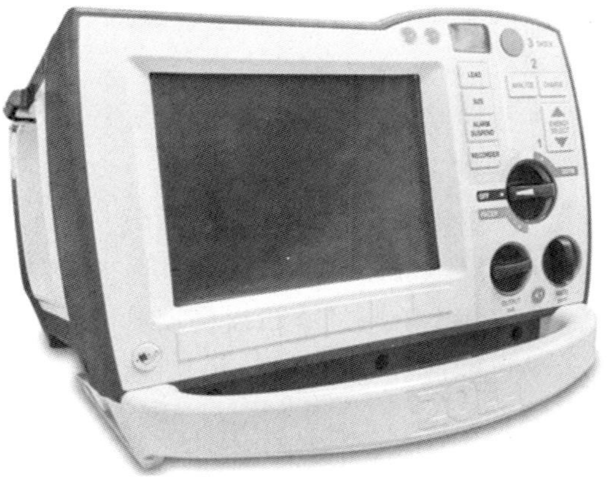

图 6.6　除颤仪。（Image courtesy Dr. Nabil Shallik）

– 外部除颤仪贴片的估计能量为 360J，而直接应用于心肌的内部除颤器的估计能量为 50J。

• 胸部电阻抗与除颤次数成反比，这意味着再次除颤将传递比前一次更大的能量。

• 除颤能量释放时的波形为单相波或双相波。

单相

• 电压迅速上升，随后又恢复到基线（0，+ve，0）。

双相

• 电压上升，然后反转其方向低于基线，随后恢复到基线（0，+ve，0，−ve，0）。

• 双相与单相除颤的有效除颤效果类似，但双相除颤所需能量更低。

• 双相除颤仪更小，携带方便且价格便宜。

使用方法

• 正确粘贴电极。

• 充电。

• 与患者脱离接触。

• 放电。

其他信息

• 起搏器功能。

• 同步或非同步除颤。

并发症

• 直流电除颤比交流电除颤更有效，损伤也更小。

• 反复电除颤可造成心肌损伤。

• 电除颤前必须确保 CPR 团队的安全。

• 双相电除颤的心肌损伤较单相轻。

• 可能造成皮肤灼伤，尤其是在高能量水平下。

6.8 柔性支气管镜

概述

• 柔性支气管镜为光纤镜（图 6.7）、视频镜（图 6.8）或两者混合系统。

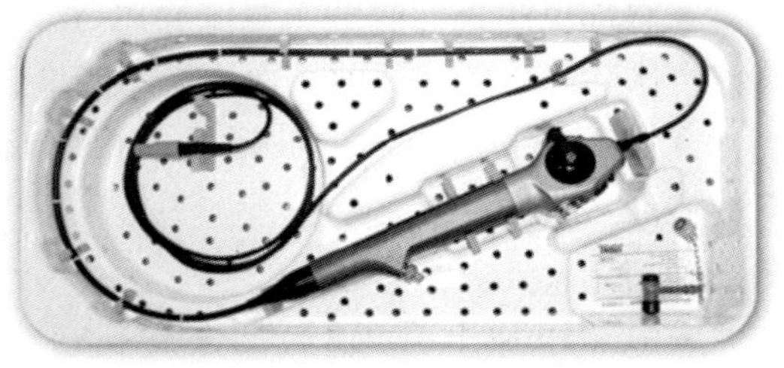

图 6.7 灭菌托盘内的柔性支气管镜。（Image courtesy Dr. Nabil Shallik）

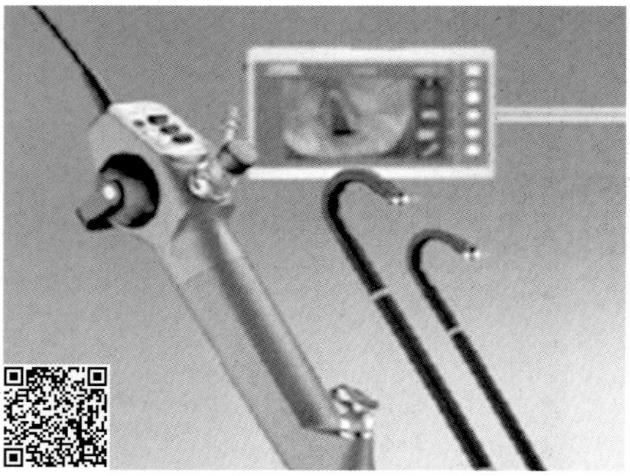

图 6.8 视频支气管镜（FIVE 和 CEMOS 科技）。（Karle Storz，German）（扫码看彩图）

用途

• 柔性支气管镜在显示和检查气管支气管方面具有较大优势（图 6.9）。

• 为支气管病变活检和支气管肺泡灌洗提供了良好的方法。

• 在预计插管困难的患者中，可用于进行清醒或麻醉下的纤维支气管镜引导插管。

• 有效吸除支气管中的分泌物或血液。

• 可辅助经皮气管切开插管术、确认双腔管位置及支气管封堵器位置。

• 帮助局灶活动性出血止血。

物理特征

• 柔性支气管镜束包含 10 000 根玻璃纤维（图 6.10）。

• 玻璃纤维直径为 8~10μm。

• 光源可经过纤维到达远端来照亮视野。

• 物体的光被反射到纤维镜尖端的物镜上。

• 物镜将光聚焦到图像传输束上。

• 目镜重建图像并聚焦在人的视网膜上。

描述（图 6.8 和图 6.9）

• 柔性塑料管包裹光纤，光纤可连接到光源。

• 通过目镜或附在目镜上的视频电缆获得所述视图。

• 操作者通过手控杠杆来控制纤维镜尖端的活动。

• 吸引通道通向纤维镜的尖端，可由操作人员控制。

• 器械端口可用于插入特定的器械，如刷、活检钳，或注射药物或生理盐水。

• 120°视野，180° 向上角度和 130° 向下角度。

• 镜子尖端直径范围在 2.8~5mm。

• 配件为一次性使用或可重复使用。

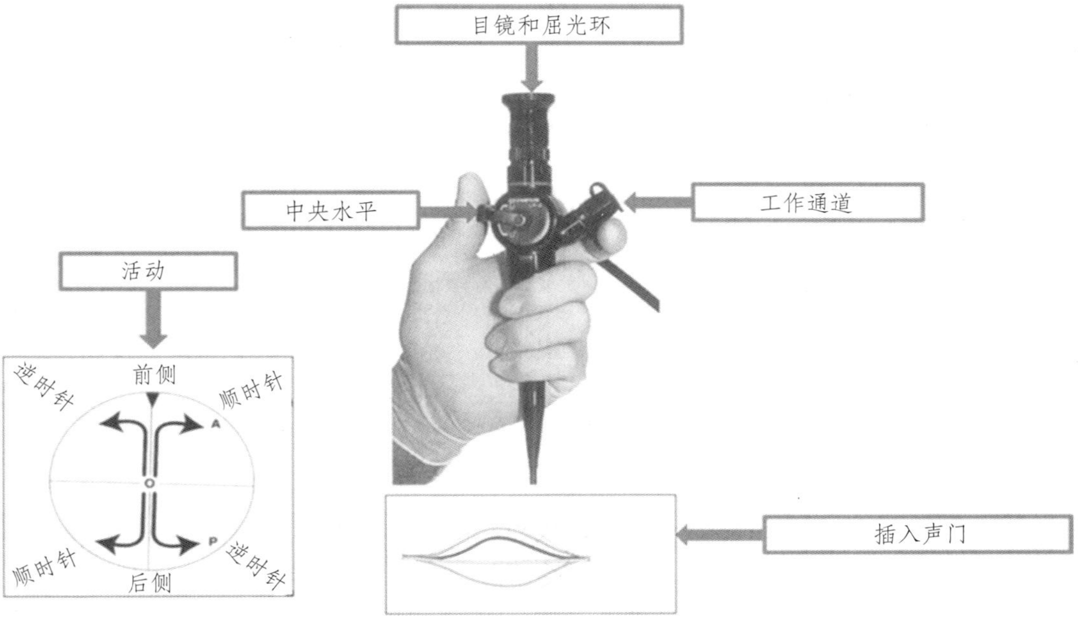

图 6.9 支气管镜的组成与活动。(Image courtesy Dr. Nabil Shallik)

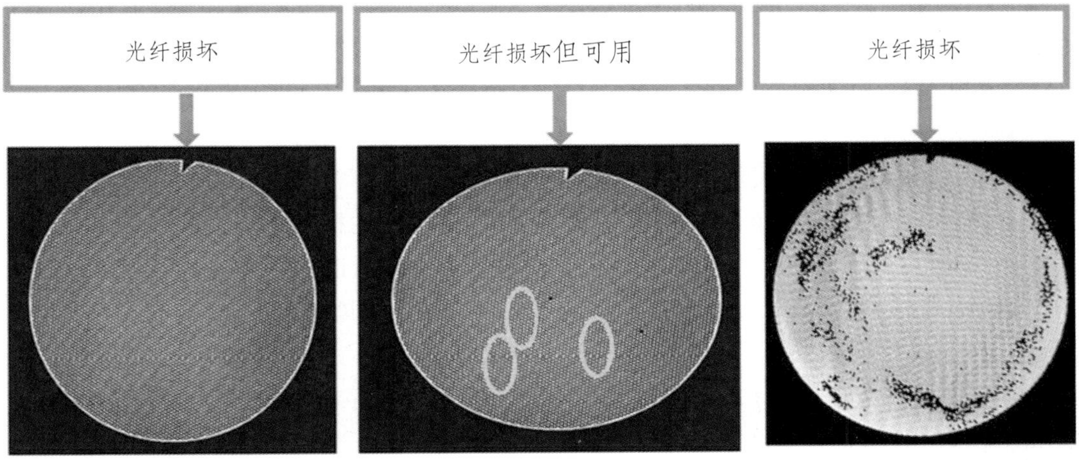

图 6.10 旧光纤系统中光纤损伤对图像的影响。(Image courtesy Dr. Nabil Shallik)

新型纤维镜的主要优点[柔性插管视频内镜(FIVE)](图 6.8)

- 远端芯片(CMOS 芯片)。
- 外径为 5.5mm 和 4.0mm,工作通道直径为 2.3mm 和 1.5mm。
- 现在市场上开始出现更小的尺寸。
- 图片和视频的文档化。
- 集成式 LED 光源。
- 重量轻(385g)。
- 极佳的插管视野(4:3 图像)。
- 连接高分辨率显示器。
- 可快速切换到可视喉镜。
- 维修概率低,没有图像光纤!
- 适用于插管(ETT、DLT)和基本纤维支气管镜检查(支气管灌洗和肺部探查)。

使用前的核查表

- 每次使用时都要进行清洁和消毒。
- 使用前检查尖端的活动。
- 吸引器正常工作。
- 光源正常工作。
- 用防雾剂、乙醇对尖端除雾。
- 调整图像的清晰度和白平衡。
- 润滑镜身而不是尖端。
- 在 12 点钟方向做标记。

使用方法

- 确保按照供应商推荐的方法组装灵活的支气管镜。
- 可以使用各种麻醉技术对患者的气道进行局部麻醉,也可以进行深度镇静。
- 确保呼吸机已准备好,并根据患者的情况调整各参数。
- 按照美国麻醉医师协会的建议连接好监护仪。
- 应准备好吸引器。
- 插入 Y 型连接器。
- 插入远端尖端。
- 可通过屈伸和旋转来完成操作。

并发症

- 可能发生气道损伤,特别是对于没有经验的操作者。
- 如果麻醉不充分,患者可能会呛咳,甚至发生支气管痉挛。
- 操作过程中可能会发生氧饱和度下降,尤其是虚弱的患者,经鼻高流量吸氧(HFNO)可以用来预防氧饱和度降低。
- 气压伤。
- 支气管镜损伤,如患者咬合支气管镜。
- 操作者和患者之间可能会发生交叉感染,特别是在呼吸道预防措施不充分的情况下。
- 取出镜身时意外拔管。

6.9 喉镜和喉镜片

概述

- 在气管插管过程中使用的一种装置,以使声带可视化并便于插管。

用途

- 通过可视化声带插入气管导管。
- 可能有助于胃管和经食管超声心动图(TEE)探头的插入。

描述

- 喉镜片嵌座。
- 喉镜片弯钩。
- 弯镜片(Macintosh)或直镜片(Miller)。
- 含腹板和光源的凸缘。
- 镜柄尾端含电池和充电接口。

使用方法

- 使用弯喉镜片时,尖端应置于会厌谷。
- 使用直镜片时,尖端直接提起会厌以显露声带,这在小儿患者中很有用,因为其会厌相对大而松弛。

并发症

- 直接的机械损伤,包括软组织、牙齿、颈椎和上呼吸道。
- 牙齿和黏膜出血。
- 麻醉不充分时出现喉痉挛。
- 如果存在困难气道或操作者经验不足,则可能插管失败。

其他信息

- 镜柄:
  - 提供标准尺寸手柄(型号 0.1.2.3.4)。
  - 短镜柄适用于短颈、桶状胸和乳房过大的患者,如产科或肥胖患者。
- 喉镜片:
  - 各种类型的喉镜片。
    - Macintosh(最常见的一种;喉镜片 90° 连接到镜柄)。

○ Kessel（与 Macintosh 一样，但喉镜片的连接夹角为 110°）。

○ McCoy（与 Macintosh 一样，末端有一个可移动的尖端部分，由一个杠杆弯曲，由握着镜柄的手的拇指控制，使喉头向前移动）。

○ Magill（U 形截面的直喉镜片）。

○ Miller 和 Wisconsin 喉镜片（直喉镜片带有弯曲的尖端）。

– 喉镜片可以是一次性金属、可重复使用的金属或一次性塑料。

– 喉镜片可供惯用左手的人使用（图 6.11）。

6.10 MCCOY 喉镜片

概述

• 具有可调节铰链的喉镜片（图 6.12）。

用途

• 额外的尖端翘起时可以改善声带的可视化。

使用方法

• 插管过程类似于标准的 Macintosh 喉镜片，可以灵活控制并抬起尖端。

并发症

• 如果会厌卡在可活动尖端的铰链上，可导致会厌损伤。

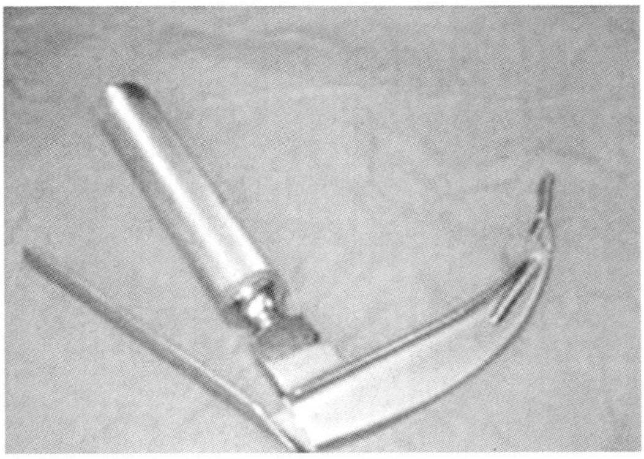

图 6.12 McCoy 喉镜片。（Image courtesy Dr. Nabil Shallik）

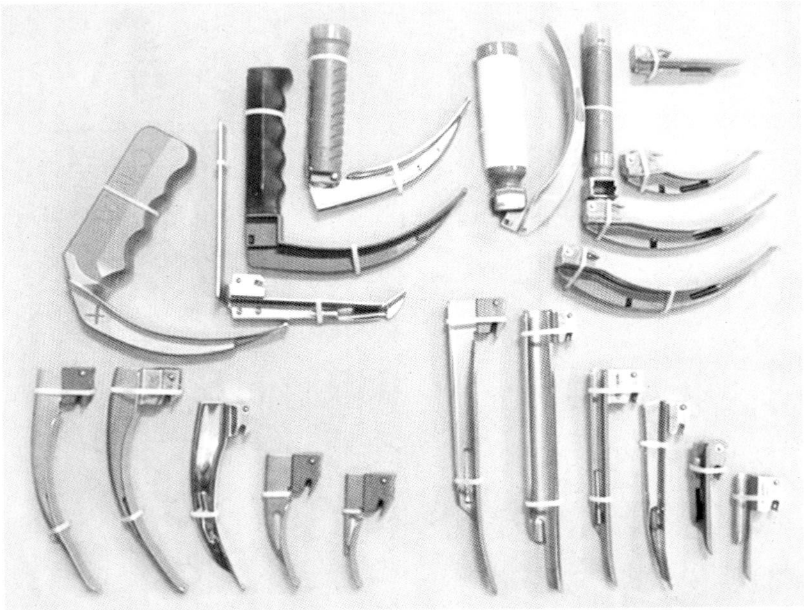

图 6.11 市场上不同类型的喉镜和镜片。（Image courtesy Dr. Nabil Shallik）

6.11 神经刺激器

概述

• 它也被称为 4 个成串刺激器和 4 个成串刺激和神经定位器(图 6.13)。

用途

它提供了一种关于神经肌肉阻滞程度的客观测量方法。

• 确定神经肌肉阻滞的程度（例如,在手术麻醉或颅内压控制期间滴定神经肌肉阻滞的剂量)。

• 在脑死亡评估前排除神经肌肉阻滞。

• 也可用于进行神经阻滞麻醉(替代或辅助超声)。

• 神经定位器,神经阻滞时用于探查周围神经。

描述

• 周围神经受到电信号的刺激。

– 电流=每次刺激提供的电子数。

– 收缩=肌肉对刺激的反应。

• 通常可以刺激尺神经,用加速度计测量拇指运动的次数和速度;此外,常用的神经还有胫后神经、面神经和腓神经。

• 心电图电极片,以确保良好的皮肤接触和电流。

• 电极。

• 神经刺激器模块。

使用方法——尺神经

• 心电图电极片放置。

– 第一个点在手腕掌面,离腕部 1~2cm。

– 第二个点在同一条线上,离腕部约 3cm。

• 电极连接。

• 黑色(负极)电极连接在靠近手腕的远端点上。

• 红色(正极)电极与近端点相连(必须在一条线上,以减少神经肌肉伪影并确保最大的刺激)。

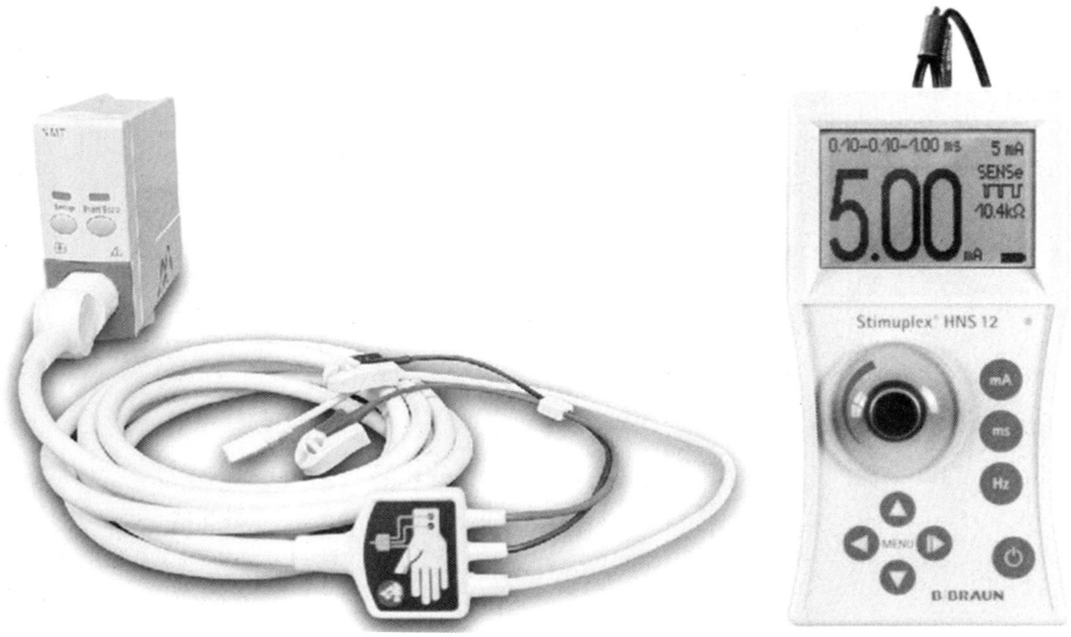

图 6.13　4 个成串刺激和神经定位器。(Image courtesy Dr. Nabil Shallik)

• 连接刺激器。

• 电流从 20mA 开始缓慢增加，但不应超过 60mA。

• 红色脉冲光提示电流传导。

• 观察拇内收肌的收缩（拇指在手掌内收）。

• “4 个成串刺激”（TOF）被广泛使用。

• 4 次电流间隔 0.5 秒传递。

• 1~2 次收缩表明有充分的神经肌肉阻滞。

• TOF 通常每小时重复一次，或按指示重复。

• 不要在 10 秒内重复刺激，需要使运动终板功能恢复。

并发症

• 清醒的患者会感到痛苦。

• 不正确的评估可能会导致严重的并发症。

其他信息

如果没有肌肉收缩，应检查以下内容：

• 设置。

• 电池。

• 连接。

• 电极的位置和连接。

• 部位（如肥胖、皮肤变厚和水肿）。

脉搏血氧监测仪

• 使用：

– 用于测量动脉血氧合血红蛋白饱和度（SaO_2）的装置，用脉搏血氧监测仪测定时表示血氧饱和度（图 6.14）。

• 描述：

– 二极管：

○ 产生具有特殊波长（640~960nm）的光，通常在红光或红外光范围内，因为身体组织的吸光度比血液要小。

○ 发射的光可以在几百赫兹的波长之间交替。

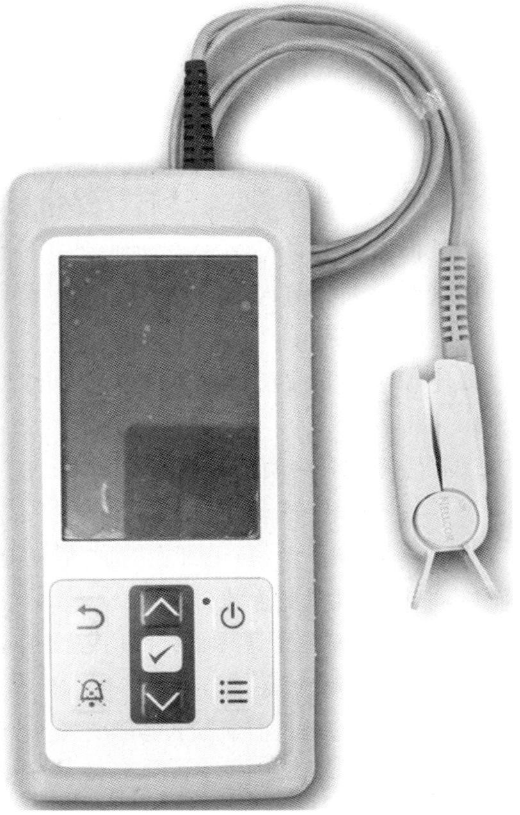

图 6.14 脉搏血氧监测仪。（Image courtesy Dr. Nabil Shallik）

– 光电探测器：

○ 与二极管相反，接收透射光的光电探测器。

– 信号转换器：

○ 分析接收到的光分为两类，根据光信号是静态的或动态的，将其转换为直流电或交流电。

○ 直流电分量=组织、静脉血和动脉血流的恒定部分。

○ 交流电分量=搏动的动脉血流。

○ 在进一步的分析中，直流电分量被省略，交流电分量被放大并在几秒钟内平均。

– 显示单元：

◦ 信号被理想化显示为连续的波形轨迹。

◦ 显示波形(体积描记法)和 SpO_2 的值。

6.11.1 使用方法

脉搏血氧测量是基于流动血液中的氧合血红蛋白和脱氧血红蛋白吸收红外光和红光波形的原理。

使用两种光波长:红光(660nm)和红外光(930nm)。

- 信号被分为两部分:
  - 交流电=搏动的动脉血。
  - 直流电=组织+毛细血管血流+静脉血流+非搏动性动脉血流。

◦ >所有的脉搏血氧仪均假设搏动性吸光度是动脉血流。

对于每个波长,血氧仪可以确定交直流电比。

- 计算其中的比率(R):

R=(交流吸光度/直流吸光度)红光/(交流吸光度/直流吸光度)红外光

- R 对应于 SaO_2。
- SaO_2 100%=R 0.4。
- SaO_2 85%=R 1。
- SaO_2 0% =R 3.4。

6.11.2 脉搏血氧测定的局限性

- SpO_2 和 SaO_2 不是测量血液或组织的氧合[如果已知血红蛋白含量和心排血量,那么氧输送(DO_2)可以通过 SaO_2 来计算]。
- 对于 PaO_2 超过 80mmHg 的病例,方向性变化不敏感。
- 由于增益,对灌注相对不敏感。
- 测量失败。
- 时间滞后,有几秒的延迟。

脉搏血氧监测仪读数错误

- 运动伪影、光伪影、贫血和皮肤色素。
- 指甲油、探头位置和环境光。
- 信噪比(休克、低体温和血管收缩药物)。
- 抗血红蛋白血症(碳氧血红蛋白与氧合血红蛋白难以区分,高铁血红蛋白吸光度高->R=1.0)。
- 异常脉冲(静脉波动和通气)和非脉搏血流(旁路)。
- 低饱和度(低于 80%时不准确)。
- 射频干扰(MRI)。

并发症

- 测量误差可能导致麻醉管理不当。
- 由于血氧监测仪时间滞后,在检测到低血氧饱和度之前,需要进行早期干预。
- 探头造成的压力损伤,但并不常见。

低读数错误原因

- 外周灌注不良、环境光不足、探头接触不良。
- 使用亚甲基蓝作为染色剂。

高读数错误原因

- 碳氧血红蛋白、高铁血红蛋白或射频干扰。

6.12 转子流量计(流速计)

概述

转子流量计是一种使用转子测量流量的装置,转子位于玻璃管内的气流上,并随着气体流量成比例上升(图 6.15)。

用途

- 以适当的速率控制医疗气体的输送。

描述

- 装有转子的玻璃管,转子被流动的气流抬升。
- 连接管出口。

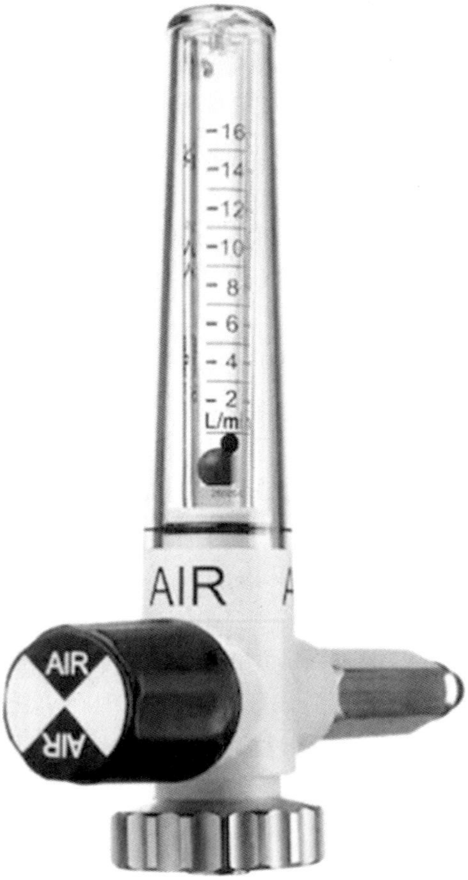

图 6.15 转子流量计。(Image courtesy Dr. Nabil Shallik)

- 连接于气源的压力调节装置入口。
- 控制旋钮。
- 最新的仪器中使用了数码转子流量计。

使用方法

- 随着气流量的增加,转子在管内升高。
- 通过管壁上的刻度来测定流量。
- 读数取转子的中心位置。
- 玻璃气缸必须保持直立。
- 转子应旋转(表明它没有被卡住)。

并发症

- 如果没有保持直立,则不能正常工作。
- 如果静电过多或玻璃气缸碎裂,转子可能会被卡住。
- 控制流量的阀门故障。

其他信息

- 不同的气体需要不同的仪表,因为流速取决于气体的性质,如黏度和密度。
- 不同的流量计用于不同的群体(例如,儿童 0~5L/min,成人 0~15L/min)。

血栓弹力图

血栓弹力图(TEG)是一种弹性凝血试验,用于测量低剪切应力下全血血栓形成的整体黏弹特性。

- 血栓弹力图显示血液中血小板与凝血级联(如聚集、凝血强度、纤维蛋白交联和纤维蛋白溶解之间的相互作用)。
- 它不一定与用于评估凝血状态的传统血液测试(如 INR、APTT 和血小板计数)相关,因为这些传统检测是较差的预测指标。
- 本部分主要描述了血栓弹力图,旋转血栓弹性测定是一种可替代的弹性凝血试验,在商业上广泛使用。

6.13 血栓弹力图方法

- 血栓弹力图通过一根悬浮在量杯中的导针测量全血血栓的物理性质(图 6.16)。
- 血栓的弹性和强度改变导针的旋转,

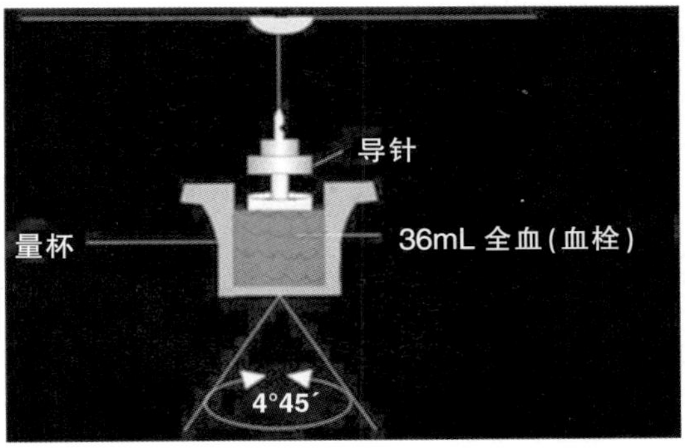

图 6.16 TEG6s(Haemonetics)。

旋转被转换成电子信号，计算机以此来产生图形和数字输出。

- 相对而言，检测时间较快，大约需要30分钟。
- 可轻易重复，便于前后对比和指导后续治疗方案。
- 血栓弹力图仪器每天需要校准约3次。
- 必须由经过培训的人员进行校准。
- 对技术变化很敏感。
- 用于血栓弹力图中的活化剂包括：高岭土和新鲜的高岭土+组织因子（TF）（快速TEG®）。
- NATEM（使用未经枸橼酸盐脱钙的全血的TEG®）测试时间较慢。
- 其他检查包括功能性纤维蛋白原，一种基于纤维蛋白的凝集功能评估，以及评估血小板功能的阻抗聚集测定法。
- 这种新机器使用共振技术，而不是量杯导针技术。
- 当血液处在一个固定的振动频率范围内时，探测器就会在LED照明下测量血液弯月面的垂直运动，并将该运动转化为对凝血动态的追踪。
- 使用预先准备好的卡式瓶，无须进行任何移液！

适应证

- 可以预测是否需要输血。
- 指导输血策略。
- 研究表明，在以下情况中，血液制品使用减少，体现成本/效益：
  - 开胸心脏手术，大出血，创伤伴大量失血和肝移植。
- 可能在以下情况中有用：
  - 在创伤救治中，减少了血液制品的需求，并且似乎也降低了死亡率。
  - 在产科手术中，可能会减少血液制品的需求，但存在争议。
  - 可以早期发现稀释性凝血功能障碍。

其他信息

在一些情况下难以分析：

- 低分子肝素（LMWH）和阿司匹林治疗。
- 在心脏体外循环期间和之后。
- 高凝或纤维溶解。

6.14 血栓弹力图与旋转血栓弹性测定

比较

- 有两种商业型的黏弹性检测：血栓弹力图（TEG®）（研发于1948年，现在美国生产）和旋转血栓弹性测定（ROTEM®，德国）。
- 两者的主要差异是对相同参数的命名。
- 血栓弹力图的操作原理是在一个有限的弧线中移动量杯（每5秒±4°45'），该量杯装满样品，在血栓形成时与导针/导线转导系统接合。
- 旋转血栓弹性测定有一个固定的量杯，其中导针/导线转导系统缓慢振荡（每6秒±4°45'）。
- 由于使用了不同的凝血激活剂，结果不能直接比较。
- 旋转血栓弹性测定更能抵抗机械撞击，这在临床环境中可能是一个优势。

旋转血栓弹性测定的等效变量（图6.17）

- 凝血时间（CT）= R值（反应时间）。
- α角和血细胞凝集块形成时间（CFT）= K值和α角。
- 最大血栓强度（MCF）=最大振幅（MA）。

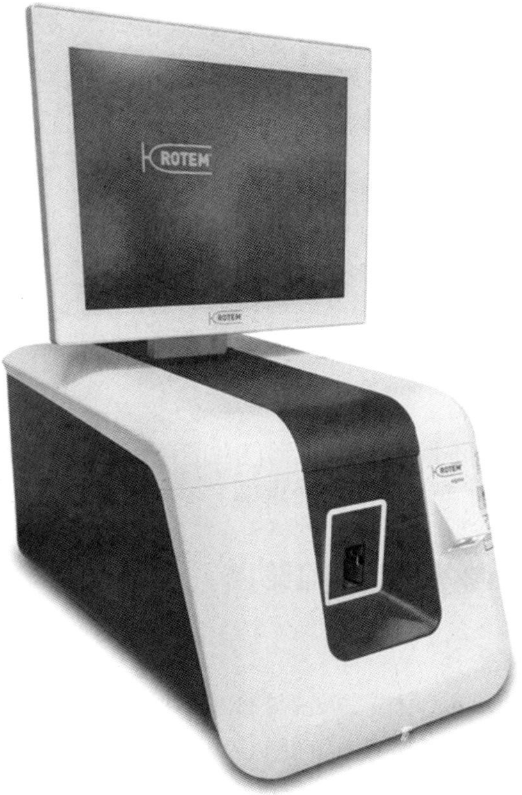

图 6.17　旋转血栓弹性测定。(Image courtesy Dr. Nabil Shallik)

- 血栓溶解(CL)= LY30。

与血浆凝血试验的比较

- 弹性凝血试验的优点:
  - 评估整体的凝血功能,比纤维蛋白形成时间提供更多的信息。
  - 可以很容易区分低纤维蛋白原引起的凝血障碍和血小板减少引起的凝血障碍。
  - 床旁(POC)设备,5~10min 内可快速得到多个结果。
- 弹性凝血试验的缺点:
  - 可用性和用户熟悉度。
  - 不同操作者存在差异且精度较差。
  - 英国 NEQAS 数据显示,血栓弹力图的方差系数为 7.1%~39.9%,旋转血栓弹性测定的方差系数为 7%~83.6%。
  - 可能需要训练有素的员工来操作。

6.15 超声机器

超声(US)是一种利用高于人类听觉水平的高频声波(MHZ)来生成人体许多部位的图像的方法。超声可以检查病变或损伤的组织,定位异常增殖,并识别各种情况。通过在皮肤上涂抹润滑凝胶来获得最佳图像质量,并在被检查者的身体部位移动换能器(也称为超声探头)来形成图像。该机器由主控制和处理单元、用于导入患者和控制图像的控制面板、用于查看过程的屏幕、超声探头和用于打印图像的打印机(彩色/黑白)组成(图 6.18)。

许多软件程序可以安装在不同的程序模式中,如神经、血管、骨科、泌尿外科、儿童和微小部位。

多普勒超声使用高频声波来获得血液流经身体各血管的图像,通常用于诊断颈动脉或腿部和手臂的动脉和静脉。它可以检测病变血管,并识别各种活动性病变。

多普勒血管超声检查的方法与超声检查相同。在检查过程中,当听到血管中的血流时,可从超声机中听到类似于心跳的声音。

根据病理或器官的不同,超声检查最多需要 1 小时的时间。

超声探头(超声换能器)是超声机用来获取图像的工具,它有一排晶体发射和接收的超声波,其有多种形状,如凸阵、线阵和相阵型,用于不同的检查和不同的区域。

6.16 静脉显影仪

6.16.1 工作原理

静脉显影仪投射近红外光,其可被血

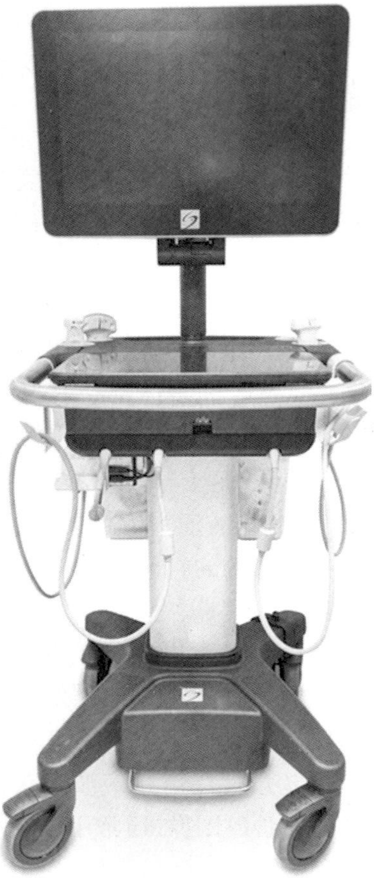

图 6.18 超声机器。(Image courtesy Dr. Nabil Shallik)

液吸收并被周围组织反射。这些信息被捕获、处理并以数字方式实时投影到患者皮肤表面。它提供了患者血液模式的实时图像,并准确显示静脉的位置,以便于建立血管通路(图 6.19)。

静脉显影仪可以让使用者看到 15mm 深的血液走行和 10mm 的临床相关静脉。临床医生可以观察外周静脉、分支和瓣膜,并实时评估静脉的回流和充盈情况。通过操作前、操作中和操作后的可视化,临床医生可以避免意外穿刺的并发症,并改良整个血管通路的建立过程。

反射图像的大小也可以改变,颜色也可

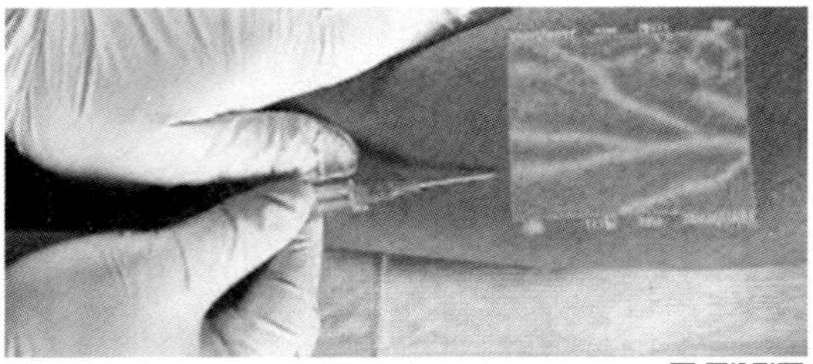

图 6.19 静脉显影仪。(Image courtesy Dr. Nabil Shallik)(扫码看彩图)

以反转。

不同的静脉显影仪在颜色、大小、便携性、图像控制和图像质量上各不相同。

6.17 身体保温装置

概述

• 身体保温装置,如 Bair Hugger™,也被称为患者加温系统(图 6.20)。

用途

• 适用于低体温患者(<35℃)或防止术中低体温。

描述

• 机器加热空气,然后使用安全、有效的变温毯将热空气吹到患者身上或身下。

• 可使用不同形状和大小的变温毯。

• 通常由丝质聚酯织物和尼龙防水材料组成,以保持气流向上循环。

• 变温毯可用于所有主流品牌的身体保温装置。

• 所有加热装置都可以调节输送软管末端的空气温度,温度过高时有听觉和视觉警报。

使用方法

• 用变温毯覆盖患者,将软管插入指定的孔内。

• 需要确保连接牢固,没有气体泄漏。

• 软管尽量保持直线,因为过度弯曲会

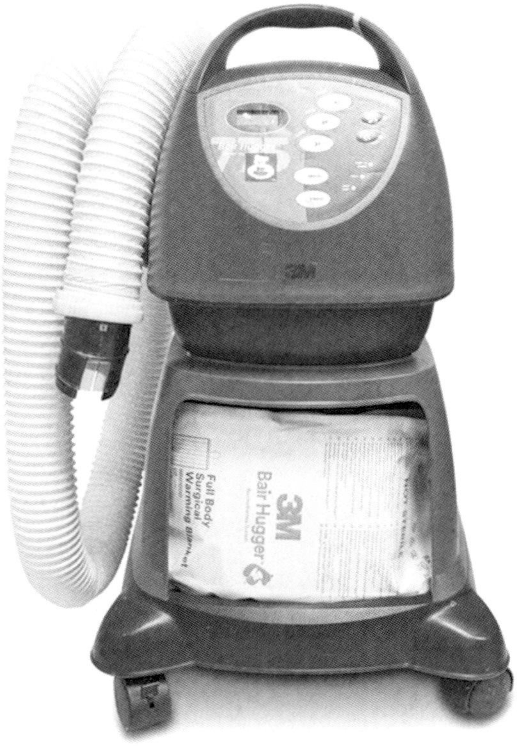

图 6.20 身体保温装置(BairHugger™)。(Image courtesy Dr. Nabil Shallik)

影响加温性能。

• 给变温毯充气,检查是否漏气。

• 根据患者的温度选择低/中/高设置。

• 不应放置额外的变温毯,以免造成热量分布不均匀。

• 儿童和新生儿应始终覆盖头部,因为高达 50%的热量损失可能来自头部。

并发症

• 过度加温及其并发症。

• 临床症状被掩盖(如发绀和出血)。

其他信息:热传递概念

• 热是由物质中原子和分子的运动所产生的能量,这些能量可以从一个原子/分子系统转移到另一个系统。

• 辐射(主要机制):由电磁(红外)波从表面传递的热。

• 对流:热通过表面转移到空气或液体中。

• 蒸发:表面的液体转化为气体时的热损失。

• 呼吸:热从肺部呼出的加湿气体中丢失。

• 传导(最不重要的机制):热直接在两个表面之间传递。

6.18 结论

近年来,有许多监测方式被研发出来,麻醉监测的不断发展降低了围术期的死亡率和并发症发生率。

麻醉医生的职责之一是在手术室或诱导室协助准备麻醉,如维护设备功能正常和确保准备完善,这些设备也包括患者监护设备。

麻醉监护设备数量庞大,种类繁多。本章只关注最常见和最关键的监护设备,其他一些设备将在本书的其他章节中进行更详细的讨论。

(罗俊杰 译 程鑫宇 校)

推荐阅读

1. Cook TM, Tuckey JP. A comparison between the Macintosh and the McCoy laryngoscope blades. Anaesthesia. 1996;51(10):977–80. [PMID 8984878].
2. Anesthesia Equipment. 3rd Edition. Principles and Applications. Authors: Jan Ehrenwerth James Eisenkraft James Berry. eBook ISBN: 9780323775496 July 2020.
3. Daniel Aston, Angus Rivers, Asela Dharmadasa. Equipment in Anaesthesia and Critical Care: A complete guide for the FRCA 1; 1999. (ISBN: 9781907904059).
4. Andrew Davey Ali Diba. Ward's Anaesthetic Equipment 6th Edition. December 2011.

第 7 章

手术室内的感染控制与预防

Nabil A. Shallik, ElSayed ElKarta, Shakshanam Mirishova,
Ilhem Othmani, Ghazi Miladi, Hamad Mohammad Suleiman

7.1 引言

从古代到中世纪，清洁和去污的重要性一直受到各种文化的质疑。早在希波克拉底时代，就开始使用沸水或酒来清洁。继Pasteur的发现之后，1860年，Joseph Lister成了真正的现代防腐之父。

在20世纪30年代，美国麻醉医生Ralph Milton Waters（1883—1979）提出了手术室预防感染技术的必要性。

医院获得性感染（HAI）不仅会导致高死亡率和再住院率，还会影响重要的预防成本，这是一个极其严重的全球公共卫生问题[1,2]。

Maslyk研究发现，在麻醉工作区存在大量共生菌和致病菌，包括凝固酶阴性葡萄球菌、芽孢杆菌属、链球菌、金黄色葡萄球菌、醋酸杆菌属和其他革兰阴性杆菌[3]。

研究数据表明，术后30天内感染与手术室麻醉工作区的细菌传播有关，在接受手术的患者中，高达16%的患者会受到影响。但是，麻醉实施者可能会在手术室中传播包括耐多药微生物在内的多种微生物。事实上，在不同病例之间发生的细菌转移高达30%，而这与麻醉工作区未例行清洁彻底消除污染有关[4]。

麻醉工作区污染的最高风险发生在诱导和麻醉紧急情况下[4,5]。

因此，麻醉实施者应明确理解并严格遵守手术室感染控制建议，从而有效降低此类风险。

7.2 清洁和再处理基础

7.2.1 清洁

清洁的定义是物理去除有机物和（或）泥土，通常使用水加清洁剂进行处理，其目的是去除而不是杀死有机物。必须在高级消毒和灭菌之前进行清洁。

灭菌

这一过程能够消灭大多数微生物而非细菌孢子（图7.1）。

- 高级灭菌：自动加热。
  - 巴氏灭菌法。
  - 液体（化学消毒剂）。

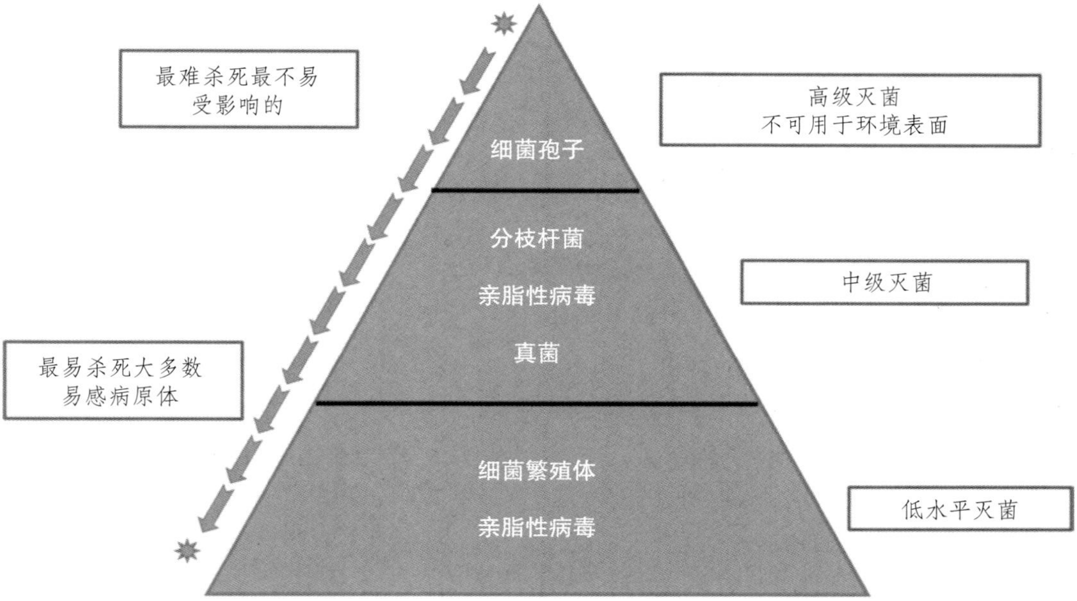

图 7.1 麻醉工作区微生物消杀水平。

- ○ 2%戊二醛。
- ○ 1.12%戊二醛和 1.93%苯酚。
- ○ 1%过氧化氢和 0.08%过氧乙酸。
- ○ 过氧化氢。
- ○ 邻苯二甲醛。
- ○ 甲醛。
- 中级灭菌。
  - 消灭病毒、分枝杆菌、真菌和植物细菌(但不包括细菌孢子)。
- 中级灭菌技术。
  - 氯和苯酚产品至少使用 1 分钟。
  - 乙醇。
- 低水平灭菌。
  - 消灭细菌繁殖体(不包括结核杆菌)、某些真菌和病毒(不包括孢子)。
- 低水平灭菌技术。
  - 包括氯基产品、酚类、季铵化合物和 70%~90%的乙醇。
- 季铵化合物。

7.2.2 灭菌

消除所有形式的微生物生命,使物体完全不含任何可存活的传染性病原体的过程。

关键设备在使用时必须无菌。

灭菌技术

- 蒸汽。
- 干热。
- 环氧乙烷。
- 过氧乙酸。
- 等离子气体(气化过氧化氢)。
- 2.4%戊二醛。

7.3 Spaulding 分类

1939 年,Earle Spaulding 通过费城天普大学微生物学系提出了一种简单合理的策略,即根据设备的使用方式对医疗器械和设备进行分类和适当处理(表 7.1)。

- 用于无菌的身体组织、腔隙或血管系

表 7.1 最新的麻醉设备和工作区域表面 Spaulding 分类

类别	说明	麻醉工作区表面和物品	所需处理
关键	无菌身体组织、腔隙或血管系统	静脉和动脉导管、管路、旋塞、针头、注射器、药瓶和安瓿。在大多数情况下（多剂量药瓶除外），这些物品都是一次性使用的无菌物品，不得重复使用	灭菌（所有关键麻醉物品均为一次性使用，不得重复使用）[a]
次关键	接触黏膜或非完整皮肤	内镜、喉镜刀片、气管插管[b]、面罩[b]、呼吸回路[b]、气道连接器[b]、光纤内镜、镊子、自充气袋、喉罩气道（LMA）、传感器管道和经食管探针（如温度探针）	灭菌： – 使用蒸汽或其他低温过程（如环氧乙烷、氢气等离子体）灭菌 – 使用液态化学杀菌剂。可归类为化学灭菌剂的杀菌剂包括2.4%或以上的戊二醛制剂、0.95%戊二醛加1.64%苯酚/苯甲酸酯、7.5%稳定过氧化氢、7.35%过氧化氢加0.23%过氧乙酸、0.2%过氧乙酸和0.08%过氧乙酸加1.0%过氧化氢 – 适当使用戊二醛、过氧化氢、邻苯二甲醛和过氧乙酸与过氧化氢进行高水平灭菌（最小量）
非关键	直接接触完整皮肤	与患者有身体接触的缆线：脉搏血氧计、心电图导线、神经肌肉刺激仪、脑电双频指数、血压袖带、超声探头、喉镜手柄	灭菌： – 中级灭菌（消除结核杆菌、无包膜病毒和真菌） – 低水平灭菌（消除大部分植物细菌和包膜病毒）
	麻醉环境表面	麻醉机工作面、气体流量控制器、蒸发器刻度盘、可调限压阀（APL）、控制旋钮、监视器、用品车抽屉、橱柜把手、配药器、电缆、静脉注射架、液体和身体加温器、计算机键盘和鼠标、超声机、视频喉镜屏幕	

[a] 对一次性使用设备（SUD）进行重复使用会影响其安全性、性能和有效性，使患者和医务人员面临不必要的风险。违反此表内容的法律影响涉嫌共谋造假和医疗保险欺诈，可面临最多10年监禁和（或）最高50 000美元的罚款，以及最高吊销执业许可证的行政处罚。（Senate Bill 528/Public Act 25 and 26 of 2010）[6,7]

[b] 根据FDA指南，某些一次性使用设备（SUD）的风险类别可由用户按照制造商的使用说明进行重新消毒和重复使用，并遵守FDA的规定。上述物品应该是一次性的，但在某些规定的情况下，它们可以重新处理和重复使用。因此，FDA允许第三方进行再处理，根据相关规定进行再处理的设备制造商被视为第三方[6-8]。

统的关键物品。

• 接触黏膜或非完整皮肤的次关键物品。

• 接触完整皮肤(非黏膜)的非关键物品。

1968 年,他的方法得到了全球医学界的认可,被命名为 Spaulding 分类系统并沿用至今。1991 年,美国疾病控制和预防中心对这一分类进行了更新。此后又增加了新的类别——“环境表面”,该类别又细分为内务表面和医疗设备表面。事实上,麻醉实施者是医疗设备表面与患者之间交叉感染的潜在媒介。

7.4 建议

大不列颠及爱尔兰麻醉医师协会(AAGBI)在其最新指南中提出了以下建议[9]。

1.各麻醉部门均应指定一名首席顾问,负责与感染预防、控制团队和职业健康部门联络,以确保在所有麻醉操作领域建立相关的专科标准并予以监督。

2.对患者与麻醉师之间或患者之间的感染传播进行预防应成为常规做法。所有麻醉师均应遵守当地的感染控制政策,包括医用器械的安全使用和处置。

3.实施有创性手术时,应使用正确的皮肤清洁液。对于神经外科手术,建议在 70%的乙醇中加入 0.5%的葡萄糖酸氯己定。对于有创性血管手术,建议在 70%的乙醇中加入 2%的氯己定。

4.应遵循相关规程,将与留置有创装置相关的感染风险降至最低。这些规程包括正确使用敷料、穿刺前清洁、冲洗、更换给药装置、定期检查装置状况及评估持续需求。

5.只要存在传染源传播的风险,就应使用一次性设备。某些一次性设备已经具备再处理技术,在这种情况下,应根据制造商的建议,遵循国家推荐的净化和(或)灭菌政策并接受其审查。

6.脊柱和硬膜外插入、硬膜外血液补片、血液培养和导尿管等手术应制订适当的感染控制预防措施。

7. 麻醉师应根据当地规定使用抗菌药物,以保持其有效性。

7.4.1 标准预防措施

大部分麻醉协会建议遵守标准的预防措施,在大多数情况下,标准的预防措施为简单的个人防护设备(PPE),包括手套、口罩、眼罩和防护服。预期会接触体液(包括血液和黏膜)的每位患者均建议使用这些设备。对于可能会发生体液飞溅的情况,应采取特别的预防措施[9,10]。

7.4.2 手部卫生(HH)

手部卫生是降低医院获得性感染(HAI)风险的基础。世界卫生组织指出,在医院环境中,最好在 5 个关键时刻保持手部卫生(图 7.2):

1.接触患者前(如连接监视器电缆)。

2.清洁/无菌操作前(如插入 CVC、插入动脉导管、抽取药物和加注静脉输液袋)。

3.体液接触/风险后(如插管、插入 LMA、诱导、口腔和气管抽吸)。

4.接触患者后(如取下身体加温器)。

5.接触患者周围环境后(进出手术室后,甚至摘下手套后)。

7.4.3 技术

手部清洁的正确步骤如下(图 7.3):

1.第 1 步:用温水(35~45℃)打湿双手,涂抹肥皂,产生泡沫。

2.第 2 步:顺时针和逆时针揉搓手掌。

3.第 3 步:手指相连,用另一只手的手

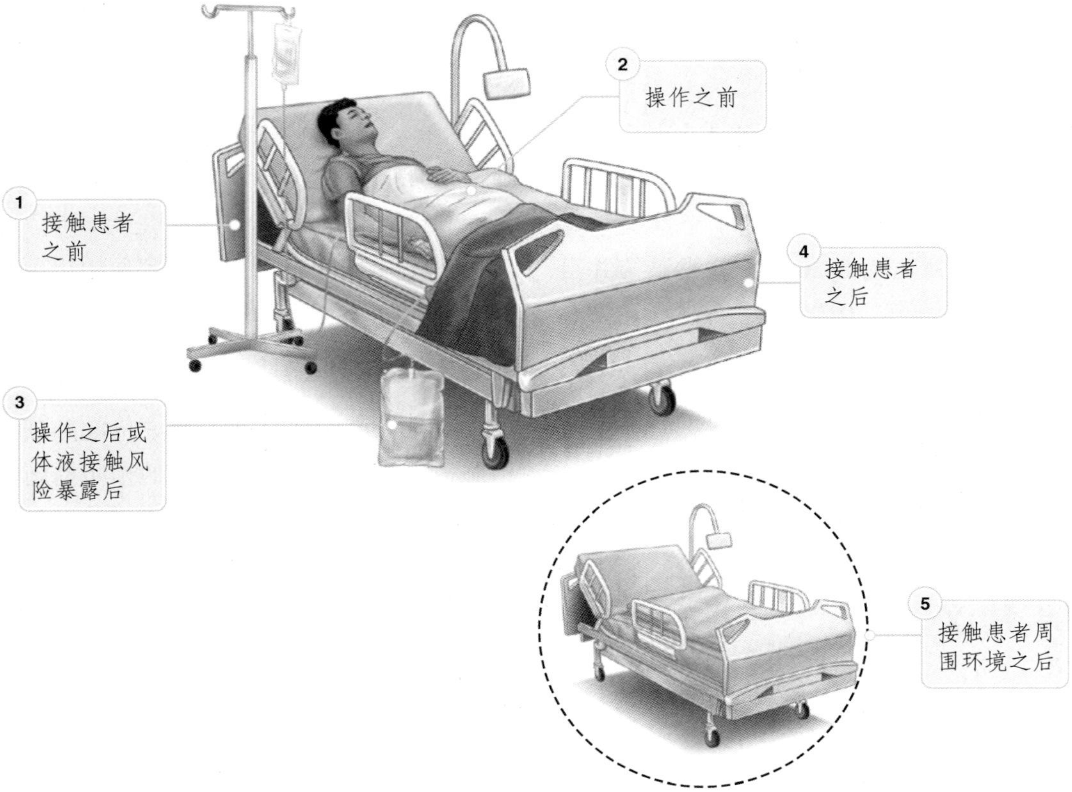

图 7.2 世界卫生组织关于患者护理期间手卫生的建议。

掌摩擦手背,然后交替进行。

4.第 4 步:双掌相对,手指相连,双手合十,然后揉搓。

5.第 5 步:将一只手放在另一只手上,弯曲手指扣住另一只手, 用手掌摩擦手背,双手交替进行。

6.第 6 步:一只手握住另一只手的拇指,打圈搓洗,然后交替进行。

7.第 7 步:打开一只手的手掌,以打圈的方式摩擦另一只手的手指,然后换另一只手重复。

国际医疗卫生机构认证联合委员会(JCI)建议使用普通肥皂洗手 40~60 秒,使用乙醇类手部消毒剂 (ABHR) 擦手 20~30 秒,最好遵循制造商的指导原则[11]。

不建议在处理病例过程中在戴着的手套上使用乙醇类消毒剂,而应该脱掉手套,进行手部清洁后再戴上手套。因为目前还没有充分的研究可以确保涂抹泡沫/凝胶后手套完好。事实上,戴手套的手通常被认为是受污染的, 而裸手在经过适当的手部清洁后则被认为是干净的。疾病预防控制中心(CDC)和世界卫生组织的指南都建议在进行手部清洁前脱掉手套,并将其作为标准做法。

在手术室操作过程中,麻醉实施者应在插入中央静脉导管前穿戴全套最大限度无菌屏障(全套个人防护设备包括:面罩、帽子、无菌手术服、无菌手套)并使用大号无菌帘布(图 7.4)。此外,在放置外周动脉导管时,必须穿戴帽子、面罩、无菌手套和小号无菌帘布。同时,每次交换导管与导线时,均应采取这些措施。

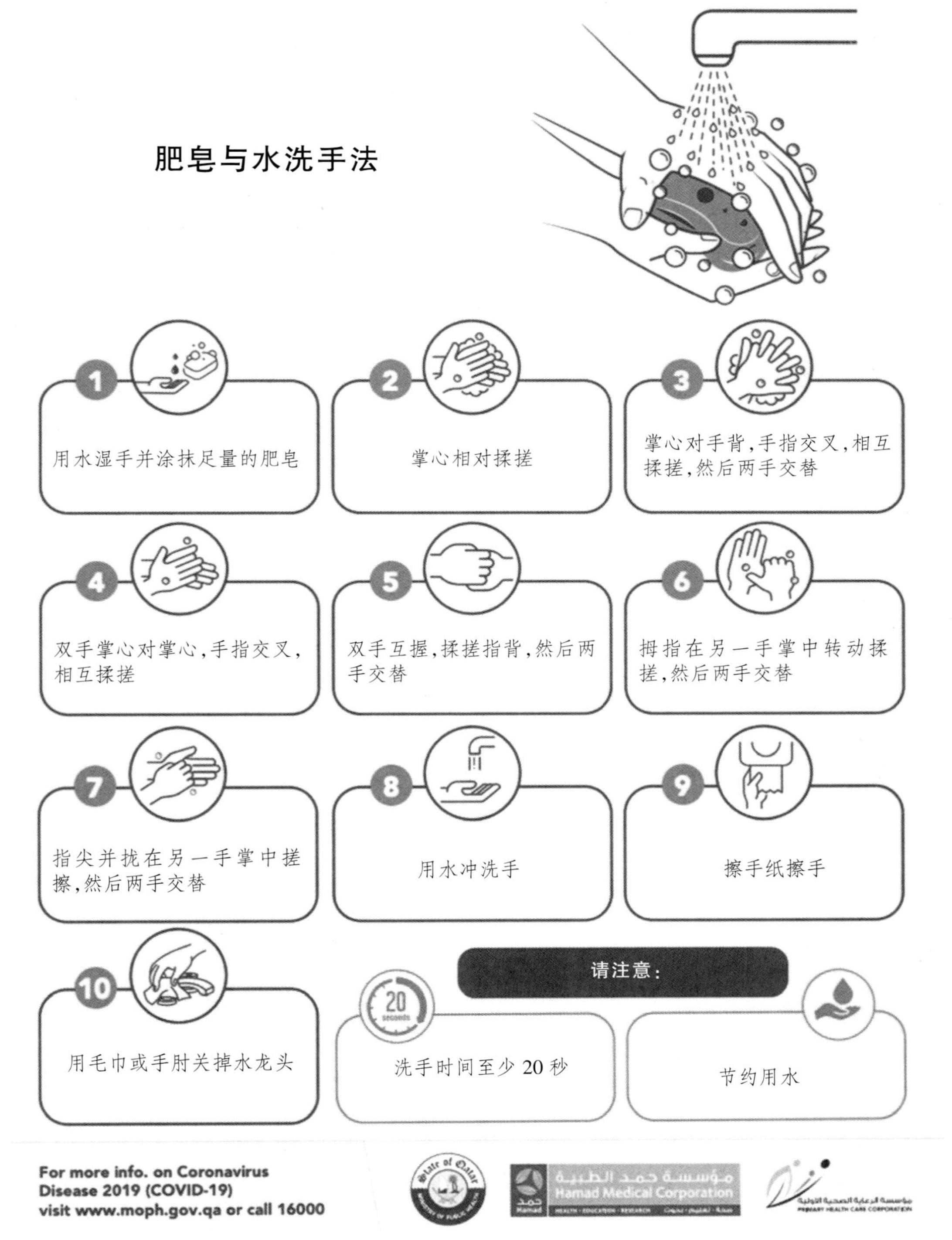
肥皂与水洗手法
1
用水湿手并涂抹足量的肥皂
2
掌心相对揉搓
3
掌心对手背，手指交叉，相互揉搓，然后两手交替
4
双手掌心对掌心，手指交叉，相互揉搓
5
双手互握，揉搓指背，然后两手交替
6
拇指在另一手掌中转动揉搓，然后两手交替
7
指尖并拢在另一手掌中搓擦，然后两手交替
8
用水冲洗手
9
擦手纸擦手
10
用毛巾或手肘关掉水龙头
请注意：
20 seconds
洗手时间至少 20 秒
节约用水
For more info. on Coronavirus Disease 2019 (COVID-19) visit www.moph.gov.qa or call 16000
State of Qatar
Hamad Medical Corporation
PRIMARY HEALTH CARE CORPORATION

图 7.3　正确的洗手步骤。

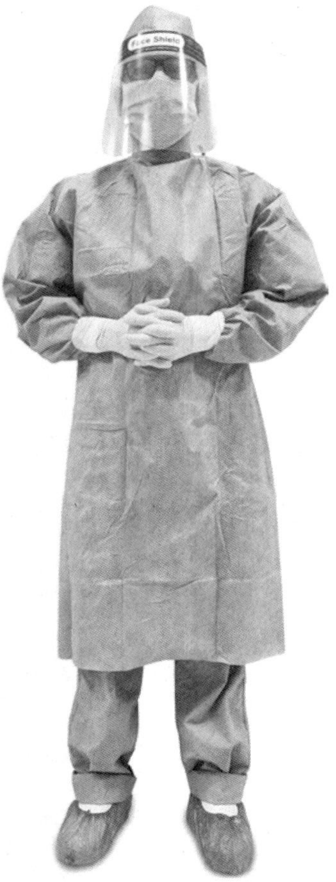

图 7.4　全套个人防护设备(PPE)。

7.5 手术室清洁

每次使用后,手术室应进行全面清洁。按照当地的规程对手术区域(包括地板)进行清洁,并在手术间隙对地板进行消毒。清洁时还应考虑到已确定的病原体类型(如金黄色葡萄球菌、耐万古霉素肠球菌和梭状芽孢杆菌)。应制订定期清洁计划并考虑感染控制小组的建议。

7.5.1 麻醉工作区

当前麻醉设备的零部件不是一次性的;这就增加了交叉污染的风险。应适当的清洁并避免重复使用一次性物品。

处理不同病例时,应使用清洁湿巾(图7.5)擦拭麻醉工作区的表面,包括麻醉用品车。最好尽量避免在工作区表面放置物品。工作区内部也必须按照规定定期进行清洁。此外,麻醉实施者在打开抽屉和箱子及处理其内容物之前应进行手部清洁。

处理不同病例时,应使用医院批准的消毒剂清洁麻醉工作区表面,这一规定同样适用于计算机键盘、鼠标、触摸屏和麻醉工作站(包括监视器、APL 阀门、旋钮、蒸发器和监视器电缆)。此外,只要有明显的污物或污染,就应进行灭菌处理。

事实上,多项研究表明,麻醉设备和工

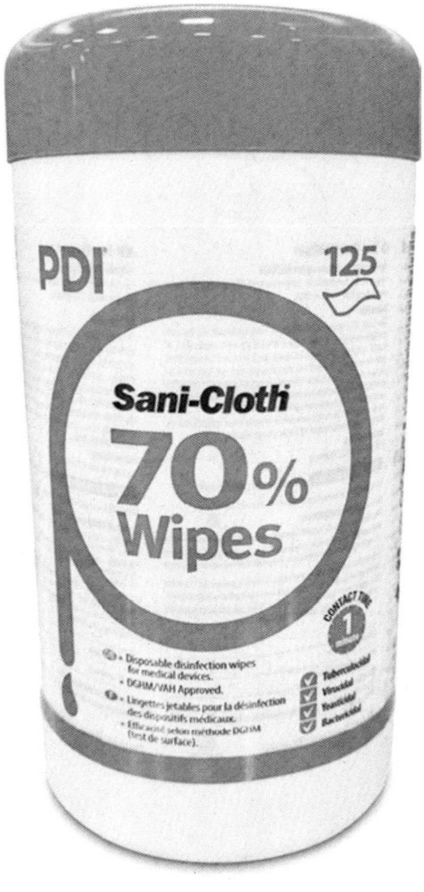

图 7.5　清洁湿巾。

作区可能会受到污染，在麻醉环境中可能会传播各种微生物。

因此，特别是在 COVID-19 大流行之后，我们鼓励医疗机构使用麻醉机一次性覆盖物，因为它能减少污染影响，也便于进行清洁和消毒（图 7.6）。

另一方面，包括气道呼吸系统（ABS）、可重复使用的碱石灰罐和阀门等在内的麻醉呼吸机内部组件，必须按照制造商的说明和医院感染控制政策进行清洁和消毒。过滤器通常用于保护麻醉机和回路，以防止交叉感染。现代过滤器可进行加湿和热交换，基本有两种设计模式。第一种是机械过滤器，能够过滤大于其孔隙的颗粒。第二种是静电过滤器，能够吸引和吸附带电粒子。为了保持热量和水分，需要添加惰性海绵材料。

事实上，结核分枝杆菌（TB）可以在碱石灰中存活 3 小时，并且 40%的细菌可以通过。因此，必须将高效微粒空气（HEPA）过滤器应用于呼吸回路中，或至少应用于呼气端，因为在潮湿条件下其效率不会受到影响。如果不增加呼吸压力，麻醉实施者可在吸气端上额外增加一个过滤器[12]（详见本章有关过滤器的介绍）。

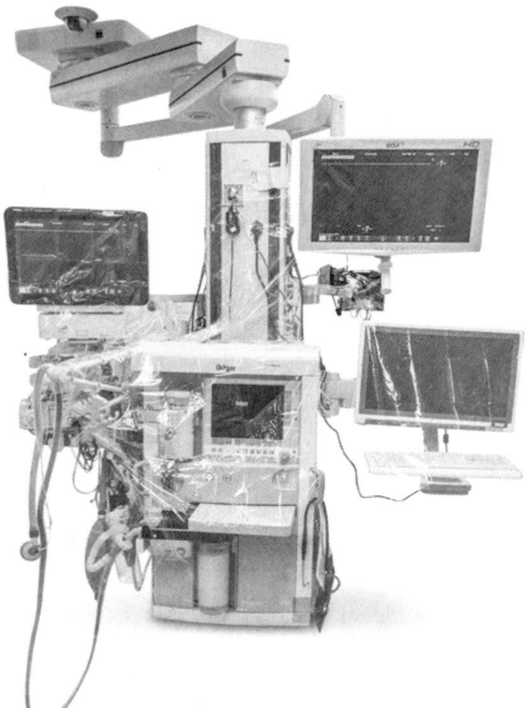

图 7.6　麻醉机的一次性塑料覆盖物。

事实上，药瓶的橡胶塞和麻醉药品安瓿的瓶颈都不是无菌的。因此，每次使用前均应用 70% 的乙醇擦洗消毒。

由于手卫生用品提供商的合规率较低，且静脉注射药物数量较多，为了减少术中用药时外周静脉输液管塞（三通）和注射口受到潜在致病菌的污染，建议每次注射前用乙醇擦拭这些接口 10~15 秒，然后再进行干燥。不过，在诱导和紧急情况下，使用无菌乙醇类消毒帽进行被动消毒是最实用的方法。

为降低注射器和注射器内容物细菌污染的风险，无针注射器应使用无菌盖帽，盖帽应完全盖住注射器上的 Luer 接头。对于需要注射多剂量药物的同一患者，每次给药后均应采用此技术（图 7.7）[13]。

自 2019 年 12 月 1 日起生效的《美国药典》（USP）建议，应根据污染风险水平和产品

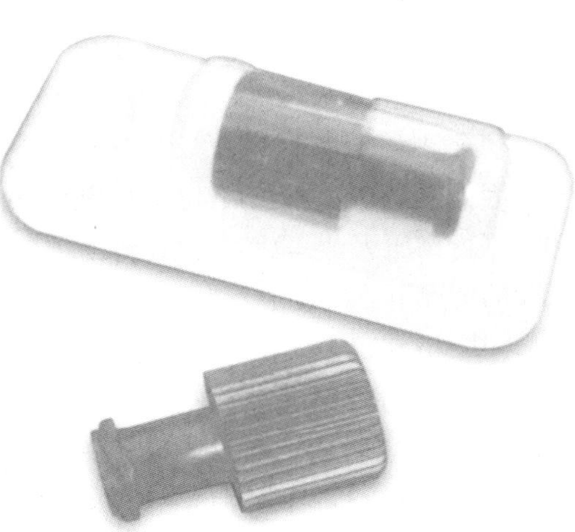

图 7.7　用于 Luer 接口的无菌盖帽。

稳定性，遵循手术室静脉注射药物和溶液清单的失效日期[9,10]。

他们的主要建议是，即使每例手术后未使用，也应在术后丢弃手术室内配制的静脉注射药物和溶液，尤其是那些未在低于 ISO 5 级的空气环境（如药房静脉注射药物室）中配制的药物和溶液。由于外部表面可能受到污染，因此，他们不鼓励麻醉实施者将未使用的商用预充注射器（即使其安全锁盖完好无损）退回[14,15]。

同时，多剂量药瓶只能用于 1 例患者，每次使用时只能使用新的无菌注射器和针头[15]。

此外，理想的做法是最大限度地缩短静脉输液袋加注与患者用药之间的时间，在诸如需要提前设置静脉输液（如 1 级）的救生手术等紧急情况下，这是具有挑战性的。

7.5.2 气道管理设备

7.5.2.1 喉镜

金属喉镜/视频喉镜片被归类为次关键物品，在使用前需要进行消毒或至少是高级别消毒。然后将其存放在带标签的包装中，以防止再次污染。虽然手柄被归类为非关键物品，可使用 70%的乙醇和 2%的氯己定或椰油烷基二甲基苄基氯化铵进行清洁，但研究表明，在气道管理过程中，40%~50%的喉镜手柄会被血液污染[16]（图 7.8）。

因此，可重复使用的喉镜手柄应每月拆卸并进行高压灭菌，尤其是存在耐药微生物风险的情况下。灭菌过程可导致再处理成本高昂。因此，建议考虑使用一次性喉镜，因其性能优越，成本低于需要高水平去污的可重复使用喉镜，而且还可以回收利用[11]。

目前，有多种一次性视频喉镜可供选择，如 Cobalt GlideScope®视频喉镜（cGVL）。它由可重复使用的视频指挥棒和置于其上的一次性透明塑料喉镜片组成。每次使用后可将一次性喉镜片丢弃，后续插管将新的喉镜片放置在视频指挥棒上即可，这样就无须对 cGVL 进行消毒，降低了患者之间交叉感染传染性物质的潜在风险。不过，每次患者使用 cGVL 视频指挥棒后都必须进行低水平灭菌，如果指挥棒明显受到污染，则必须对指挥棒进行高水平灭菌。市场上还有其他品牌的一次性视频喉镜，每个品牌都有其优缺点（图 7.9）。

7.5.2.2 光纤内镜

使用光纤内镜后，清除患者分泌物进行

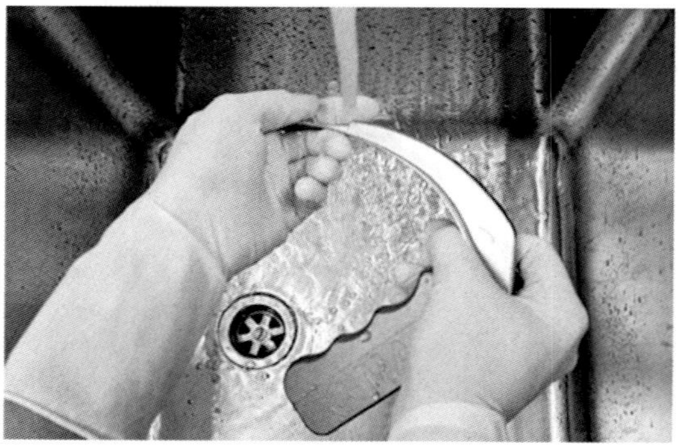

图 7.8 消毒前清洗喉镜手柄。

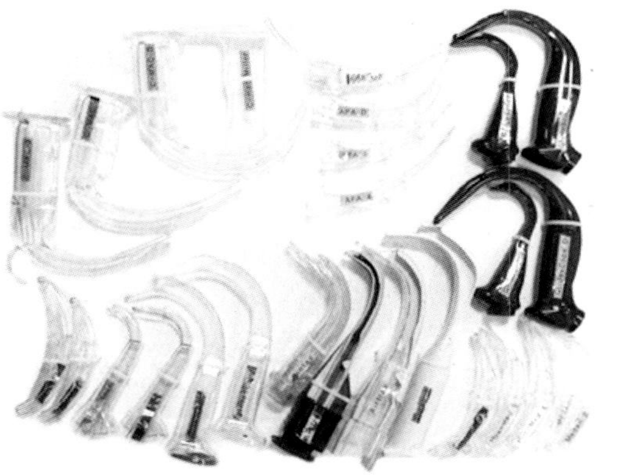

图 7.9 一次性视频喉镜片示例。

预清洁是必要步骤。事实上，对手术室中使用的光纤内镜进行预清洁，应在生物负载干燥前进行。第二步是用适当的光纤内镜清洁溶液擦拭内镜的外部（切勿使用乙醇擦拭，以免破坏内镜的膜片）。建议使用 2%的戊二醛溶液对光纤支气管镜进行化学消毒，应将其放置在溶液中 10~30 分钟。

使用气体进行灭菌时，建议将器械置于环氧乙烷（EO）中 5 小时（图 7.10）。

7.6 麻醉呼吸回路过滤器、类型（图 7.11）

静电过滤器

静电过滤器使用电磁场中的极化材料来吸引和捕捉带电的微生物和病毒，并将其固定在松散的编织物中。与第二种过滤器相比，其孔隙更大，但能确保更好的空气质量和减少气道阻力。

机械式过滤器（HEPA）

顾名思义，HEPA 过滤器采用物理方式阻止和防止病原体通过其微小的孔隙。其过滤材料由褶皱疏水玻璃纤维组成。

事实上，HEPA 过滤器的性能往往要优于静电过滤器，因为在使用具有主动加湿功能的循环系统时，后者会因湿度而丧失功效。HEPA 过滤器捕获颗粒的大小为 0.01μm，而 SARS COV-2 为 0.125μm。

所有高效过滤器都必须符合 ISO 23328-1 和 ISO 9360-1 标准，并通过 0.3μm

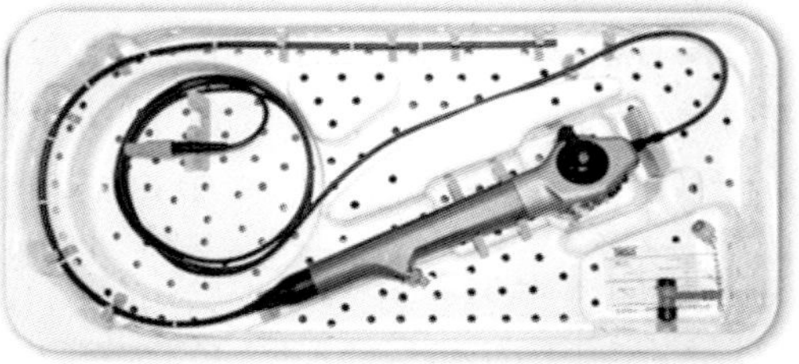

图 7.10　准备进行灭菌的光纤内镜。

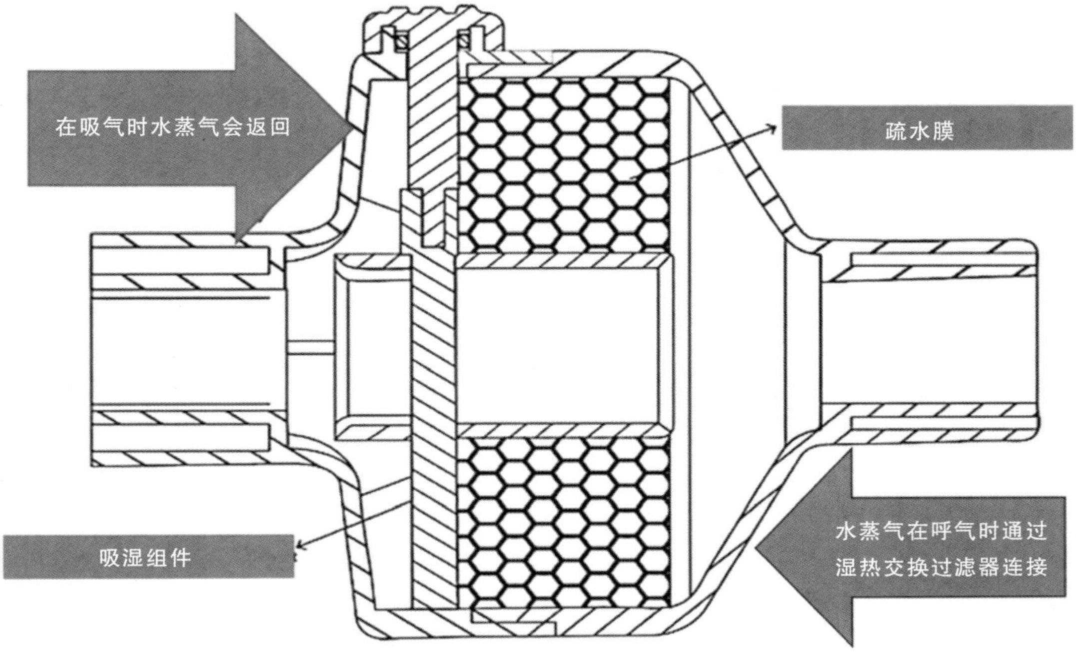

图 7.11　过滤器的横截面。

颗粒的最低病毒过滤效率(VFE)标准化测试。

热湿交换过滤器(HMEF)

有些过滤器(静电式或 HEPA 过滤器)可通过插入海绵材料(有时是化学涂层)改装成 HMEF 来发挥额外的功能,如保存呼吸吸入和麻醉气体中的热量和水分含量,从而发挥 HMEF 的功能。

1.适应证:

• 在有创机械通气过程中,上气道需要为肺泡提供 75%的热量和湿度,因此必须进行加湿处理,以补充缺失的热量和湿度。

• HMEF 过滤器可被动捕获患者呼出湿气中约 50%的热量和湿度,以防止体温过低、气道上皮受损、支气管痉挛和肺不张。

2.禁忌证:

• 有明显血性分泌物或大量黏稠分泌物的患者。

• 呼气潮气量低于输送潮气量 70%的患者。

3.示例:

• 患有巨大支气管胸膜瘘的患者。

• 气管插管套管故障。

• 气管导管未套管。

4. HMEF 过滤器配置(图 7.12)。

• 连接呼气软管:

– 禁止在回路和碱石灰吸收器(在呼气软管上)之间放置具有热湿交换(HME)功能的过滤器,因为在循环吸收器系统中形成的微环境可能会导致一氧化碳和其他有毒代谢物(如化合物 A)的积累,从而产生生物危害。

– 这种化合物是碱石灰和氢氧化钡石灰中存在强碱时(尤其是在较高温条件下),七氟烷形成的几种产物之一。化合物 A 是麻醉机中最常见的七氟烷降解产物。但是,这些化合物已被证实对小鼠具有肾毒性。

• 与吸气软管或气管内导管(ETT)连接:

– HME/过滤器用于将呼出的湿气保留在 HMEF 的患者侧。只有直接将它们与 ETT 端口接触,才能有效地为患者加湿。

– 为了避免气体测量装置和整体麻醉设备受到污染,同样需要按照这种方式装配。

– 如果放置在远端位置(吸气软管上),则会降低输入气体的绝对湿度和温度,

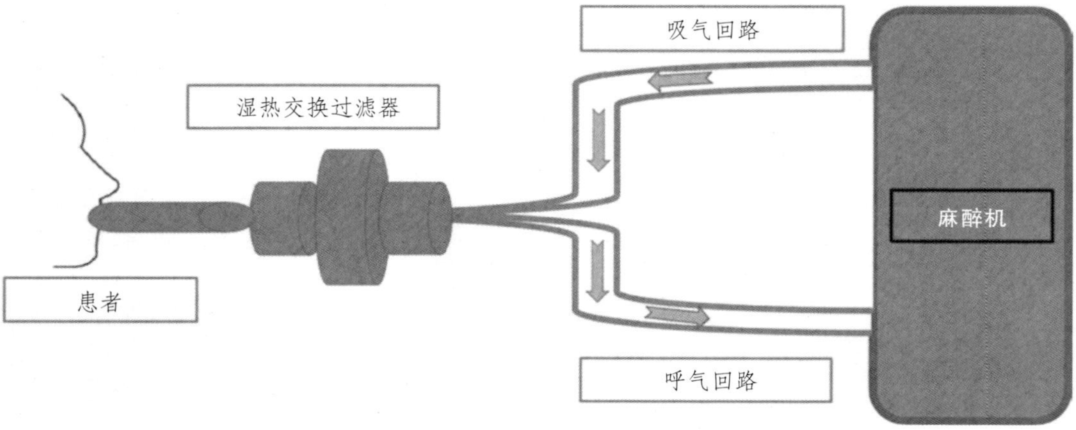

图 7.12 湿热交换在呼吸机回路中的位置。

并加快集水器的冷凝速度。

• 呼吸回路过滤器（无加湿器）的位置。

– 所有抗病毒和抗菌过滤器（HEPA过滤器或静电过滤器）都必须放置在呼吸回路和呼气软管之间，作为第二道屏障来保护麻醉机断开和（或）更换患者侧过滤器时免受任何可能的病原体感染。

– 强烈建议使用HEPA过滤器，因为其病毒过滤效率（VFE）不会像静电过滤器那样受到潮湿条件的影响。但它们可能会超出呼吸阻力。

7.7 紫外线照射杀菌（UVGI）

紫外线照射可在手术室中产生超洁净空气，是减少手术室微生物污染的高效方法。与层流空气系统相比，紫外线照射的性价比更高，且效率不低。最常用的是低压汞灯或脉冲氙气灯。消毒效果取决于光源与物体表面的距离，因为光的强度会随着与光源距离的增加而呈指数下降。目前已经有了安全、易于使用的便携式紫外线设备。

7.7.1 麻醉过程中的感染控制

单独在手术室进行手术并不能保证降低感染风险，除非遵循并严格执行适当的准则。

在超声引导过程中：

1.每例患者均使用无菌保护罩。

2.如果探针接触到血液，应按照制造商的建议进行适当消毒。

探针清洁步骤如下：

1.拆卸。

2.取下探针盖。

3.立即用超声机使用说明中列出的短绒布和预清洁液清洁探针。

4.用自来水冲洗。

5.用布/毛巾擦干或晾干。

• 干燥步骤至关重要。与碎屑和凝胶一样，残留的水渍也会影响消毒过程。前者可起到屏蔽作用，而水则会稀释消毒剂。在重新处理之前，一定要对HLD溶液进行最低要求浓度（MRC）测试，以确保达到消毒效果。

6.目视检查整个换能器，确保其清洁且没有可见的残留生物膜或生物污染，换能器外壳或电缆上没有可能会对患者造成伤害的缺陷[17]。

7.新型超声探头清洗机可提供快捷、简便、经济的高水平消毒方法。自动化和程序化系统具有一致性。这些系统的其他优点包括无毒烟雾、可杀灭人类乳头瘤病毒等耐药生物（如Trophon EPR）[18]。

7.7.2 血管穿刺

1.使用无菌包。

2.使用“无接触”技术。

3.洗手后进行外周静脉穿刺时应戴非无菌手套，动脉置管时戴无菌手套，插入中心静脉时穿戴全套个人防护装备。

4.使用含2%氯己定葡萄糖酸盐的70%乙醇清洁皮肤置管部位，待干燥后再进行操作。对氯己定敏感的患者可使用聚维酮碘。

5.尽可能在上肢置入导管。

6.使用无菌敷料固定导管。

7.应经常对导管进行评估，并尽快移除。

7.7.3 周围神经阻滞

1.很少出现并发症，一旦出现会造成灾难性后果。

2.使用无菌技术和含0.5%氯己定葡萄糖酸盐的70%乙醇（应避免到达蛛网膜下腔）。

3.遵守神经轴手术的区域麻醉实践指南（例如，如有长期需要，可使用隧道硬膜外导管）。

7.7.4 高风险患者注意事项

由于同时存在免疫抑制等情况或可能会对其他人具有高风险（如肺结核患者），此类患者尤其要注意预防感染。对于免疫力低下的患者，大多数手术都应采用高水平的无菌技术。如果患者受到感染，医务人员应自我保护，避免发生交叉感染。

7.7.5 朊病毒病患者注意事项

朊病毒是一种传染性蛋白质，对大多数消毒技术具有极强的抵抗力。疑似或确认朊病毒病的患者需要额外注意并遵守国家相关指南。以下是应采取的预防措施[15]：

1.清除手术室中任何不必要的设备。

2.朊病毒病患者应最后手术。

3.确保所有工作人员穿戴全套个人防护装备。

4.尽量使用一次性设备。

5.销毁接触高风险组织（脑、脊髓和后眼）的器械。

6.尽量不使用呼吸机，确诊病例使用呼吸机后，应将麻醉机隔离。

7.患者应在手术室中恢复。

7.7.6 已知或疑似感染新病原体患者注意事项

如果出现了新的传染性病原体（如COVID-19），则有必要快速调整现行方案，并制订本地政策和流程以保护手术室团队。

所有涉及COVID-19病例的手术团队成员均应采取接触和飞沫预防措施，如N95、FFP2或具有同样效果的口罩、护目镜或面罩、手术服、手套和鞋套。在转运过程中，患者也必须佩戴口罩，并采取所有接触和飞沫防护措施。

COVID-19患者专用手术室应减少人员流动，最好是选择负压通风、高通气率的手术室，且手术室的门应一直关闭直到手术结束。应尽量减少工作人员的数量。在完成COVID-19患者的治疗后，如果有气溶胶产生程序（APG）（如插管），则应将手术室关闭并静置30分钟。静置后，可对手术室和器械进行标准的清洁和消毒。更多信息可参见当地各医疗机构的实践指南。

7.7.7 围术期抗生素预防

减少术后感染最有效的方法之一是术前使用抗生素。植入物手术、骨移植或预计创伤较大的手术应常规使用抗生素。抗生素最好在术前30~60分钟使用，可实现组织中最大浓度目标[19]。有些抗生素（如万古霉素、左氧氟沙星）需要缓慢给药，时间通常为120分钟，因此最好在患者进入手术室前给药。即使患者已经因其他原因接受了抗生素治疗，也应在手术后1小时内追加给药。重新给药时需要注意所用抗生素的半衰期，以及改变半衰期的因素（肾功能不全、烧伤、长时间手术和大量失血）。

如果患者正在使用止血带，则应在止血带充气前使用抗生素。抗生素种类的选择取决于手术的部位，应确保使用窄谱抗生素覆盖该部位最常见的微生物。此外，还应考虑成本、安全性及特定医院的抗生素耐药性等因素。

除非感染源持续存在，否则应在24小时后停用抗生素。

7.7.8 审核和质量改进指南

每个医疗机构都应将常规审核作为优先事项，以提高员工的意识，使员工严格遵守手部卫生、医用器械的安全处置、有创手术的正确无菌预防措施、受污染设备（如气道设备、呼吸回路和细菌/病毒过滤器）的管理、抗生素预防方案[14]。

7.7.8.1 技巧和要点

• 为了降低手术室污染的风险，麻醉实施者应在气道管理过程中佩戴双层手套，并在气道操作结束后立即丢弃外层手套。麻醉实施者应尽快脱下内层手套并清洁手部。

• 为了促进频繁洗手并降低医院获得性感染（HAI）的发生率，最佳做法是在手术室入口处和手术室内麻醉实施者附近放置乙醇类手部消毒剂分配器。

• 在使用或储存手术物品之前，用无菌水而不是自来水进行冲洗以防止污染，这一步至关重要。因为高浓度消毒剂与人体组织接触后会引起过敏反应和组织灼伤。

• 在患者手臂和血压袖带之间放置一层棉质绷带卷，不仅能最大限度地减少与皮肤的直接接触面，还可以减少持续压力对皮肤的刺激。

• 手术室中病例之间周转时间的管理（根据手术性质和医疗机构的政策，周转时间为 10~20 分钟）对麻醉实施者和助手来说极具挑战性。因此，明智的做法是从与患者直接接触物品的清洁和消毒开始，如监视器电缆等交叉感染高危载体。

总结和关键信息

为了降低麻醉工作区的医院获得性感染，医院的利益相关者应根据自身需求和能力实施最新的感染控制政策。然后，在麻醉团队中明确传达并推广这些标准。

此外，我们鼓励与手术室内感染控制相关的质量改进项目，可通过确认自我管理及康复训练（SMART）目标、收集数据、促进使用流程措施以识别差异、调整并维持整个流程。

因此，麻醉前线人员不应互相指责，而应与感染控制部门合作，真正遵守其要求，确保其行为和日常实践都发生积极变化。

最后，我们鼓励通过观察、反馈计划和审核包括盲审（以避免 Hawthorne 效应，即被观察的意识会改变一个人的行为）来改进所有医疗机构的感染控制政策和指导方针。

为了更好地遵守推荐的消毒方法，麻醉实施者可以参加理论、模拟研讨会和评估测试相结合的教育活动。

（罗俊杰 译　程鑫宇 校）

参考文献

1. https://academic.oup.com/cid/article/65/4/644/3788023
2. https://www.cambridge.org/core/journals/infection-control-and-hospital-epidemiology/article/estimating-the-proportion-of-healthcareassociated-infections-that-are-reasonably-preventable-and-the-related-mortality-and costs/85B4290844BF00DF4530EBB2E5BEDC2D
3. Maslyk PA, Nafziger DA, Burns SM, Bowers PR. Microbial growth on the anesthesia machine. AANA J. 2002;70:53–6.
4. Loftus RW, Koff MD, Birnbach DJ. The dynamics and implications of bacterial transmission events arising from the anesthesia work area. Anesth Analg. 2015;120:853–60.
5. Rowlands J, Yeager MP, Beach M, Patel HM, Huysman BC, Loftus RW. Video observation to map hand contact and bacterial transmission in operating rooms. Am J Infect Control. 2014;42:698–701.
6. f Medicines & Healthcare Products Regularity Agency: Single-use_medical_devices_v2.3_Oct-19 p3–4–5-6.
7. https://www.legislature.mi.gov/documents/2009-2010/billanalysis/Senate/htm/2009-SFA-0528-N.htm
8. Reprocessing-and-Reuse-of-Single-Use-Devices-Guidance-for-Industry-and-FDA-Reviewers.pdf_p27.
9. Radhakrishna S, Bailey c. Guidelines infection prevention and control 2020. Anaesthesia. 2020;
10. https://www.usp.org/compounding/general-chapter-797?fbclid=IwAR1ZsoFU3ivrVhsOeWQBWvDDHkyQ5Y5vwCUQ8hjLwCiQZkkSjVE-AZy7orU
11. https://www.usp.org/compounding/general-chapter-hazardous-drugs-handling-healthcare?fbclid=IwAR30rAlJ_POsCMQYD8oTaNedb8k7SznUO7gXeqllrbR6DFGC0erJNpCyulM
12. SHEA Expert Guidance Infection prevention in the operating room anesthesia work area Infection

Control & Hospital Epidemiology (2019), 40, 1.
13. Association of perioperative Registered Nurses. Recommended practices for cleaning, handling and processing anesthesia equipment, 2010 perioperative standards and recommended practices. Denver, CO: Author; 2010. p. 379–88.
14. Spaulding E. The role of chemical disinfection in the prevention of nosocomial infections. In: Proceedings of the international conference on nosocomial infections, 1970. Chicago, IL: American Hospital Association; 1971. p. 247–54.
15. Farling P, Smith G. Anaesthesia for patients with Creutzfeldt-Jakob disease. A practical guide Anaesthesia. 2003;58:627–9.
16. Call T, Auerbach F, Riddell S, et al. Nosocomial contamination of laryngoscope handles: challenging current guidelines. Anesth Analg. 2009;109:479–83.
17. AIUM Guidelines for Cleaning and Preparing External- and Internal-Use Ultrasound Transducers Between Patients & Safe Handling and Use of Ultrasound Coupling Gel, https://www.aium.org/officialStatements/57
18. Ryndock E Robison R Meyers C, "Susceptibility of HPV16 and 18 to high level disinfectants indicated for semi-critical ultrasound probes." J Med Virol, Vol. 88, Issue 6, pages 1076–1080, June 2016.
19. Tarchini G, Liau KH, Solomkin JS. Antimicrobial Stewardship in Surgery: Challenges and Opportunities. Clin Infect Dis. 2017 May 15;64(suppl_2): S112-S114.

第 8 章

麻醉机和麻醉呼吸系统

Kemal Tolga Saracoglu, Berk Cimenoglu, Recep Demirhan,
Ayten Saracoglu, Gamze Tanirgan

8.1 引言

麻醉机可控制患者的气体交换。此外，还可以通过吸入麻醉剂使患者维持麻醉状态。Morton 于 1846 年发现了乙醚。1912 年，Gwathwey 发明了持续气流麻醉机。1917 年，Boyle 对该技术进行了改良。麻醉机能够将所需气体的压力降到安全水平，并将挥发性麻醉剂汽化成为最终的混合气体。它可以控制氧气和一氧化二氮的流量。麻醉机提供的通气是正压通气，这避免了向患者输送低氧混合气体的风险。

8.2 麻醉机的基本组件(图 8.1 和图 8.2)

- 气体供应。
- 流量计。
- 汽化器。
- 呼吸回路。
- 呼吸机。
- 清除系统。
- 监护仪。

麻醉机可分为 3 个部分：高压、中压和低压系统。高压系统包括气瓶和压力调节器。可将氧气压力保持在 45~2200psig。一氧化二氮(N_2O)的压力范围为 45~750psig。高压系统可为流量计提供更稳定、更适当的气体输送。

中压系统从压力调节器开始直到流量控制阀。从气瓶向麻醉机供应的气体压力为 45psig，管道压力为 50~55psig。麻醉机从管网和气瓶接收医用气体。气瓶通常作为管道故障时的备用气源。

8.2.1 氧气冲洗阀

氧气冲洗阀位于中压系统中，其压力为 45~60psig。它能够以 35~75L/min 的流量向呼吸回路输送 100%氧气流量。麻醉过程中的氧气冲洗阀故障可能导致气压创伤或意识障碍。它也可以稀释麻醉剂浓度。

每种气体都由与麻醉机连接的专用软管供应。安全起见，连接器上为不可互换螺纹(NIST)。此外，每种气体都采用了不同颜色的软管，以防止连接错误。

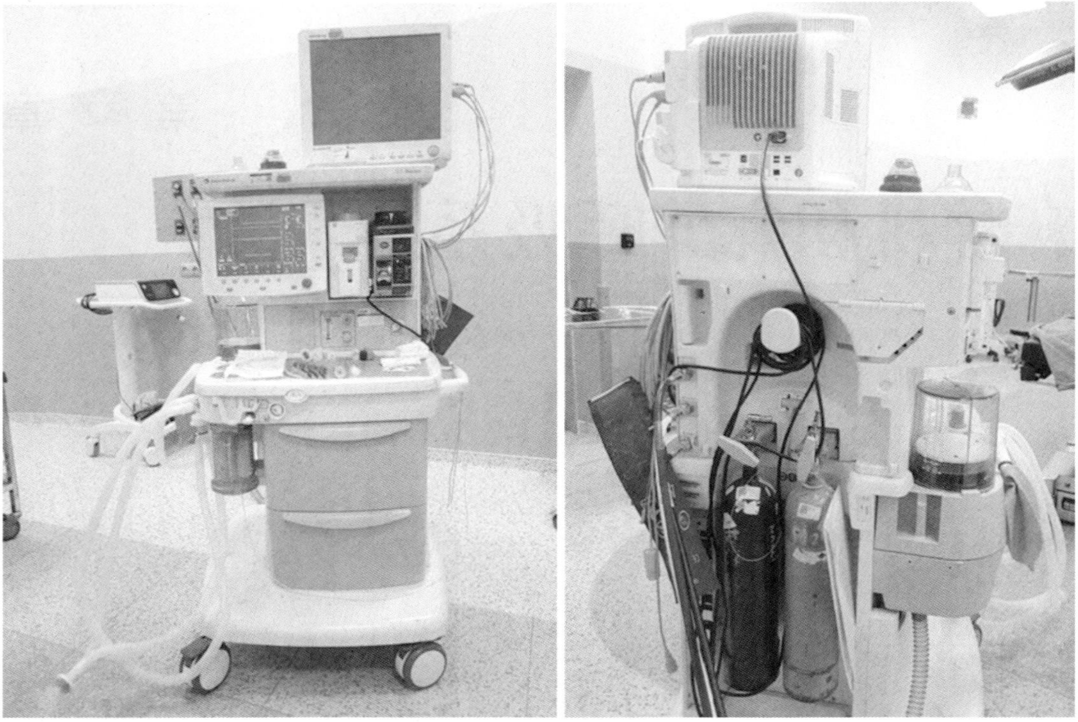

图 8.1　麻醉机的基本特征。

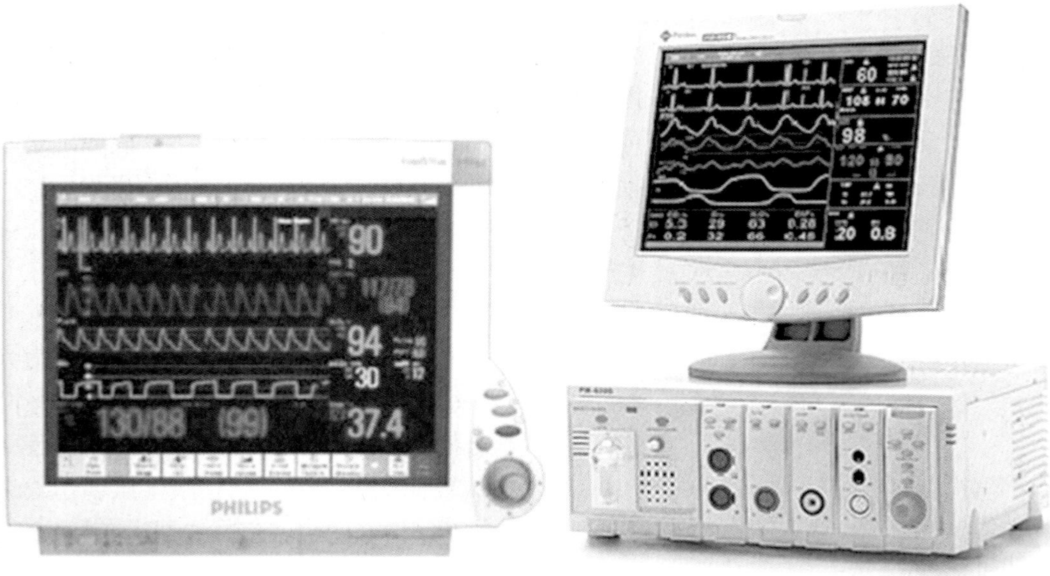

图 8.2　麻醉机监护仪。

低压系统包括流量计管、汽化器、单向阀，以及到公共气体出口部分的其他组件。低压部分是流量控制阀和远端部分。流量计和流量控制阀将中压和低压系统分开。流量计可对进入低压系统的气体量进行调节。

单向阀可防止正压通气时气体回流到汽化器中。管子的内外表面均有防静电涂层,可防止静电的影响。低压系统中还可以安装电子流量计。现代麻醉机中也有电子流量计。在这些机器中,屏幕上以图形或数字的形式显示数据。

8.2.2 自动防故障系统

自动防故障系统可防止向患者输送低氧混合气体。系统中包括气动和电子报警装置。当氧气压力低于制造商设定的阈值时，它会在 5 秒钟内发出警报。此项功能又被称为 2000 ASTM F1850-00 标准。此外，普通气体出口的氧气浓度不应低于 19%。现代麻醉机有许多安全设备,其目的是将输送低氧混合气体的风险降至最低。除氧气之外,所有气体管路均有自动防故障系统。当氧气压力下降时，其他气体管路要么完全关闭,要么降低与氧气的比例。Datex-Ohmeda 设备配有压力传感器关闭阀,其工作准则是关闭或开启。北美的 Drager 设备配有氧气故障保护装置(OFPD),可关闭一氧化二氮或允许其按比例流动。

8.2.3 防止低氧混合气体的安全系统

Datex-Ohmeda Link 25 系统中有氧气/一氧化二氮比率控制器。氧气的调整与一氧化二氮调整有关。当氧气流量减少时,一氧化二氮流量也会直接减少。这种安排有助于确保 25%的最低氧气浓度。比例系统的缺点是其传感器并非氧气专用,这样就存在气体连接错误的风险。因此,有必要使用氧气分析仪。

8.2.4 流量计故障原因

- 流量计可能会因流量管内的碎片、静电或管内阻塞而导致测量值错误。
- 刻度可能会混淆。

8.2.5 汽化器

汽化器是将液体麻醉剂转化为蒸汽并将挥发性麻醉剂输送到呼吸回路的设备。蒸汽压不会受到大气压的影响,它只取决于挥发性药剂的特性和温度。液体的沸点是其蒸汽压等于大气压时的温度。760mmHg 时的沸点分别为:地氟烷 22.5℃、异氟烷 48.5℃、氟烷 50.2℃、恩氟烷 56.5℃和七氟烷 58.5℃。所有现代汽化器都有特定的药剂。无论温度或汽化器的流量如何变化,它们均能提供恒定浓度的药剂。

由于地氟烷在室温下会沸腾,因此必须使用电热专用汽化器。根据专用药剂可变旁路汽化器的工作原理,麻醉气体混合物可通过汽化室。流向汽化室的气流被液体麻醉剂饱和。这些汽化器是针对特定药剂的。在流经汽化器过程中,所输气体会从蒸发室内吸入麻醉药的上方经过。

8.2.6 影响汽化器输出的因素

挥发剂的流量、温度和特性会影响汽化器的输出。所输气体的特性也会产生影响。

8.2.7 汽化器注意事项

- 汽化器中注入错误的麻醉剂。
- 污染。
- 汽化器过度倾斜。
- 注入过多。
- 注入不足。
- 注入多种药剂。
- 泄漏。

8.3 二氧化碳(CO_2)消除

呼出的二氧化碳可与由碱金属和土金属氢氧化物组成的颗粒发生化学结合。最常用的吸收剂是 Sodalyme 和 Barolyme。100g Sodalyme 可吸收 26L 二氧化碳。另一方面，100g Barolyme 可吸收 18L 二氧化碳。当吸收剂的颜色变化达到 60%~70%时，就需要进行更换(表 8.1)。

当 Sodalyme 和七氟烷结合时，会生成化合物 A 和甲醛。地氟烷会增加一氧化碳的形成。使用七氟烷时，新型吸收剂可显著减少化合物 A 的生成。Spherasorb 不含 KOH，Amsorb 不含 NaOH 和 KOH。

8.3.1 呼吸机

根据运动机制，呼吸机可分为单回路和双回路系统。现代呼吸机采用定时和电子控制方式。在双回路呼吸机中，驱动气体激活推动的波纹管气动系统，使用氧气或氧气与空气的混合气体作为加压气体。单回路呼吸机采用特殊的电力电机，更为精密并且由计算机控制。这种呼吸机不需要驱动气体，而是采用更为安全的上升式波纹管。当新鲜气流被切断时，上升波纹管会下落，以防止呼吸到低氧混合气体。

表 8.1 二氧化碳吸收剂结构中对颜色变化起作用的活性物质

吸收剂中的活性物质	颜色变化
乙基紫	白色-紫色
甲酚紫	红色-黄色
乙基橙	橙色-黄色
含羞草 Z	红色-白色
酚酞	白色-粉色

8.3.2 通气模式

为了提供最佳机械通气，应根据患者的呼吸系统调整呼吸机的压力、容量和流量参数。根据潮气量的控制将机械通气模式分为容量控制模式和压力控制模式。潮气量控制模式包括持续强制通气(VC-CMV)、同步间歇强制通气(VC-SIMV)和自动流量通气。压力控制模式包括持续强制通气（PC-CMV)、同步间歇强制通气(PC-SIMV)、有通气保证的压力控制(PC-CMV-VG)、压力支持通气(PC-PSV)、双相气道正压通气(PC-BIPAP)和气道压力释放(PC-APRV)。在 VC-CMV 模式中，气流是恒定的。吸气峰值压力根据肺力学而变化。在 VC-SIMV 和 PC-SIMV 两种模式中，应强制呼吸尽量与患者的呼吸同步。

8.3.3 清除系统

清除系统分为主动和被动两部分。在被动系统中，气体利用自身压力排出，使用正压阀即可。在主动系统中，气体与医院的真空系统相连。负压减压阀可防止真空系统产生负压，正压减压阀可防止软管堵塞造成的正压。

清除系统可将麻醉回路延长。回路中可能会出现阻塞。如果发生阻塞，则会对呼吸道施加过高的正压，可能导致气压性损伤。

8.3.4 麻醉机的警报系统

麻醉机有多种安全功能，这些功能均与警报系统有关。氧气压力故障系统的基本功能是在氧气压力低于安全阈值时启动声音警报。氧气故障安全系统可检测到压力失效，并在氧气水平过低时发出警报。其他类型的综合监护报警器可确保患者安全。

8.3.5 麻醉机监护仪

监护仪可提供通气、氧饱和度、血流动力学参数和温度等重要信息。通气监护包括脉搏血氧仪、潮气末二氧化碳测量和呼吸频率分析。心电图(ECG)、无创和有创血压监护可提供血液循环相关信息。

8.4 麻醉机校准和检查清单

8.4.1 麻醉机校准

时至今日,现代麻醉机已经不再是简单的气动设备。麻醉工作站由各种重要的电气、电子和机械部件组成(如配备了微处理器的计算机)。其复杂的结构也使校准、维护和清洁工作变得更加复杂。校准包括工作站的物理和电气组件、氧气供应和监护仪、流量计、呼吸机汽化器和面板连接器。氧气传感器的校准应在 21%和 100%的氧气条件下进行。麻醉装置和相关设备的控制应包括由授权服务机构进行的日常维护和校准。每周维护和每日检查应由麻醉护士或麻醉医生进行。这些校准工作主要以检查清单的形式进行,并应在适当的时间间隔内进行检查。

8.4.2 检查清单

美国麻醉医师协会(ASA)于 2008 年发布了一项麻醉前检查流程指南。检查项目可参见表 8.2。

8.4.3 检查氧气瓶

氧气的不当使用会造成危险。因此,检查氧气瓶对患者和医护人员来说至关重要。由于氧气可能导致爆炸和烧伤,因此应遵守安全准则。首先检查压力表以防止氧气不足,打开阀门时也应检查压力表,随后调整流量计。每月应至少检查一次氧气输送装置和氧气瓶的连接是否发生泄漏。

表 8.2 每日应完成的检查项目清单

待完成项目
项目 1:确认辅助氧气瓶和自动充气手动通气装置可用且能够正常工作
项目 2:确认患者吸力足以清理气道
项目 3:打开麻醉给药系统并确认交流电源可用
项目 4:确认所需的监护仪(包括警报器)可用
项目 5:确认安装在麻醉机上的备用氧气瓶压力充足
项目 6:确认管道气体压力≥50psig
项目 7:确认汽化器是否充分充气(如适用),充气口是否紧闭
项目 8:确认流量计和共用气体出口之间的供气管路没有泄漏
项目 9:测试清除系统的功能
项目 10:校准或确认氧气监护仪已校准,并检查低氧警报
项目 11:确认二氧化碳吸收剂没有耗尽
项目 12:呼吸系统压力和泄漏测试
项目 13: 确认气体在吸气和呼气时都能正常流经呼吸回路
项目 14:记录检查流程的完成情况
项目 15: 确认呼吸机设置并评估提供麻醉护理的准备情况(麻醉超时)

8.5 呼吸系统

8.5.1 分类

- 开放式系统。
- 半开放式系统。
- 半封闭式系统。
- 封闭式系统。

开放式系统中没有麻醉气体储存球囊。呼出气体不会再吸入。此类系统既简单又便宜,不会产生呼吸阻力。可通过开放式滴注或面罩法进行充气。

半开放式系统是一种流量可控、无阀门和无再呼吸的系统，包括 Mapleson A、B、C、D、E 和 F 等类型。其优点是呼吸阻力小；缺点是需要较高的流速，热量和水分损失较大，手术室空气中会混入过多的麻醉剂。

Mapleson A 被命名为 Magill 回路。它需要非常大的新鲜气体流量，以防止在控制通气时发生再呼吸。Mapleson C 被命名为 Waters“往返”回路；Mapleson D 被称为Bain 回路；Mapleson E 被称为 Ayre 的 T 型回路；Mapleson F 是 Jackson 回路的改良，其缺点是需要较大的新鲜气体流量，废气排泄不足；优点是无效腔最小，呼吸阻力最小，在控制通气时经济实惠。

Bain 回路采用同轴改装。呼吸管内有新鲜气体入口管。呼气通过外管进行。在自主通气时，需要 200~300mL/(kg·min)的新鲜气体流量才能达到正常碳浓度。另一方面，在控制通气时，需要 70mL/(kg·min)的新鲜气体流量来防止再呼吸。Bain 回路的优点是可以保持热量和湿度。其缺点是断开时不易察觉、进气管可能打结、流量要求高及生理无效腔增加。

在自主通气中，按优点排序为 A>D>C>B；在控制通气中，其排序则为 D>B>C>A。

8.5.2 半封闭式呼吸系统

此类系统是成人和年龄较大儿童最常用的呼吸系统。其具有二氧化碳吸收器，缺点是体积过大、不易携带和较为复杂。由于存在阀门，自主通气时阻力较大。当新鲜气体流量>5L/min 时，湿度会降至最低，需要使用细菌过滤器。其优点是成本低、防潮、防热、降低环境污染、能够随着新鲜气体流量的减少而增加再呼吸量，以及只需低流量的新鲜气体。

8.5.3 封闭式呼吸系统

如果在一定时间内输送到系统中的新鲜气体量与患者接收的气体量完全相等，此类系统被称为封闭式系统。二氧化碳被吸收后，呼出气体全部返回患者体内。由于过量气体排放阀处于关闭状态，且系统不存在泄漏，因此可确保系统中有足够的气体量。封闭式呼吸系统也存在一些风险，如提供浓度未知和浓度不足的氧气，以及可能提供浓度未知和浓度过高的强效麻醉吸入剂。

8.6 结论

麻醉管理始于使用乙醚的开放式系统。如今，人们开始使用可用于不同类型患者/安全性更高的现代设备。这些设备在麻醉实践中具有重要作用，掌握这些设备组件的操作对于从事该领域工作的医生来说至关重要。

（曹潇丹 译　魏娟 校）

第 9 章

气道管理和设备

Massimiliano Sorbello

“艺术没有错误，错误的是艺术家。”

——Isaac Newton

9.1 引言

气道管理是手术室、重症监护室、任何需要镇静的有创式或无创手术(监测麻醉护理和非手术室麻醉)、急诊科和院外急诊中所有医生的核心技能和必备能力。许多与麻醉相关的事故都与气道管理失败或不善有关[1,6]，这些证据表明，需要采用专门的指南并加以实施，以及培训和发展专门的团队、技能和安全计划。

尽管如此，本章开头引用 Isaac Newtow 的话强调了这一点：仅有指南和所有必要的设备可能还不足以实现成功的气道管理，也不足以实现我们的最终目标——患者的安全。

有证据表明，许多事故(或许不是大部分)并非由于缺失设备，而是由于缺少针对特定患者的规划或适当的策略。毋庸置疑，设备是成功的关键，但前提是必须将其置于安全有效的规划框架内，包括抢救方案也是如此，而且操作人员必须清楚地知道如何使用这些工具。

最后，我们不应忘记，任何气道管理策略的最终目标均是为患者提供充足的供氧，而并非我们所使用的设备。我们应将气道管理的规范从设备转向唯一的目标：供氧[7]。

9.2 何种设备用于何种用途

气道管理过程可分为 3 个不同阶段：通气、插管和供氧。其中每个阶段都可被视为选择性程序或紧急(抢救)程序。

因此，可以按照表 9.1 对气道管理设备进行分类。

根据表 9.1 中的分类，我们将对气道管理的单一装置进行分析，包括它们在择期手术和抢救操作决策中的作用和位置。

9.2.1 面罩

该装置是患者面部与氧气/呼吸气体输送回路之间的一个简单接口。面罩种类繁多，可由不同的材料(橡胶、聚氯乙烯、硅胶等)制成，设计也各不相同(结构上的、充气型等)。许多面罩可用于自主呼吸、麻醉诱导、紧急通气、麻醉输送或无创通气。一些特

表 9.1 气道管理设备的分类及在择期/急诊手术中的作用

	通气	插管	供氧
面罩	√ □		√ □
口腔气道	√ □		√ □
鼻腔气道	□		√
高流量鼻腔氧气	(√)		√ □
声门上气道	√ □		√ □
第二代插管声门上气道(SAD)	√ □	√	√ □
喉镜		√	
视频喉镜		√	
气管导引器(探条)		√	(√)
气道置换导管		√	(√)
柔性支气管镜		√	
光学/视频探针		√	
ID<4mm 的环甲软骨切开术			√ □
ID>4mm 的环甲软骨切开术	√ □		√ □

√ 择期手术
(√)有可能
□ 紧急手术

定设计的面罩中有用于气体采样的专用端口、用于放置传感器的专用端口和用于内镜器械通过的密封端口。专用内镜面罩可用于气道和胃肠道内镜检查,或在支气管镜检查(包括柔性支气管镜插管)期间提供额外供氧[8](图 9.1)。

在插管失败且正在进行外科急诊(如紧急剖宫产)的情况下,考虑到肺吸入风险增加,面罩可能无法提供足够的气道保护或隔离,因此也可以选择通过面罩进行全身麻醉[9]。

对于某些患者来说,解剖和生理因素可能会阻碍面罩充分通气[10,11],此时可使用口腔或鼻腔气道辅助通气,但在插管失败的情况下,可能会出现无法插管/无法吸氧(CI–CO)的情况。

面罩通气是一项重要的技能,应学习并定期进行练习。因为在喉镜检查和插管失败[12]、心脏骤停或急诊手术中,面罩通气可能是一种简便的抢救方法。

大多数现代面罩都是一次性设备,因此通常不会进行消毒或灭菌。需要注意包装的完整性、有效期和使用后的处置。

9.2.2 口腔和鼻腔气道

这些气道装置的目的是在通气(无论是自主通气、辅助通气还是控制通气)过程中保证并维持气道通畅。不同的装置有不同的用途:有的装置包括用于检测 $EtCO_2$ 的气体采样口,有的装置包括给药口,有的装置包括轴和导向器以方便插管,如用于柔性支气管镜插管的 Berman 气道。口腔或鼻腔气道中可能包含一个 15mm 的外螺纹接头,用于直接连接呼吸回路,这些装置通常与面罩配合使用以优化通气。

这些装置还可用作内镜手术的辅助

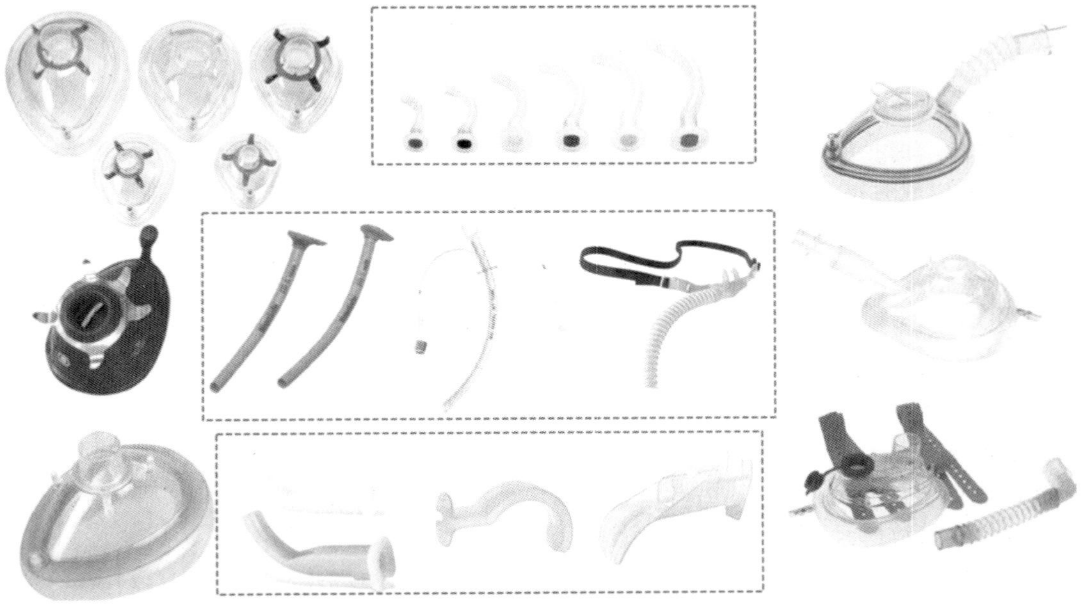

图 9.1 不同型号的面罩(左图);不同型号的口腔气道(中图上部)、鼻腔气道(中图中部)、用于支气管镜插管的改良口腔气道(中图下部);用于内镜手术的改良面罩(右图)。

工具,尤其是在带有气体采样口的情况下(图 9.1)。

大多数现代口腔和鼻腔通气道都是一次性设备,因此通常不会进行消毒或灭菌。需要注意包装的完整性、有效期和使用后的处置。

9.2.3 经鼻高流量氧疗

作为一种昂贵的气道设备,经鼻高流量氧疗(HFNO)最近被用于多种用途;经鼻高流量氧疗最初的设计目的是提供加湿加温氧气,由于其能够产生最小气道正压,如今已被用于预吸氧、程序性窒息氧合(又称为经鼻湿化快速充气交换通气)、阻塞气道的通气、气道仪器的支持(包括柔性支气管镜插管)及术后氧气输送[13,14]。许多用途仍有待可靠数据的验证,但有证据表明这种技术的应用范围很广。该设备包含软性鼻插管,最新版本中配有二氧化碳采样管,专用回路包括一台电子设备,可对吸入混合物进行加湿和加温,每分钟可提供 5~70L 的流量。

9.2.4 声门上气道装置

Archie Brain 在 20 世纪末推出了喉罩(LMA),这可能是气道管理领域为数不多的变革之一,其作用介于面罩和气管插管之间。喉罩是第一个新品种,如今许多制造商生产出了许多不同设备,每种设备都具有特定的及不同的特殊价值。在众多种类的声门上气道设置(SAD)中[15],暂定的分类可包括第一代 SAD(如典型 LMA)、第二代 SAD(其特点是具有胃通道,可用于胃管置入和胃排空,并具有较高的密封压力),以及具有特殊功能的特定的第二代 SAD(一些作者将其称为第三代 SAD),包括用于特定手术的专用装置(如胃肠道专用 SAD,如 LMA -Gastro -Teleflex Medical 或 Gastro- laryngeal Tube-VBM Medizintechnik)和高级插管功能[16]。

特别是与最早的可插管 SAD(LMA-

Fastrach）相比，现代可插管SAD具有第二代SAD的特点和可插管性。无论是否存在通气困难，在遇到插管困难或插管失败时，这种组合都会是一种非常有价值的选择。在这种情况下，可以放置第二代可插管SAD，提供通气、气道控制和气道保护，并且随后可以通过SAD在柔性支气管镜辅助下进行插管，还可以在整个过程中维持通气和供氧[17]（图9.2）。

值得注意的是，第一代和第二代SAD最重要的区别在于后者能够提供更高水平的气道保护，包括降低吸入的可能性，这一点已得到文献数据，特别是英国国家审计项目4的支持[1]。这些特点使第二代SAD成为插管失败时的一线抢救设备，用于维持通气或面罩通气不佳时维持患者供氧，并提供适合继续急救的可控气道。常见的典型情况是产科急诊插管失败，此时可使用第二代SAD继续手术。如果放置了第二代可插管SAD，则可随时在支气管镜辅助下进行气管插管[18]。

最新的声门上气道装置是一次性装置，因此通常不会进行消毒或灭菌。需要注意包装的完整性、有效期和使用后的处理。

有些设备仍可重复使用，但允许的消毒次数有限；需要仔细执行和监控该程序，并使用专门的检查表来跟踪消毒次数和消毒过程的效率。

9.2.5 喉镜和视频喉镜

由Macintosh引入医疗领域的喉镜，被认为是对全身麻醉安全的最重要贡献之一。

直接喉镜检查基于视线所能达到的范围[19]，即操作者的眼睛与喉入口对齐。但由于解剖学因素[20]和操作人员经验[21]不同，不可能总是达到这种程度，因此喉镜检查和插管存在一定的失败可能。近年来，临床实践中出现了新的喉镜检查设备：视频喉镜（图9.3）。此类设备配有普通或所谓的超角度镜片和视频系统，可使操作者的视线达到

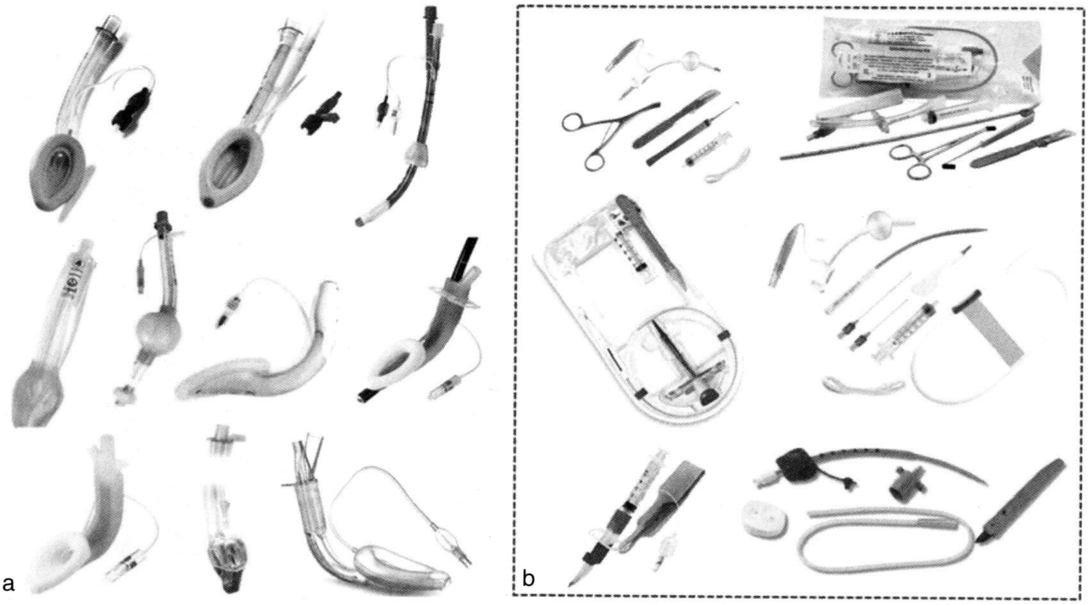

图9.2 不同型号的声门上气道装置：第一代和第二代；可插管；经改良用于内镜检查（a）。采用不同技术进行环甲软骨切开术（eFONA）的不同型号（b）。

患者的气道，从而全面提高喉镜检查的效果，并使操作难点由被称为“视觉悖论”的喉镜困难变为插管困难。

在理想或不理想的喉镜检查中，有一定数量的病例（尽管数量很少）可能会出现气管插管困难。

人们对使用视频喉镜抱有极大的热情，有证据表明，即使不能作为任何插管的首选，视频喉镜也可用于挽救失败的传统（直接）喉镜检查[22]。

进一步的研究将给出准确的答案，包括对这些设备进行详尽的分类（Macintosh 镜片与超角度镜片；通道式与非通道式设备）、明确界定视频喉镜检查困难的预测指标，以及使用这些设备的明确建议和指导原则。值得注意的是，任何视频喉镜都不能为患者供氧，因此不能将其视为通气困难或严重失饱和患者的抢救工具[23]。

有趣的是，近年来的研究表明，在对气道进行充分的局部麻醉并最终对患者使用镇静剂后，可以使用视频喉镜进行清醒插管。现有资料显示，视频喉镜的性能、评价和成功率与柔性支气管镜清醒插管类似，但操作人员的满意度和信心更高[24]。

此外，视频喉镜是一种很有前景的工具，它提高了喉镜检查的成功率、改变了学习曲线、提供了有针对性的帮助、团队决策、教育（由于有共享视频输出的机会），并且可能对改善患者的治疗效果产生影响[25]。

喉镜和视频喉镜都可以是可重复使用或一次性设备。根据不同的特点，需要采取不同的护理措施，应充分检查包装的完整性、有效期和使用后的处置，或监控和跟踪消毒过程。

9.2.6 气管导引器（探条）和气道置换导管

最早的气管导引器原型是由一根导尿管制成的，在 20 世纪 90 年代中期用于直入式喉镜镜片的辅助插管。从那时起，探条（气

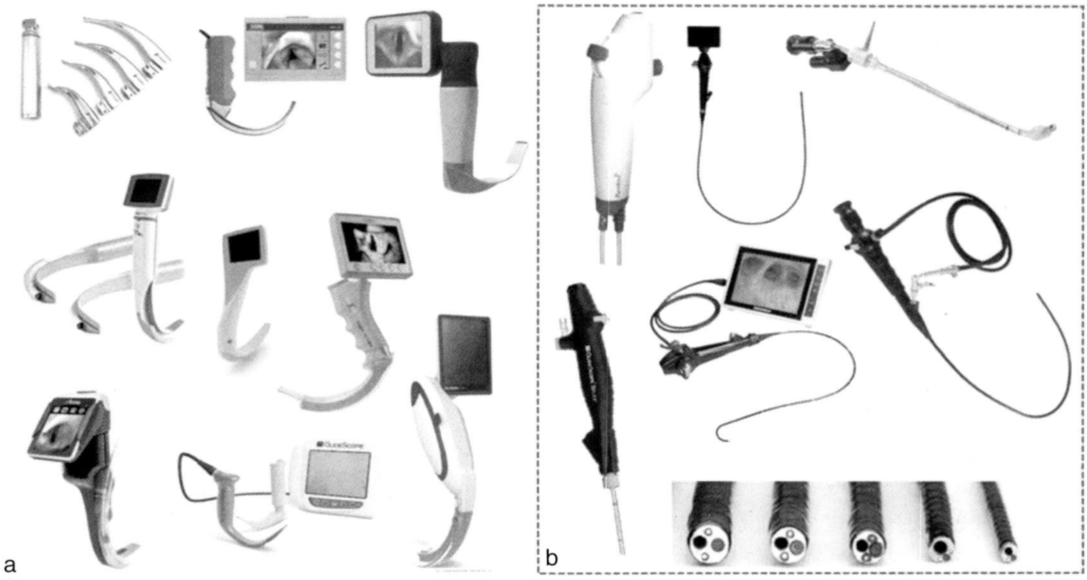

图 9.3　不同型号的视频喉镜（通道式、非通道式、便携式），左上角为典型的 Macintosh 喉镜（a）。不同型号的柔性支气管镜（光学、视频内镜）和光学探针（b）。

管导引器)被广泛用于插管辅助。气管导引器中包括一个比探针长的导引器,通常具有延展性,并带有一个倾斜或弯曲的尖端,用于在喉部暴露有限(部分可见声门)的情况下辅助插管。

最初的 Eschmann 导引器是一种可重复使用的探条,后来又出现了许多由不同制造商生产的导引器,这些导引器由塑料材料(PVC、PET、聚四氟乙烯等)制成,具有不同的特点(中空、不同颜色等),但其原理都基于 Eschmann 导引器。

在这些为一次性和单人使用的设备中,Frova 导引器的性能似乎优于其他导引器。

鉴于其硬度,使用时应特别小心,应避免通过空心导引器给氧,在低流量时也是如此,而且使用时至少需要看到喉部的部分情况(Cormack-Lehane 分级Ⅰ、Ⅱ、Ⅱe、Ⅲ)。

气管导引器正面临新的发展。最近的研究表明,气管导引器可以与视频喉镜配合使用,并且有证据表明这些设备的成功率有所提高[26,27]。

气道置换导管是另外一种气道导管,比导引器更长,通常是中空的,可以谨慎给氧(每分钟不超过 1L)。设计这种导管的目的是进行导管交换操作,以维持气道控制,因此应采取与气管导管相同的预防措施。

建议使用喉镜或视频喉镜进行换管操作,并应特别注意插入深度。一些导管(包括导引器)配有用于供氧的专用连接器[28]。

气道置换导管(包括改良导管)的设计同样可以进行“保护性”或“分阶段”拔管:在拔管前插入的气管插管,会在恢复清醒的患者体内保留一段时间,需要时可作为重新插管的指导[29]。使用时也应谨慎和采取同样的预防措施[30],在重新插管失败的情况下也可维持救援计划[31]。

所有现代气道导管都是一次性设备,因此通常不会进行消毒或灭菌。需要注意包装的完整性、有效期和使用后的处置。

9.2.7 柔性支气管镜和光学探针

当医学研究接触到光纤和冷光系统后,将医生的眼睛带入人体内部的想法逐渐形成。柔性光学系统的最初设计包括嵌入保护片中的光纤束(相干和非相干),此光纤束可连接到目镜和光源,并且配有专门的杠杆系统来操纵仪器的尖端(图 9.3)。

这一原理一直沿用至今,并得到不断更新和改进,不同口径的仪器可实现精确的杠杆作用和定向,具有专用的工作和抽吸通道,能够与外部屏幕连接并具有电子数据存储系统。

最近,光纤已被视频传感器和电子设备所取代,新的仪器仍保留了熟悉的设计和功能,同时具有耐受性更强、不易破裂或损坏、无须外部光源、可立即进行数字数据存储、便于运输等优点。这种新设备被命名为柔性视频内镜,在气道管理中具有重要作用。

这种发展有助于生产成本合理的一次性器械。一次性器械可以最大限度地降低交叉感染的风险,并减少消毒、灭菌和重新包装的成本[32]。不同制造商生产的支气管镜具有不同的尺寸和功能。

柔性支气管镜可用于重症监护病房的经皮气管造口术、支气管抽吸、细菌采样和气道目视检查;也可用于气道手术、肺分离术和术前评估,目前仍是对通气困难/不通气风险的重症困难气道进行清醒气管插管的金标准[33]。

对于最后一个应用程序,对患者进行仔细评估和准备至关重要;必须充分进行气道局部处理(使用棉签、专用雾化器和蒸馏器、专用口腔/鼻腔通气道及神经阻滞),可能需要滴定和监测镇静剂[34]。手术过程中可提供补充氧气，包括高浓度硝化甘油，插管也可通过专用气道进行。对于熟睡患者，大部分可通过可插管的SAD进行[35]。

光学和视频气道探针基于类似的原理，将人们熟悉的探针和直接视觉相结合，是气道管理的另一种替代资源。这类设备的主体通常是刚性的，但探针具有延展性或可以转向，并带有嵌入式视频系统。将导管预装在探针上，然后通过喉咙进入气道。这类设备的常规使用需要更多的支持性证据，并且完全依赖操作人员的经验[36]，但其应用范围正不断扩大。不同制造商提供的产品在一些特定功能、便携性、可转向选项和嵌入式监视系统方面存在差异。

可重复使用的柔性探头和光学/视频探针在两次使用之间需要进行清洁和消毒：需要执行精确的特定设备程序，特别要注意电子零件、手术通道和保护片，以确保设备的完整性和患者的安全。

使用光纤设备时，由于存在玻璃纤维断裂（导致视觉质量下降）和外部护套撕裂或破裂（导致完整性丧失、污染风险和故障）的风险，因此在处理、清洁、消毒和储存过程中需要特别小心。任何设备的机械部件（杠杆和尖端控制）如果处理、消毒和储存不当，其部件也可能受损。

9.2.8 环甲软骨切开术

在特殊情况下，可能会出现通气和插管困难，甚至无法通气和插管的情况，这就是所谓的"无法插管–无法供氧"（CI–CO）。对于这种情况下，需要在发生缺氧性脑损伤之前为患者紧急供氧。

实现这一目标的最快、最有效的方法是实施紧急颈前气道（eFONA）。目前已有不同的技术可进行此操作，可分为手术和经皮两种。前者可能需要一套手术器械，或者根据最近的适应证需要一把简单的手术刀、一个探条/探针和一个小口径气管导管（所谓的手术刀–探条–技术）。

第二种方法通常使用专用环甲软骨切开器，可分为Seldinger型和非Seldinger型技术（图9.2）。

Seldinger装置配有一根针和一个Seldinger导引器，一旦导引器通过环甲软骨定位在气管腔内，扩张器和环甲软骨切开套管就会沿着导引器的路径操作。这种方法的潜在优势是气道识别和套管插入的分离。

非Seldinger技术基于类似套管针的装置，套管针或锋利的导引器与套管组装在一起，直接进入气管，而无须中间导引通道。该技术的潜在优势是所需时间较短。

目前还没有证据表明（也可能永远不会有证据表明）一种技术优于另一种技术[37]：我们现在所知道的是，大多数早期颈前气道（FONA）手术实施过迟，其中许多都是人为错误和非技术问题造成的[38]。因此，最重要的是制订适当的气道计划和策略，以避免出现任何CI–CO情况；如果出现这种情况，早期FONA手术能够挽救生命，气道团队的所有人员都必须了解所采用的设备并熟悉其操作程序，通过团队合作来避免FONA或在必要时快速及时实施FONA手术[39]。

环甲软骨切开术套件通常是一次性的，因此在处理过程中需要特别小心，尤其要注意针头和锋利的装置，以免造成医护人员受伤。

9.2.9 其他气道管理装置

还有许多其他设备也可作为气道管理工具，其中一些需要进行充分测试。从新型SAD到新型视频喉镜、探针，再到突破性工具，还有更多设备即将问世。

此外，有一些设备并非主要用于气道管

理，但其功能与气道管理程序的安全性或扩展应用密切相关：

• 专用的患者体位器或支持器（如肥胖患者的倾斜体位枕[40]、用于困难通气或辅助自主呼吸的颌托装置[41]等）（图 9.4）。

• 二氧化碳浓度监测仪：延迟或未识别的食管插管仍是气道管理相关事故的主要原因之一[1-6,42]。气管插管位置的确认可通过直接观察声带间的插管位置（如果使用视频喉镜，则可共享并重复检查）或通过内镜检查气管插管和导管（这并非常规做法）来实现。金标准仍然是检测到正常形态、重复的二氧化碳浓度监测波形；虽然这一结果具有不同的形态，但在心肺复苏期间如果未能获得这一结果，则应视为插管失败或食管插管失败。

• 超声：床旁即时超声是一种广泛使用、易于操作且无创的工具，在气道管理中也具有一定作用。超声被广泛认为是术前气道评估的辅助方法[43]，并且可直接或间接确认气管插管是否正确[44]。除超声外，我们还将虚拟内镜技术作为术前气道评估的辅助方法[45]。

• 机器人插管：与手术机器人类似，近年来也开发出了一些用于辅助插管的技术样机[46]。虽然目前还没有经过实际验证的系统，但未来几年其可能作为辅助插管工具。

体外膜肺氧合（ECMO）：这种先进的有创式体外支持技术最初是为心脏外科设计的，最近被用于治疗重症监护室中插管患者的严重呼吸衰竭。最近，ECMO 还被提议作为“不可能的气道”患者进行气管插管的辅助或替代方法，如严重和（或）扩张的气管狭窄、无法进入的气道、危重患者或有冲突的手术领域[47]。该技术具有侵入性，需要专门的人员和技能，其使用属于特殊领域，无论如何都需要将其列入气道管理设备中（图 9.4）。

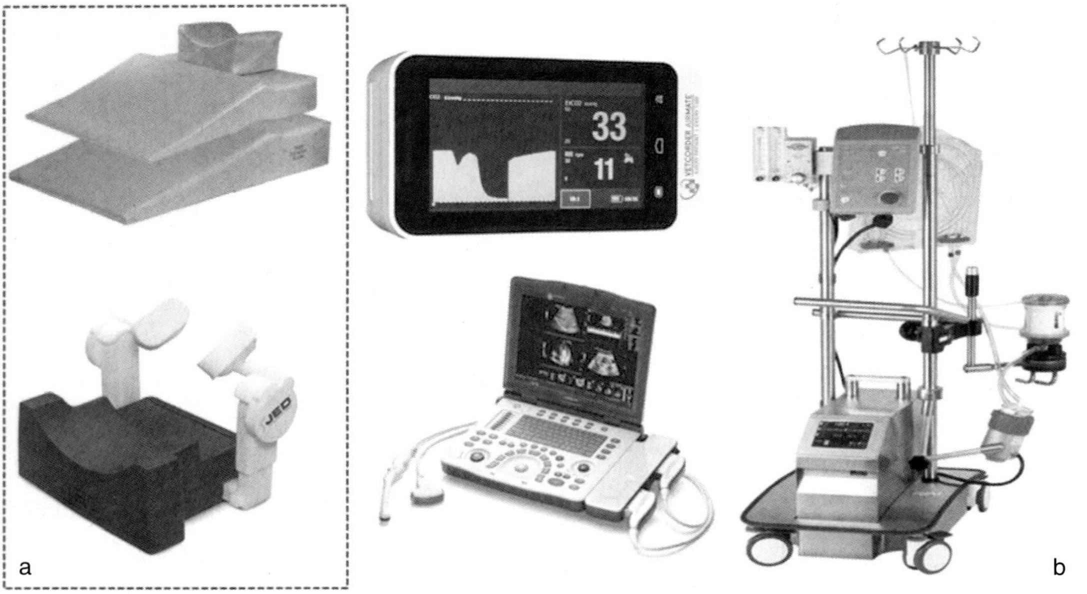

图 9.4 用于气道管理的其他设备：患者定位系统（a）。二氧化碳浓度监测仪监护仪、超声机和体外膜肺氧合（ECMO）机（b）。

9.3 麻醉技术人员、麻醉师或麻醉护士的作用和任务

麻醉技术人员、麻醉师和护士在气道管理中发挥着重要作用。他们需要了解设备,以便进行充分准备、储存、消毒或灭菌,并为负责气道管理的医生提供指导性和针对性建议。

专用困难气道推车的维护至关重要,这是处理任何气道管理情况和紧急情况的关键。所有气道设备都应标准化和统一存储,以便于手术过程中查找和检索,即"物归其位,物尽其用"。存储方式可根据当地政策或计划顺序而定,并应在团队中进行讨论和共享。强烈建议使用核对表来检查设备的可用性和恢复情况,并优化交接程序。

可重复使用设备的消毒和灭菌是一个关键过程,其关系到医护人员和患者的安全。必须严格遵守标准化程序,并制订本地消毒/处理流程。一次性器械也需要注意检查包装的完整性和有效期。鉴于一次性设备(如喉镜、视频喉镜和视频内窥镜)的普及和大流行事件(如COVID-19)的出现,这些任务变得更加重要。

气道推车还可配备个人防护设备(PPE)存储器和便携式监护仪,以便进行管道位置控制或其他操作。

设备和技术方面的教育和知识极为重要,因为应对危机的最佳方法是通过定期和日常练习获得的。因此,高保真模拟和非技术性技能开发等新方法极为重要,它们应成为气道管理培训和教育的一部分,以帮助完善团队结构和活跃性、进行有效沟通,并创造条件来充分管理,如择期气道管理和紧急气道管理[7]。

9.4 结论

许多设备和技术都可用于气道管理,包括择期/计划性气道控制及紧急/挽救气道控制的基本技术和高级技术。

对设备进行了解是必须的,也是最重要的,这样才能正确使用,尤其是在决策过程中进行准确定位时。需要强调的是,熟练和安全的气道管理并不取决于是否具备和使用了任何设备,无论其是否先进或性能如何[48]。

患者的供氧是需要最优先实现的目标,也是唯一的目标。一旦供氧成功,只要具有设备、知识和技能,就可以采用任何技术。

团队合作、有效沟通、规划、制订策略和多学科协作是气道管理取得成功的关键。

尽管有各种设备,但良好的意识、谨慎的态度和充分的计划似乎才是最有效的,而唯一不可替代的气道管理工具就是我们的大脑。

(曹潇丹 译 魏娟 校)

参考文献

1. Cook TM, Woodall N, Harper J, Benger J. Fourth National Audit Project. Major complications of airway management in the UK: results of the fourth National Audit Project of the Royal College of Anaesthetists and the difficult airway society. Part 2: intensive care and emergency departments. Br J Anaesth. 2011;106:632–42.
2. Joffe AM, Aziz MF, Posner KL, Duggan LV, Mincer SL, Domino KB. Management of Difficult Tracheal Intubation: a closed claims analysis. Anesthesiology. 2019;131:818–29.
3. Rosenstock CV, Nørskov AK, Wetterslev J, Lundstrøm LH. Danish Anaesthesia database. Emergency surgical airway management in Denmark: a cohort study of 452 461 patients registered in the Danish Anaesthesia database. Br J Anaesth. 2016;117(Suppl 1):i75–82.
4. Fornebo I, Simonsen KA, Bukholm IRK, Kongsgaard UE. Claims for compensation after injuries related to airway management: a nationwide study covering 15 years. Acta Anaesthesiol Scand. 2017;61:781–9.
5. Woodward ZG, Urman RD, Domino KB. Safety of non-operating room Anaesthesia: a closed claims

update. Anesthesiol Clin. 2017;35:569–81.
6. Robbertze R, Posner KL, Domino KB. Closed claims review of anaesthesia for procedures outside the operating room. Curr Opin Anaesthesiol. 2006;19:436–42.
7. Sorbello M, Afshari A, De Hert S. Device or target? A paradigm shift in airway management: implications for guidelines, clinical practice and teaching. Eur J Anaesthesiol. 2018;35:811–4.
8. Aoyama K, Yasunaga E, Takenaka I, Kadoya T, Sata T, Shigematsu A. Positive pressure ventilation during fibreoptic intubation: comparison of the laryngeal mask airway, intubating laryngeal mask and endoscopy mask techniques. Br J Anaesth. 2002;88:246–54.
9. Bacci A, Lewis G, Baltag V, Betrán AP. The introduction of confidential enquiries into maternal deaths and near-miss case reviews in the WHO European region. Reprod Health Matters. 2007;15:145–52.
10. Sato S, Hasegawa M, Okuyama M, Okazaki J, Kitamura Y, Sato Y, et al. Mask ventilation during induction of general Anaesthesia: influences of obstructive sleep apnea. Anesthesiology. 2017;126:28–38.
11. Kheterpal S, Healy D, Aziz MF, Shanks AM, Freundlich RE, Linton F, et al. Multicenter perioperative outcomes group (MPOG) perioperative clinical research committee. Incidence, predictors, and outcome of difficult mask ventilation combined with difficult laryngoscopy: a report from the multicenter perioperative outcomes group. Anesthesiology. 2013;119:1360–9.
12. Petrini F, Accorsi A, Adrario E, Agrò F, Amicucci G, Antonelli M, et al. Gruppo di studio SIAARTI "vie Aeree Difficili"; IRC e SARNePI; task force. Recommendations for airway control and difficult airway management. Minerva Anestesiol. 2005;71:617–57.
13. Mir F, Patel A, Iqbal R, Cecconi M, Nouraei SA. A randomised controlled trial comparing transnasal humidified rapid insufflation ventilatory exchange (THRIVE) pre-oxygenation with facemask pre-oxygenation in patients undergoing rapid sequence induction of anaesthesia. Anaesthesia. 2017;72:439–43.
14. Sorbello M, Mir F, McNarry AF. THRIVE? The answer, my friend, is blowing in the (high flow) wind! Trends Anaesth Crit Care. 2018;22:63.
15. Sorbello M. Evolution of supraglottic airway devices: the Darwinian perspective. Minerva Anestesiol. 2018;84:297–300.
16. Sorbello M, Pulvirenti GS, Pluchino D, Skinner M. State of the art in airway management during GI endoscopy: the missing pieces. Dig Dis Sci. 2017;62:1385–7.
17. Sorbello M, Cortese G, Gaçonnet C, Skinner M. A modified Bailey's manoeuvre for supraglottic airway continuum using LMA protector™. Indian J Anaesth. 2019;63:78–80.
18. Frova G, Sorbello M. Algorithms for difficult airway management: a review. Minerva Anestesiol. 2009;75:201–9.
19. Cooper RM. Laryngoscopy — its past and future. Can J Anesth. 2004;51(Suppl 1):R21.
20. Levitan RM, Heitz JW, Sweeney M, Cooper RM. The complexities of tracheal intubation with direct laryngoscopy and alternative intubation devices. Ann Emerg Med. 2011;57:240–7.
21. Mulcaster JT, Mills J, Hung OR, MacQuarrie K, Law JA, Pytka S, Imrie D, Field C. Laryngoscopic intubation: learning and performance. Anesthesiology. 2003;98:23–7.
22. Piepho T, Cavus E, Noppens R, Byhahn C, Dörges V, Zwissler B, Timmermann A, German Society of Anesthesiology and Intensive Care Medicine. S1 guidelines on airway management. Anaesthesist. 2015;64:859–73.
23. Sgalambro F, Sorbello M. Videolaryngoscopy and the search for the holy grail. Br J Anaesth. 2017;118:471–2.
24. Alhomary M, Ramadan E, Curran E, Walsh SR. Videolaryngoscopy vs. fibreoptic bronchoscopy for awake tracheal intubation: a systematic review and meta-analysis. Anaesthesia. 2018;73:1151–61.
25. Lewis SR, Butler AR, Parker J, Cook TM, Schofield-Robinson OJ, Smith AF. Videolaryngoscopy versus direct laryngoscopy for adult patients requiring tracheal intubation: a Cochrane systematic review. Br J Anaesth. 2017;119:369–83.
26. Aziz MF, Brambrink AM, Healy DW, Willett AW, Shanks A, Tremper T, Jameson L, Ragheb J, Biggs DA, Paganelli WC, Rao J, Epps JL, Colquhoun DA, Bakke P, Kheterpal S. Success of intubation rescue techniques after failed direct laryngoscopy in adults: a retrospective comparative analysis from the multicenter perioperative outcomes group. Anesthesiology. 2016;125:656–66.
27. Driver BE, Prekker ME, Klein LR, et al. Effect of use of a Bougie vs endotracheal tube and stylet on first-attempt intubation success among patients with difficult airways undergoing emergency intubation: a randomized clinical trial. JAMA. 2018;319:2179–89.
28. Axe R, Middleditch A, Kelly FE, Batchelor TJ, Cook TM. Macroscopic barotrauma caused by stiff and soft-tipped airway exchange catheters: an in vitro case series. Anesth Analg. 2015;120:355–61.
29. Loudermilk EP, Hartmannsgruber M, Stoltzfus DP, Langevin PB. A prospective study of the safety of tracheal extubation using a pediatric airway exchange catheter for patients with a known difficult airway. Chest. 1997;111:1660–5.
30. Sorbello M, Frova G. When the end is really the end? The extubation in the difficult airway patient. Minerva Anestesiol. 2013;79:194–9.
31. Corso RM, Sorbello M, Mecugni D, et al. Safety and efficacy of a staged-Extubation-set in patients with difficult airway: a prospective multicenter study [published online ahead of print, 2020 mar 6]. Minerva Anestesiol. 2020; https://doi.org/10.23736/S0375-9393.20.14105-1.
32. Mouritsen JM, Ehlers L, Kovaleva J, Ahmad I, El-Boghdadly K. A systematic review and cost effectiveness analysis of reusable vs. single-use flexible bronchoscopes. Anaesthesia. 2020;7:529–40.
33. Heidegger T, Schnider TW. "awake" or "sedated": safe flexible Bronchoscopic intubation of the difficult airway. Anesth Analg. 2017;124:996–7.

34. Cabrini L, Baiardo Redaelli M, Ball L, et al. Awake Fiberoptic intubation protocols in the operating room for anticipated difficult airway: a systematic review and meta-analysis of randomized controlled trials. Anesth Analg. 2019;128:971–80.
35. Zou T, Huang Z, Hu X, Cai G, He M, Wang S, Huang P, Yu B. Clinical application of a novel endoscopic mask: a randomized controlled, multi-center trial in patients undergoing awake fiberoptic bronchoscopic intubation. BMC Anesthesiol. 2017;17(1):79.
36. Gravenstein D, Liem EB, Bjoraker DG. Alternative management techniques for the difficult airway: optical stylets. Curr Opin Anaesthesiol. 2004;17:495–8.
37. Onrubia X, Frova G, Sorbello M. Cricothyrotomy: a narrative review. Trends Anaesth Crit Care 2018. https://doi.org/10.1016/j.tacc.2018.06.001.
38. Timmermann A, Chrimes N, Hagberg CA. Need to consider human factors when determining first-line technique for emergency front-of-neck access. Br J Anaesth. 2016;117:5–7.
39. Chrimes N, Cook TM. Critical airways, critical language. Br J Anaesth. 2017;118:649–54.
40. Petrini F, Di Giacinto I, Cataldo R, Esposito C, Pavoni V, Donato P, et al. Perioperative and periprocedural airway management and respiratory safety for the obese patient: 2016 SIAARTI Consensus. Minerva Anestesiol. 2016;82:1314–35.
41. Altschul DJ, Vats T, Unda SR, Osborn I, McHenry J, Zampolin R. Jaw elevation device: tool for neck immobilization to facilitate recovery in endovascular Thrombectomy via Transcervical access. World Neurosurg. 2020;140:109–13.
42. Honardar MR, Posner KL, Domino KB. Delayed detection of esophageal intubation in Anaesthesia malpractice claims: brief report of a case series. Anesth Analg. 2017;125:1948–51.
43. Falcetta S, Cavallo S, Gabbanelli V, Pelaia P, Sorbello M, Zdravkovic I, et al. Evaluation of two neck ultrasound measurements as predictors of difficult direct laryngoscopy: a prospective observational study. Eur J Anaesthesiol. 2018;35:605–12.
44. Rahmani F, Parsian Z, Shahsavarinia K, Pouraghaei M, Negargar S, Mehdizadeh Esfanjani R, Soleimanpour H. Diagnostic value of sonography for confirmation of endotracheal intubation in the emergency department. Anesth Pain Med. 2017;7(6):e58350.
45. Ahmad I, Millhoff B, John M, Andi K, Oakley R. Virtual endoscopy--a new assessment tool in difficult airway management. J Clin Anesth 2015; 27: 508–513.
46. Biro P, Hofmann P, Gage D, et al. Automated tracheal intubation in an airway manikin using a robotic endoscope: a proof of concept study. Anaesthesia. 2020;75(7):881–6.
47. Malpas G, Hung O, Gilchrist A, Wong C, Kent B, Hirsch GM, Hart RD. The use of extracorporeal membrane oxygenation in the anticipated difficult airway: a case report and systematic review. Can J Anaesth. 2018;65:685–97.
48. Sorbello M, Petrini F. Airway spider or airway spiders? Anaesthesia. 2018;73:953–4.

第 10 章

清除、医用气体管道和真空系统

Nabil A. Shallik, Wael Abdulmajeed Eldegowa, Mohammed Omar Zekri, Muhammad Firas Alhammad

10.1 引言

为防止手术室受到污染，有必要使用清除系统收集呼吸系统中多余的麻醉气体和蒸汽，并将其排放到工作环境外。

10.2 定义

清除系统是指收集和清除手术室排出的麻醉气体的系统。事实上，这些麻醉气体和挥发性麻醉剂超出了患者所需的剂量。

10.3 清除系统的组成（图 10.1）

1.收集管：通常连接到可调节限压（APL）阀和减压阀，用于收集多余的麻醉气体和挥发性麻醉剂。

2.输送管（图 10.2）。

3.清除接口：一个安全部件，用于保护呼吸回路免受任何正负压变化的影响。

4.处置管：将气体从接口输送到气体处置组件。气体处置组件有主动式和被动式（旧式）两种，目前主动式最为常见，其使用的是医院抽吸系统。

10.4 清除系统的类型

10.4.1 主动式麻醉气体清除系统（AGSS）

根据医院废气处理系统的类型，有多种主动式 AGSS 可供选择。每种版本都有一个 1L 的储气罐，用于捕捉短暂超过抽气流的峰值排气流。

10.4.2 主动式可调节流量

该系统可通过针型阀和适当充气的可视指示袋来调节流量。为确保充分清除，必须调节针型阀，使可视指示袋在每次呼吸时略微膨胀。指示袋既不能完全瘪下去（稍微关闭针型阀），也不能完全充气（稍微打开针型阀）（图 10.3）。

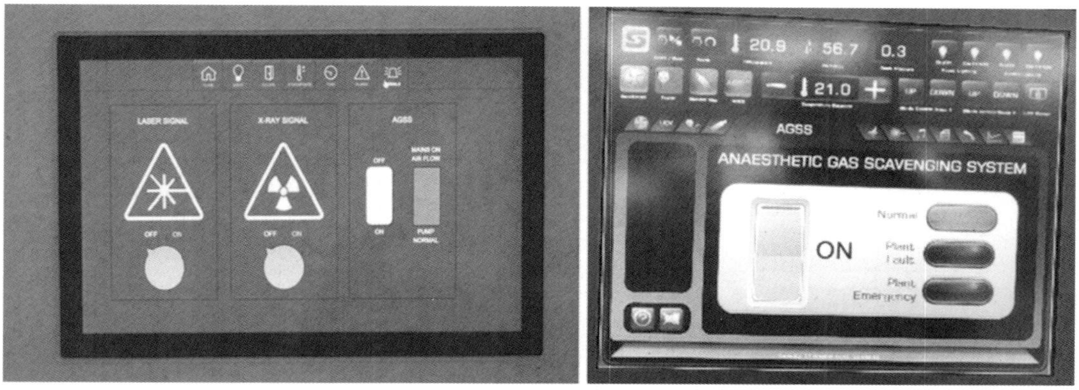

图 10.1 麻醉气体清除系统控制面板。

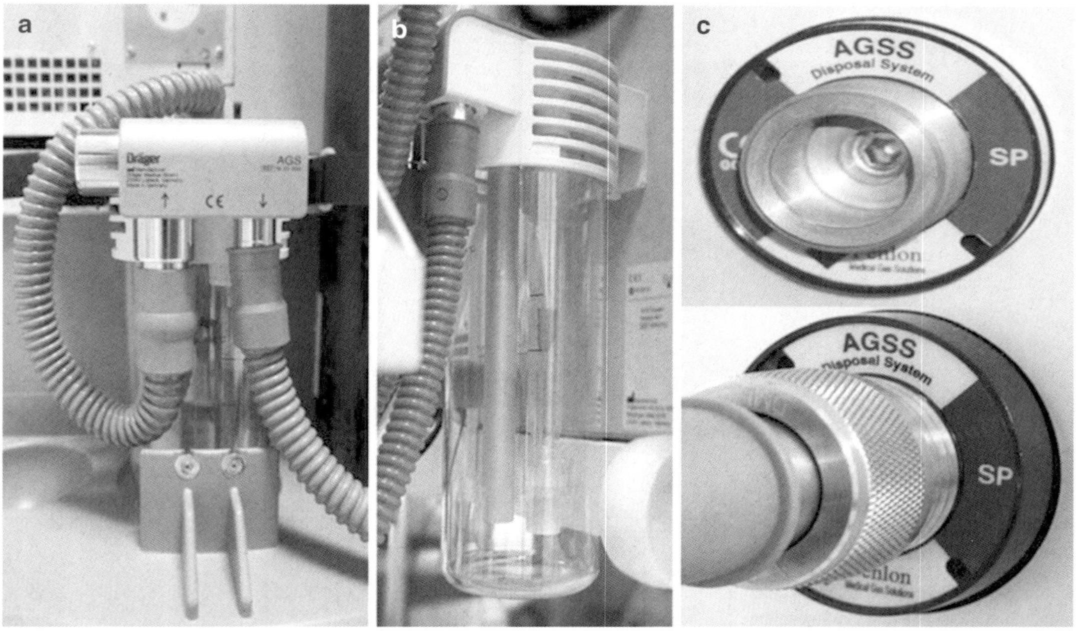

图 10.2 (a,b)麻醉机背面的清除系统出口。(c)清除系统出口。

主动式可调流量气体清除会导致高呼气末正压通气(PEEP)警报。确保清除软管与抽吸相连。确保针型阀打开到足以使清除袋随着吸气和呼气移动。

可将采样气体排气管连接到气体回流口。废气将被导入清除系统。

10.4.3 被动式 AGSS(图 10.4)

被动式 AGSS 适用于不使用主动气体抽排系统进行废气处理的手术室环境。

被动式 AGSS 包含正压和负压泄压阀,以保护呼吸系统。

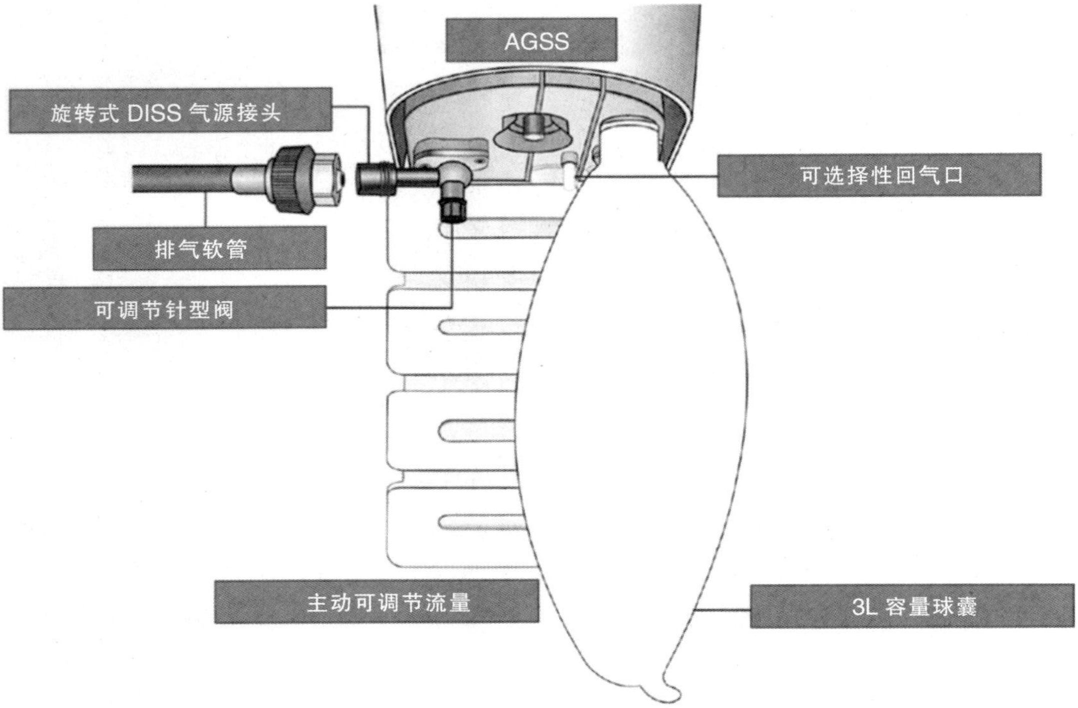

图 10.3 主动式麻醉废气排放系统(主动式可调节流量)。

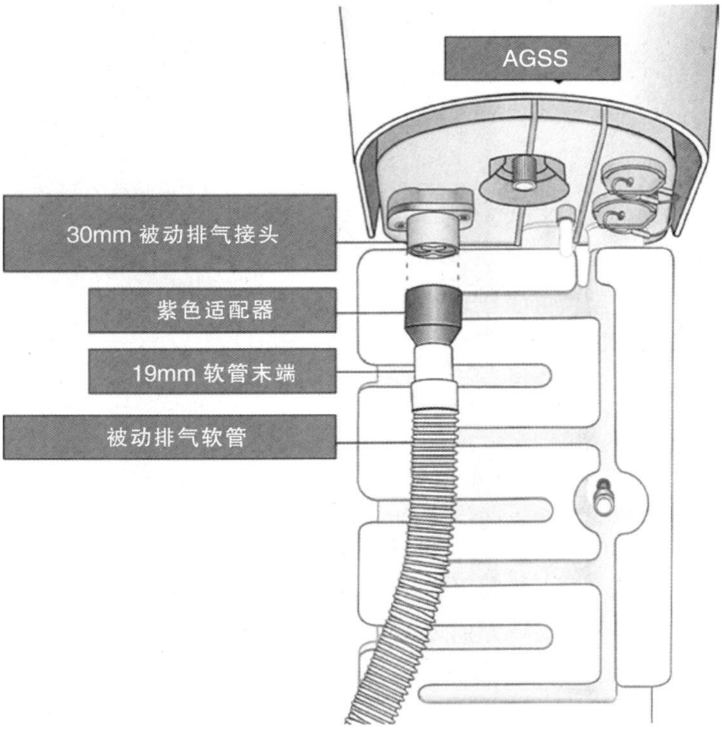

图 10.4 被动麻醉废气排放系统。

被动式 AGSS 可与用于废气处理的非循环通风系统一起使用。

从被动式 AGSS 到非循环通风系统的管道连接应为开放式连接,基本上是在大气压力下到达排气格栅。

在被动式 AGSS 中,废气是通过手术室的室内通风排气系统被动排出的。

被动式系统只要求保护患者不受正压积聚的影响。

10.5 安全性

10.5.1 AGSS 安全阀

清除系统具有安全功能,可防止抽吸作用于呼吸回路,导致患者肺部承受负压。

麻醉机(Drager ZEUS)有一个防止麻醉气体返回麻醉机的阀门,称为麻醉气体清除系统止回阀(图 10.5)。

测量手术室中麻醉剂的水平非常重要。可使用红外线(IR)分析仪测量手术室中的一氧化二氮和卤化剂,以追踪麻醉剂水平。

10.5.2 清除的危险

麻醉呼吸回路的清除增加了麻醉操作的复杂性,从而增加了危险性。如果清除接口被错误绕开或发生故障,清除系统中过高的正压或负压可能会直接传输到呼吸回路。

这可能会导致患者心血管窘迫和气压创伤。过高的负压可能是无阻挡真空造成的,而过高的正压可能是连接管道堵塞造成的。

除了医护人员因职业需要在近距离环境中接触麻醉气体制剂之外,气压创伤和通气功能障碍也是一个需要关注的严重问题。

长期接触挥发性制剂的影响包括:有些事件可能会对患者和医护人员造成伤害,尤其是麻醉医生、麻醉实施者和麻醉后护理病房(PACU)的护士,他们会直接受到手术室和麻醉后护理病房中气体的影响,因为患者会持续将生理气体呼出到周围环境中。

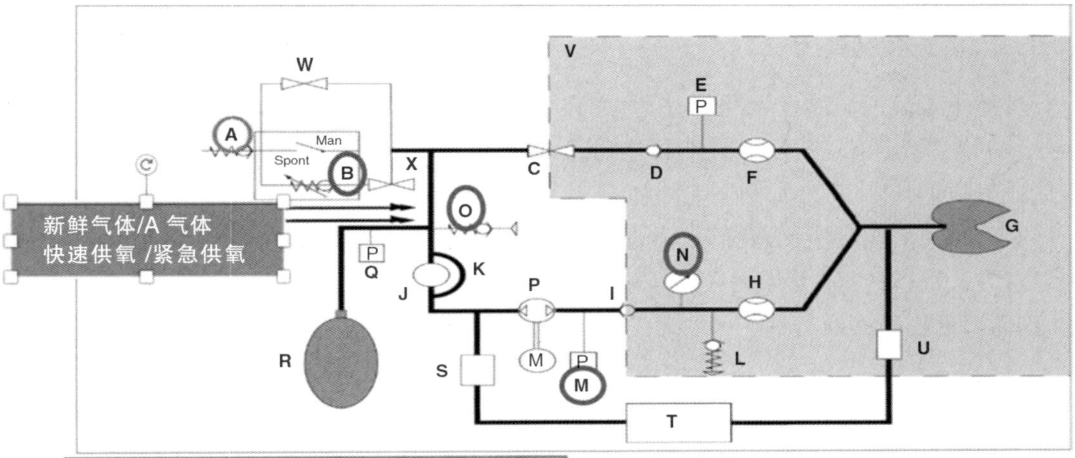

A 单向阀麻醉气体排放系统(AGSS)
B APL 阀
M 吸气压力传感器
N 压力表
O 补给空气阀

图 10.5 AGSS 安全阀。

10.6 避免暴露在废气中

以下步骤有助于最大限度地减少气体接触：

1.应每天检查呼吸系统的清除系统。

2.在诱导和恢复过程中，最好紧密佩戴面罩。

3.防止呼吸系统中的气体流入室内空气中(在断开连接或安置患者时)。

4.避免在麻醉结束时冲洗麻醉剂(进入呼吸回路)。

5.不要使液体麻醉剂溢出。

6.加注后拧紧汽化器。

7.使用低流量通气技术。

8.使用有封套的气管导管以减少泄漏。

9.防止声门上气道装置(SAGD)泄漏。

10.定期检查机器是否有泄漏。

11.每天结束时，断开墙壁上的一氧化二氮管道连接。

12.尽可能使用全凭静脉麻醉(TIVA)。

10.7 清除系统故障排除

10.7.1 清除系统高压

可能是由于泄压阀发生故障，压力过高会导致回路压力和气道压力增加，可能对患者造成气压创伤。

必须将患者与呼吸回路断开，并使用其他通气方法进行通气。如果无法立即解决问题，则需要使用新的麻醉机。

10.7.2 回路压力增加

- 检查管道是否扭结。
- 检查真空控制阀是否可正常调节(如有)。
- 检查正压泄压阀是否正常工作。

10.7.3 回路压力降低

- 检查真空控制阀是否可正常调节(如有)。
- 检查呼吸机泄压阀。

10.7.4 清除系统过载

- 确保新鲜气体流量低于 10L/min。
- 检查真空控制阀(如有)(可能需要增强)。
- 确保气体处置管道正常工作。

10.8 建议

- 应每天检查呼吸系统的清除系统。
- 应采取适当的预防措施，确保医用气体的安全供应。
- 麻醉实施者必须了解医用气体的来源，在向患者输送医用气体时确保安全和供应充足。
- 所有医院都应为手术室、麻醉后护理病房和麻醉机的通风系统制订有据可查的维护计划。

10.9 医用气体

10.9.1 气瓶和医用气体

医用气体可用于医院的各个领域。它是手术室、重症监护室和治疗的重要组成部分。

最常见的医用气体是氧气、一氧化二氮和空气，这些气体通过一个大型中央气源供应。此外，它们也可以通过安装在麻醉机背面的“E”型气瓶供应。

麻醉废气(WAG)清除系统、手术和麻醉气体的医用抽吸系统都集中在一起(图10.6)。

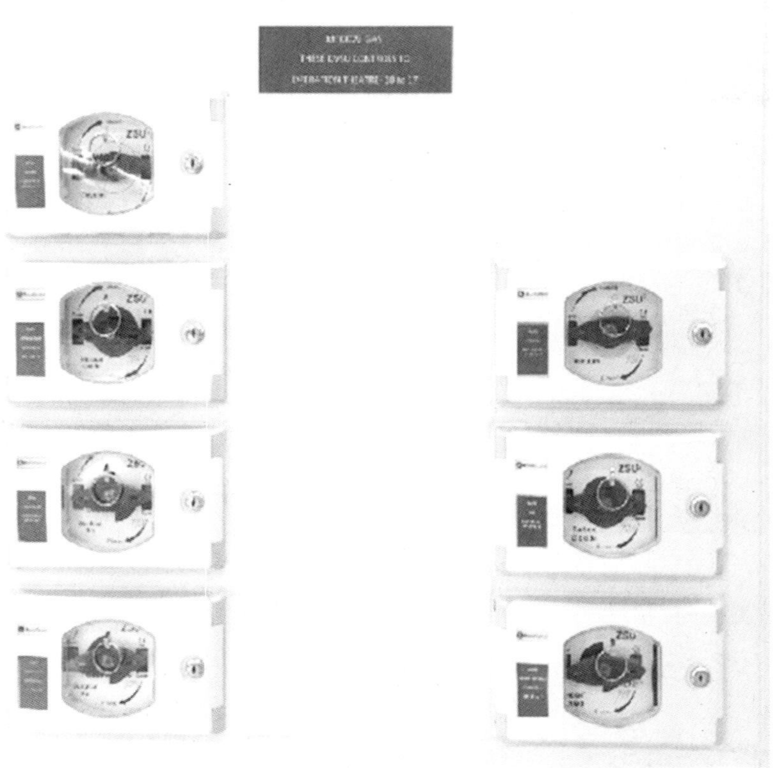

图 10.6　中央气体控制面板 HMC-HGH。

10.9.2 医用气体系统组件

每种医用气体都由单独的系统供应。每个系统的所有组件都必须针对特定气体，以确保系统之间不会发生交叉连接。事实上，每个系统都有通用配置，包括以下组件：

- 气源。
- 管网。
- 阀门。
- 警报系统。
- 出气口和进气口。
- 辅助设备。

10.9.3 医用气体供应和存储

10.9.3.1 简介

医用气体储存在专用气瓶中，容量为1.2~7900L。气瓶由合金钢或铝制成，并配有不同类型的阀门。每个医用气瓶在使用前均应进行检查和液压拉伸测试，以确保使用安全。

经过测试后，医用气瓶上应印上永久性标记，标明其内容物、使用压力、制造商符号、序列号、所有人符号、测试日期和测试机构。

经过测试和充装后，气瓶上将贴上气瓶标签和单独的批次标签，标明其内容物、使用说明、批次号、充装量和有效期。如果气瓶涉及召回或事故，这些信息非常重要。

图 10.7 对不同医用气体的颜色代码、气瓶中的物理状态和压力进行了总结。由于气瓶中的内容物处于极高的压力下，应始终采取安全预防措施。此外，还应避免极端温度和快速温度变化，以免气瓶发生损坏和（或）泄漏。

气体	国际气瓶颜色	21℃时的 PSI	气瓶中物理状态	E 型气瓶容量(L)
氧气(O_2)	白色	1900~2200	气体	660
二氧化碳(CO_2)	灰色	838	低于 31℃为气体和液体	1590
一氧化二氮(N_2O)	蓝色	745	低于 37℃为气体和液体	1600
空气	白色	1800	气体	660

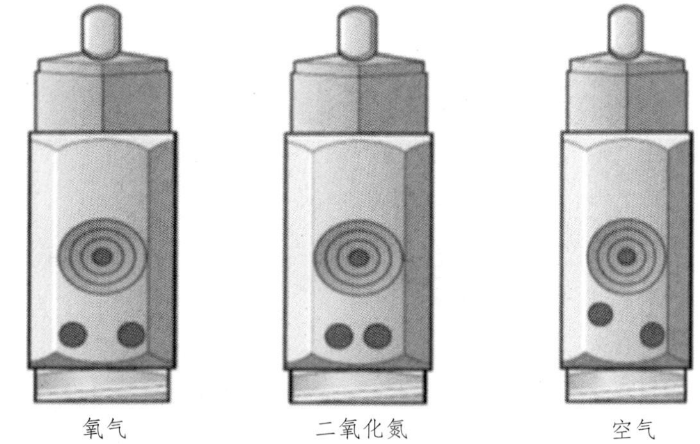

图 10.7 医用气瓶的销定位系统和物理性能。

10.9.3.2 阀门

常见的阀门类型包括销定位阀（见图 10.2)。任何给定气瓶上的阀门类型通常会根据其大小而有所不同。

小型气瓶(E 型气瓶)通常用作麻醉机的备用气瓶,常配有针式分离阀(见图 10.2)。

大型气瓶通常用于供应医院管道,通常配有牛鼻阀。

牛鼻阀上带不可互换螺纹系统,每种医用气体的阀门具有不同的螺纹。

10.9.3.3 气瓶的开关(打开 / 关闭)

小型气瓶(E 型)通常有一个转轴,可以用扳手打开或关闭。正确尺寸的扳手通常永久固定在麻醉机背面,以防被移除。

较大的气瓶(H 型)配有手轮阀门,无须任何额外设备即可打开或关闭阀门。

10.9.3.4 气瓶充气

由于存在意外爆炸或损坏的风险,医用气瓶不应过度充装或超压。必须牢记,气瓶内的压力会随着环境温度而发生变化。

每个气瓶上都印有使用压力。为防止损坏或可能发生爆炸,气瓶的充气压力绝不能超过使用压力。

对于装有液化气体的气瓶,充气限值是根据充气密度或气瓶中气体重量与水重量的百分比来确定的。一氧化二氮和二氧化碳的充气密度均为 68%。

气瓶类型(表 10.1)

气瓶通常由轻质铬钼钢、铝或特殊合金制成,如 MRI 中使用的铝合金。

可供使用的气瓶有多种类型,但麻醉机中最常用的是 E 型气瓶。根据气体含量、尺寸、压力极限和体积极限的不同,这些类型的气瓶具有独特的物理特性。

麻醉机中常用的 E 型气瓶通常会根据所载气体进行颜色编码。

10.9.3.5 安全泄压阀

所有医用气瓶都装有安全泄压阀,可以排出瓶内的气体。

常用的安全泄压阀包括:

- 弹簧式泄压阀。
- 在预定压力下破裂的盘式阀。
- 在高温下熔化的金属塞式阀。

注意:在带有销定位阀的气缸上,安全泄压阀位于螺钉夹锥形凹陷的正下方。因此,在麻醉机背面安装带有销定位阀的气瓶时,应注意不要损坏阀门。

10.9.3.6 医用气瓶安全

- 医用气瓶应始终妥善存放和固定,以防止损坏。
- 气瓶绝对不能掉落,因为破裂的加压气瓶会变成高速射出的投掷物。
- 所有气瓶都应远离明火,存放在干燥、阴凉的环境中。
- 所有需要处理医用气瓶的医护人员应接受有关正确使用和储存医用气瓶的培训和教育。
- 医用气瓶应始终缓慢打开,以防止绝热膨胀导致温度迅速升高。
- 在不使用时,医用气瓶应始终保持关闭状态。

注意:医用气瓶是手术室中最简单的一种设备,但如果使用和处理不当,也可能成为最危险的设备。

10.9.3.7 计算气瓶容量

使用波义耳定律(P1V1=P2V2)可以确定装有压缩气体(如氧气或空气)的医用气瓶中的内容物,其中 P1 代表大气压力,V1 代表大气压力下的气体体积,P2 代表气瓶中的压力,V2 代表压缩状态下气体的水容量。在偏远地区、紧急情况下和运输过程中确定内容物尤为重要。

示例

如果你有一个压力表指向 550psi 的氧气瓶,你准备转运一名需要 3L/min 氧气才能使氧饱和度保持在 92%以上的患者。

根据上述参数,氧气瓶可以供氧多少分钟?答案是:

氧气瓶的最大压力为 2200psi,在此压力下可容纳 700L 氧气。

表 10.1　医用气瓶类型

气体	E 型气瓶容量[a](L)	H 型气瓶容量[a](L)	压力[a](20℃时 psig)	颜色(美国)	颜色(国际)	形式
O_2	625~700	6000~8000	1800~2200	绿色	白色	气体
空气	625~700	6000~8000	1800~2200	黄色	白色和黑色	气体
N_2O	1590	15 900	745	蓝色	蓝色	液体
N_2	625~700	6000~8000	1800~2200	黑色	黑色	气体

[a] 取决于制造商。

为了估算氧气瓶中的氧气量,我们将使用波义耳定律(P1V1= P2V2)。

V2=550×700/2200=175L

从患者情况可以得知,其氧气消耗量为3L/min,因此气瓶中的氧气(175L)可供氧58.3 分钟(175/3)。

注意:可从以下网址获得简单的方程式和在线计算器帮助计算,这在日常实践中非常有用(http://www-users.med.cornell.edu/~spon/picu/calc/o2tankd.htm)。

10.9.3.8 医用气体管网和歧管

手术室的主要供氧系统是医院管道。该系统的供氧压力为 55psi, 气体有以下两种来源:

1.主液氧罐(配有一个压缩气瓶歧管或一个较小的备用液氧罐)。

2.两组压缩气瓶(有一组较小的压缩气瓶作为备用)。

所有医院均应备有至少 2 天用量的氧气,以及至少 1 天用量的备用氧气。所需总量取决于医院的能力和具体需求。

高压氧气源通过两级预压调节器连接到医院管道。在使用多组氧气瓶的医院,任何时候都只能由两个氧气库中的一个向主管道供氧。一旦第一组氧气耗尽,第二组将自动切换。这样就可以更换用完的氧气瓶,而不必中断整个系统。整个系统通常由一个中央控制站监控,该控制站的可视指示器可随时显示两个氧气瓶组的状态。

10.9.3.9 医用气体管网的安全(图 10.8)

医院的所有主要气体供应和歧管通常位于医院外部。供气管网将气体从歧管输送到医院周围的输送点。氧气和其他正压医用气体的安全标准均要求使用铜管,以防止有机油自燃。整个系统的供气网络都设计有压力监控器和关闭阀,以便隔离特定区域进行维护或紧急维修。供气管线上通常会定期标注内容物和流动方向。

10.9.3.10 医用气体出口

所有医院管道的末端都是终端墙壁出口。这些有颜色编码的出气口包括:①直径指数安全系统(DISS)出气口;②不可互换快速接头连接器。

DISS

DISS 的开发是为了防止不同医用气体意外错接。此接头系统使错误的软管和管道在结构上无法连接。每个接头都由主体、接头和螺母组成。主体有两个同心孔,与相配套接头的特定轴肩相匹配。每种气体管道具有不同的孔径,因此不能互换。只有刚好匹配的部件才能安装在一起,从而实现完全连接。

不可互换快速接头

使用快速接头可以快速连接/断开流量计、软管、机器和其他设备,而无须使用任何工具或过度用力。每个快速接头都由一对专用的凹凸部件组成,并通过一个可松开的弹簧装置将这两个部件锁在一起。不同的设计可以防止软管插入错误的出口。虽然快速接头可能比 DISS 连接器更易使用,但其泄漏频率也更高。

10.9.3.11 管道警报管理系统

气体管理系统是医院的重要组成部分。其目的是提供异常预警指示,并确保中央供气始终处于最佳状态。

10.9.4 氧气

氧气是麻醉师必须使用的药物。氧气供应从空气压缩液化开始,利用氧气和氮气不同的沸点,将氧气从液态空气中分离出来。

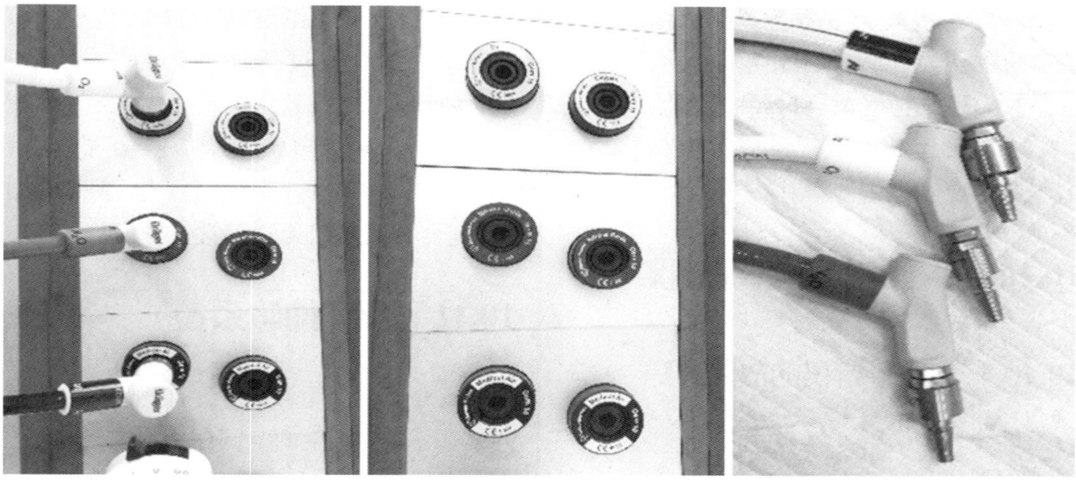

图 10.8　(a)医用气体出口。(b)墙壁出口插座。(c)医用气体管道。

氮气首先被蒸发并形成液态氧,然后再进行蒸发和收集。

在医疗环境中,氧气可以通过室温气瓶以压缩气体的形式供应,也可以在低温液体系统容器中以液态氧的形式供应。供应和储存液氧所需的系统比普通氧气瓶更昂贵,但在使用较多氧气的设施中往往更经济。这是因为液态储存比同等容量的高压气态储存体积更小,成本更低。

10.9.4.1 液氧存储系统

液氧储存系统由一个或多个低温储存罐、一个或多个汽化器、一个压力控制系统及支持所有必要的充注、汽化和供应功能所需的管道组成。液氧必须在压力和低于临界温度-47.8℃的条件下才能保持液态。由于液氧与周围环境之间的温度梯度较大,因此与周围热量的良好隔绝对液氧保存来说至关重要。

系统中的汽化器可将液氧转化为气态。在下游,压力控制歧管可调节提供给输出管道的气体压力。大多数低温液体系统包括一个备用系统,通常由另一个较小尺寸的液氧容器或一个单独的氧气瓶歧管组成。一旦氧气供应出现故障,麻醉实施人员需要确保患者的安全。

10.9.4.2 氧气浓缩器

氧气浓缩器从大气中提取氧气,在一些偏远地区被用作主要的氧气来源。这些设备的工作原理是通过分子筛吸附大气中的氮气。为确保准确输送氧气,在使用这些设备时应仔细监测氧气输出浓度。

10.9.4.3 液氧的危险

由于液氧以-118°C 存储在医用气瓶中,因此一经接触就会立即对组织造成损伤。

10.9.4.4 压缩空气系统

压缩空气系统可持续供应医用压缩空气,用于通风和手术器械操作。

10.9.4.5 建议

- 应每天检查麻醉机与壁式供气装置之间的连接,确保没有物理损坏或连接错误。

• 在每次列明手术室清单前都应检查麻醉机的压力，以确保有足够的医用气体。

• 定期维护管道、机器和警报器。

• 了解医院对氧气供应故障和(或)类似紧急情况的规定。

10.10 二氧化碳气体分析仪

10.10.1 气体分析仪的故障排除

机器上未出现二氧化碳追踪。

确保正确的二氧化碳追踪是机器检查的一部分。我们应及早发现任何机器缺陷，但如果在手术过程中没有出现追踪波，则应检查以下几点：

• 首先确认患者没有通气不足。

• 检查麻醉机是否经过校准。

• 检查气体分析仪是否已打开，预热是否已完成。

• 检查气体分析仪是否进行临时校准。

• 检查采样管路是否断开或阻塞。

• 麻醉实施人员应确认气管内插管(ETT)的位置。

• 检查电路是否断开。

• 检查集水器是否正确插入，并且没有装满水。

• 检查最近是否使用过气雾剂药物，当通过 ETT 给药时，气体分析仪可能难以识别各种气体。

导致气体分析仪读数不准确的常见原因是采样管路中的冷凝水或与机器的连接不完整(扭结、断裂)。此外，采样管路连接不良也会导致读数错误。

10.10.2 二氧化碳常见问题的故障排除

二氧化碳气体分析仪显示二氧化碳升高时：

• 检查吸气和呼气流量阀。

• 检查二氧化碳吸收剂是否耗尽，因为吸入的二氧化碳过高通常是吸收剂耗尽所致，因此应更换二氧化碳吸收剂。

• 吸气或呼气流量阀故障会导致二氧化碳升高，如果阀门损坏、干燥、破裂或卡住，则会导致阀门无法正常工作。

10.11 真空(抽吸系统)

一般来说，真空是指没有物质存在的空间体积。它所产生的空间压力(负压)远低于大气压力。真空在医疗实践中是必不可少的，其可以产生吸力，用于在手术室内清除患者和环境中不需要的气体、液体和固体物质。医院通常通过管道系统为患者护理场所提供真空，管道系统能够在每个终端提供接近 300mmHg 的真空。真空管道的构造通常与医用供气管道相同(铜管)，但直径较大。真空是由两个并联的泵产生的，两个泵之间有一个储气罐，以便于均衡真空和去除系统中的杂物。墙壁连接前端和后端的过滤器，可防止有害或污染物质泄漏到中央真空系统中。在大多数现代医院中，可从分布在大楼各处的墙壁插座中获得真空。

10.12 抽吸系统的维护

为确保抽吸设备的最佳性能，定期维护和检查非常重要。医院应制订维护计划，尽量减少故障，并使设备以最高效率运行。每次使用后建议对抽吸设备进行以下保养：

1.彻底清洁可重复使用的设备并处理一次性部件。

2.仔细检查设备，特别要注意过滤器。

3.性能分析。

4.必要时进行调整和维修。

5.重新清洁。

6.酌情灭菌。

7.根据当地医院的指导原则处理生物危险品。

8.抽吸系统的任何一次性部件均应妥善处理，不得再次使用。

9.在使用受污染的材料进行抽吸清洁时，应佩戴防护设备。

10.进行手部、面部和眼睛防护。

11.开始清洁前，应断开与抽吸系统的任何电气连接。

关键信息

医用气体是麻醉学实践中的一个关键要素，其也是对患者和麻醉实施人员造成伤害的潜在来源。因此，手术室工作人员必须了解如何正确使用、维护和储存医用气体。尽管麻醉学实践在不断变化，但抽吸是患者日常护理的重要组成部分，在许多情况下可能是挽救生命的手段。全面了解抽吸过程中涉及的物理学原理、影响流速的因素及负压的临床应用将使抽吸过程更加有效和安全。

清除系统（废气）可处理患者和麻醉机排出的所有通气气体。

防止手术室环境中任何可能造成危害的污染是重要原则。

美国职业安全卫生研究所（NIOSH）建议将室内一氧化二氮的浓度限制在25ppm，卤化剂的浓度限制在2ppm。

清除系统是麻醉机不可分割的一部分，麻醉师和麻醉技术人员必须熟悉这一系统。此外，还应对不同患者的使用情况进行监测。

美国麻醉学会强调，作为日常麻醉机检查清单的一部分，这一点非常重要。

（林天成 译 魏娟 校）

推荐阅读

Al-Shaikh B. Essentials of anaesthetic equipment. 4th ed. Elsevier; 2013.

Ehrenwerth J, Eisenkraft J, Berry J. Anesthesia equipment: principles and applications. 2020.

Jesse Ehrenfeld MD, Sandberg W, Urman R. The MGH textbook of anesthetic equipment. 1st ed. Philadelphia, PA: Saunders; 2011.

Mackey DC, Butterworth JF, Wasnick JD. Clinical anesthesiology. 5th ed. McGraw-Hill Education, LLC; 2013.

Ronald D. Miller, anesthesia miller. 9th ed; 2020.

第 11 章

手术室并发症与紧急事件

Wael Saleem, Ouissal Jouini, Abil Luez, Nabil A. Shallik

11.1 引言

患者术前准备至关重要。适当的预案可防止意想不到的并发症，并为复杂情况做好准备。气道管理时根据各种公认的指导方针检查患者的气道，将尽可能减少未预料的插管困难或喉痉挛。出血是严重的并发症，如果相关团队没有准备好合适的监控设备和运转良好的输血系统，则患者预后效果欠佳。对于未术前调整改善的患者，术中处理心律失常是一项挑战，麻醉团队应根据患者状态选择合适的麻醉方案。区域麻醉的使用正在迅速增加，即使采用超声方式，局部麻醉中毒的发生率也从未降至零。针对以上几点采取预防措施，可以避免心脏骤停的发生。手术室到处都是电气设备和可燃物质，因此设备维护和高频率检查电路问题非常重要。重要的是要了解如何使用和储存可燃材料，以及如何操作激光等设备，以防止患者和其他医疗服务者受到损伤。

11.2 未预料到的困难气道

通常发生在没有充分准备的紧急情况下，也可能发生在择期手术中。一旦遇到这种情况，可考虑以下步骤：

- 寻求帮助。
- 维持氧合并持续监测 SPO_2 和呼气末二氧化碳（$ETCO_2$）。
- 保持环状软骨压迫（防止胃部胀气）。
- 维持通畅气道应考虑以下几点：
  - 改善头部位置，如提下颌并向左转，保持斜坡位。
  - 使用口咽气道（Guedel 型气道）。
- 确认麻醉和神经肌肉阻滞的深度。
- 必要时申请困难气道手推车。
- 考虑替代气道管理设备，如 Mac 镜片、McCoy 镜片、可视喉镜、不同尺寸的气管导管、辅助装置（探条、管芯），或在必要时进行纤维支气管镜引导插管。

在这种危急情况下，麻醉技术人员应该了解每一步并及时采取行动，以协助麻醉医生做出正确决定。

本章使用困难气道学会（DAS）指南（图 11.1）。这些指南提供了气管插管失败时应采用的一系列方案：优先考虑氧合，同时限制气道干预的数量，以减少创伤和并发症。麻醉团队应秉持的原则是：在执行主要

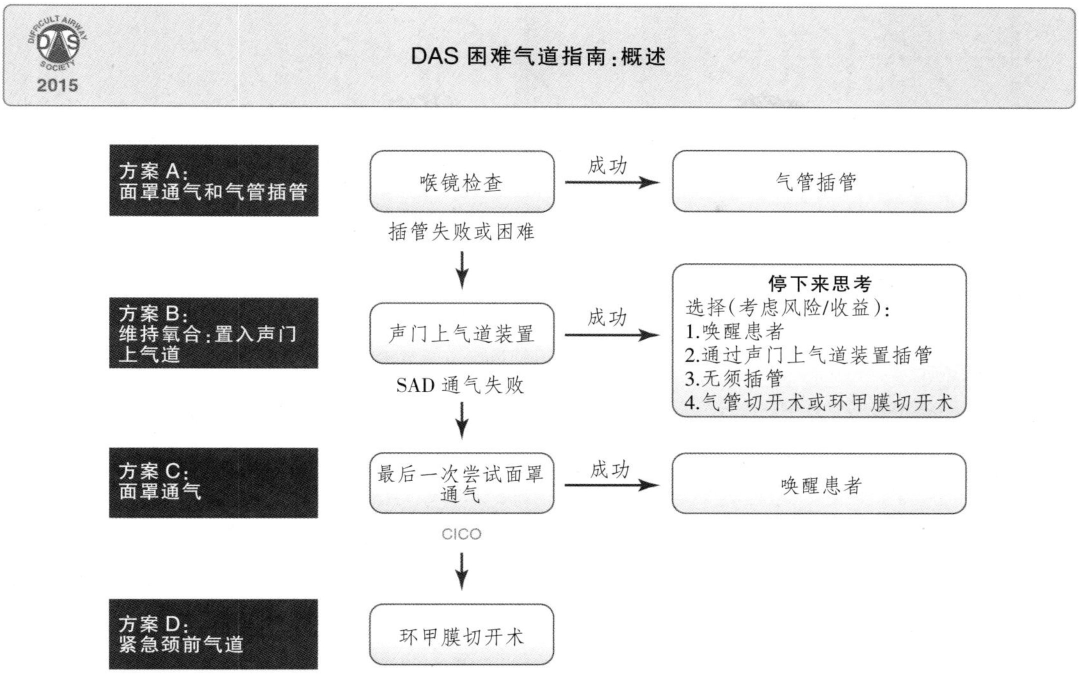

图 11.1 困难气道学会(DAS)插管指南。(with written permission from DAS Society)

操作之前,要有适当的备用计划。

- 步骤 1:面罩通气和气管插管。
  - 优化患者体位。
  - 保持氧合。
  - 适当的神经肌肉阻滞。
  - 尝试直接/可视喉镜检查插管(如果有的话),最多 3+1 次。
  - 喉外操作。
  - 使用探条或导芯。
  - 去除环甲膜压力。
- 步骤 2:如果步骤 1 失败。
  - 保持氧合。
  - 使用喉罩,必要时考虑更改尺寸和类型。
- 考虑通过 SAD 进行气管导管插管。
- 考虑使用纤维支气管镜插管。
- 尽可能保持通气。
  - 如果无法通气,应唤醒患者。
- 步骤 3:如果步骤 2 失败。
  - 如果不能单独维持面罩通气的氧合,则采用双人通气技术。
  - 如果无法实现面罩通气,可以考虑唤醒患者或者进行第 4 步。
- 步骤 4:使用手术刀或套件进行环甲膜切开术。

11.3 支气管痉挛

支气管痉挛表现为支气管肌肉痉挛性收缩导致的肺气道收缩,常发生在全身麻醉期间,可伴或不伴诱因。

- 支气管痉挛的特征。
  - 呼气延长。
  - 呼气末二氧化碳上升,如图 11.2 所示呈锯齿样。
  - 气道压力峰值升高。
  - 哮鸣。
  - 潮气量减少。

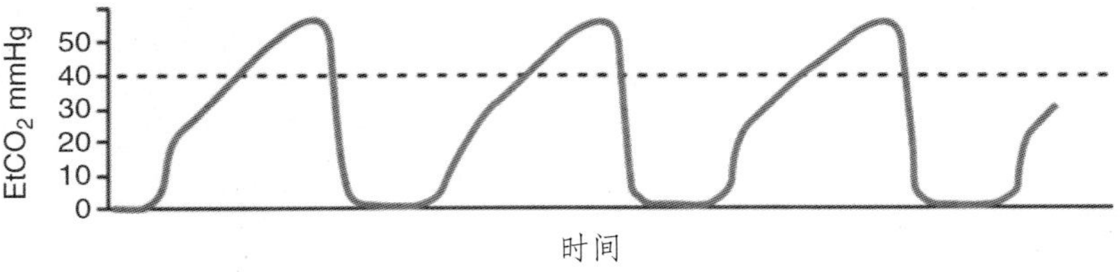

图 11.2 支气管痉挛呼气末二氧化碳呈锯齿样。

如果不治疗，可引起缺氧、低血压，导致发病率和死亡率增加。

11.3.1 原因

- 患者原因。
  - 对抗生素、神经肌肉阻滞剂、血液制品和乳胶过敏。
  - 误吸或急性肺水肿。
  - 哮喘、慢性阻塞性肺疾病（COPD）。
  - 气道污染（分泌、反流或误吸导致气道高反应性）。
  - 上呼吸道感染（URTI）。
- 机械原因。

11.3.2 处理

- 寻求帮助。
- 100%供氧并加深麻醉深度。
- 手动通气。
- 停止刺激并排除上述所有潜在因素。
- 如果气管导管通气困难，应检查管道位置并排除导管堵塞或误入其他位置。如果患者没有插管，可考虑误吸。
- 自充气式球囊可用于呼吸回路堵塞。

以上步骤通常对轻度支气管痉挛有效；但严重的支气管痉挛可能需要进一步治疗。

11.3.3 用药

在排除上述潜在诱因的同时，考虑立即序贯使用以下药物并滴定给药至起效。

- 初始阶段：
  - 考虑沙丁胺醇；从吸入（6~8 泵）开始，必要时重复使用。作为雾化剂，每次 5mg，必要时重复使用。静脉使用时，缓慢注射 250μg，然后每分钟增加 5μg，直到每分钟 20μg。
  - 沙丁胺醇雾化技巧：可将沙丁胺醇吸入器的容器放入 50mL 注射器内。在移除 $ETCO_2$ 采样线防止机器抽吸药物后，通过推动注射器的柱塞可以准确给药（图 11.3）。
- 如果没有改善，应考虑：
  - 异丙托溴铵 0.5mg 雾化，每 6 小时一次。
  - 硫酸镁：50mg/kg，给药时间为 20 分钟以上（最大剂量 2g）。
  - 氢化可的松 200mg，每 6 小时静脉注射一次。
  - 氨茶碱：5mg/kg，静脉注射 20 分钟以上，随后静脉滴注 0.5mg/（kg·h）。
  - 对于情况严重者，可采用肾上腺素雾化：5mL，1:1000 稀释；静脉推注 10~100μg，滴定给药至起效；肌内注射 0.5~1.0mg（如果没有静脉通路）。
  - 对于儿科患者，应调整剂量。
- 持续评估患者情况，如果没有改善，考虑肺水肿/肺栓塞和（或）气胸，根据情况采用相应治疗措施。
- 申请胸部 X 线检查并考虑转至重症监护室进一步治疗。

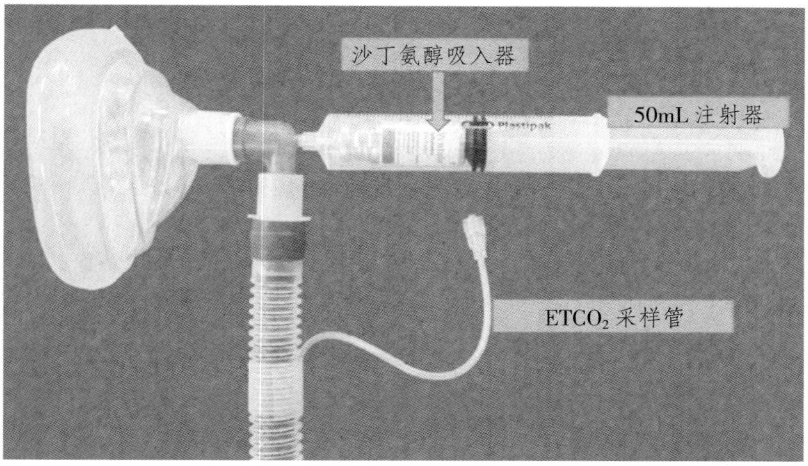

图 11.3　用 50mL 注射器代替注射沙丁胺醇吸入器，在 Luer 锁位置，代替 $ETCO_2$ 采样管连接麻醉回路。

11.4 麻醉下误吸

肺误吸是指将口咽或胃内容物吸入喉部和呼吸道，这是喉部保护反射减弱造成的。

• 吸入固体物质后，因物理阻塞可引起缺氧。

• 吸入酸性胃液可引起肺炎，从而导致进行性呼吸困难、缺氧、支气管喘息，胸片显示肺片状或全部塌陷、实变。

11.4.1 风险因素

麻醉诱导时患者误吸的风险增加。

• 饱胃（急诊手术，禁食时间不足）。

• 腹内压增高患者（肥胖、妊娠、裂孔疝、反流）。

• 胃肠道病变患者。

• 手术因素，腹腔镜检查，头低脚高位。

• 麻醉因素，浅麻醉，声门上气道，正压通气（PPV），困难气道。

11.4.2 误吸期间

• 寻求帮助。

• 将患者头部朝下置于侧位位置。

• 使用抽吸辅助喉镜气道清理技术以防插管期间发生呕吐（图 11.4）。

• 吸引清理气道后，固定气道和正压通气。

• 气道受影响后，患者可能需要转到 ICU 进一步治疗。

11.4.3 建议

• 手术前合理评估误吸风险。

• 准备快速序列诱导和插管，并对环甲膜施加适当压力。

• 具备识别和处理反流和误吸的设备和能力。

• 当血液靠近气道时，血凝块可引起二

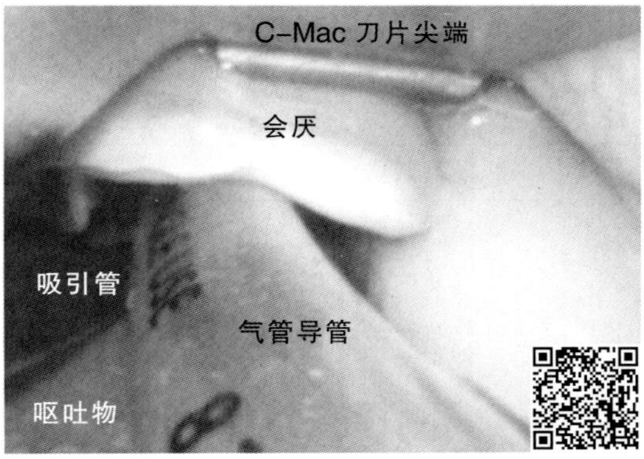

图 11.4　抽吸辅助喉镜气道清理技术。（扫码看彩图）

氧化碳波形图切迹。

11.5 心血管并发症

11.5.1 窦性心动过缓

窦性心动过缓是指心率(HR)<60 次/分钟且节律规律（P 与 QRS 的比例为 1:1，QRS 波形正常）。

11.5.1.1 原因

窦性心动过缓原因包括：缺氧、体温过低、血管迷走神经刺激、气管内吸引、颅内压力增高、半身麻醉或药物原因。

- 血流动力学稳定：如果患者发生严重窦性心动过缓时血流动力学稳定(如<40bpm)，则给予：
  - 静注输注格隆溴铵，每次 0.2mg(最大剂量为 1mg)，以避免有缺血性心脏病的患者出现心动过速。
  - 或者给予小剂量的阿托品，每次增加 0.2mg。
- 血流动力学不稳定(HR<40 次/分钟)伴低血压。
  - 麻黄碱 10~20mg(最大剂量为 60mg)。缺血性心脏病和(或)心动过速患者应避免使用。相反，可使用以下药物之一：肾上腺素、异丙肾上腺素、多巴胺和多巴酚丁胺。
  - 考虑对在心动过缓患者持续输注正性肌力药物(流程图 11.1)。

11.5.2 房性心动过速

房性心动过速是指 HR>100 次/分钟且节律规整。

11.5.2.1 原因

- 交感刺激：麻醉深度不足导致的疼痛刺激。
- 其他：发热、高碳酸血症和血容量减少。
- 血流动力学稳定。
  - 如果进行麻醉后监护病房(PACU)监测，则输注艾司洛尔(如 50~300μg/分钟)。
  - 美托洛尔或拉贝洛尔：小剂量使用，美托洛尔 1~5mg 或拉贝洛尔 5~10mg。在哮喘、慢性阻塞性肺疾病、心力衰竭或肾上腺素能亢进状态的患者(如可卡因或冰毒过量)中，拉贝洛尔应小剂量滴定使用。
  - 加深麻醉并添加阿片类药物可能会减慢心率。
- 血流动力学不稳定和（或)QRS 狭窄或宽 QRS 波群。
  - 进一步管理参见流程图 11.2。
- 术中常用抗心律失常药物(表 11.1)。

11.5.3 室性心动过速

室性心动过速患者具有宽 QRS 波群

表 11.1 心律失常常用治疗药物

药物	推荐剂量
腺苷	静脉推注：快速剂量 6mg；在 2 分钟内无效果，则使用 2 倍剂量；如果没有反应，1~2 分钟内重复 12mg
胺碘酮	静脉推注：50mg，注射 10 分钟以上；静脉输注：0.1mg/min，持续 6 小时，然后 0.5mg/min，持续 18 小时
地尔硫䓬	静脉推注：0.25mg/kg，2 分钟以上；静脉输注：5~15mg/h
艾司洛尔	静脉推注：1mg/kg；静脉输注：150μg/(kg·min)
维拉帕米	静脉推注：0.07~0.15mg/kg，3 分钟以上；必要时每15~30 分钟重复一次；静脉输注：0.005mg/(kg·min)

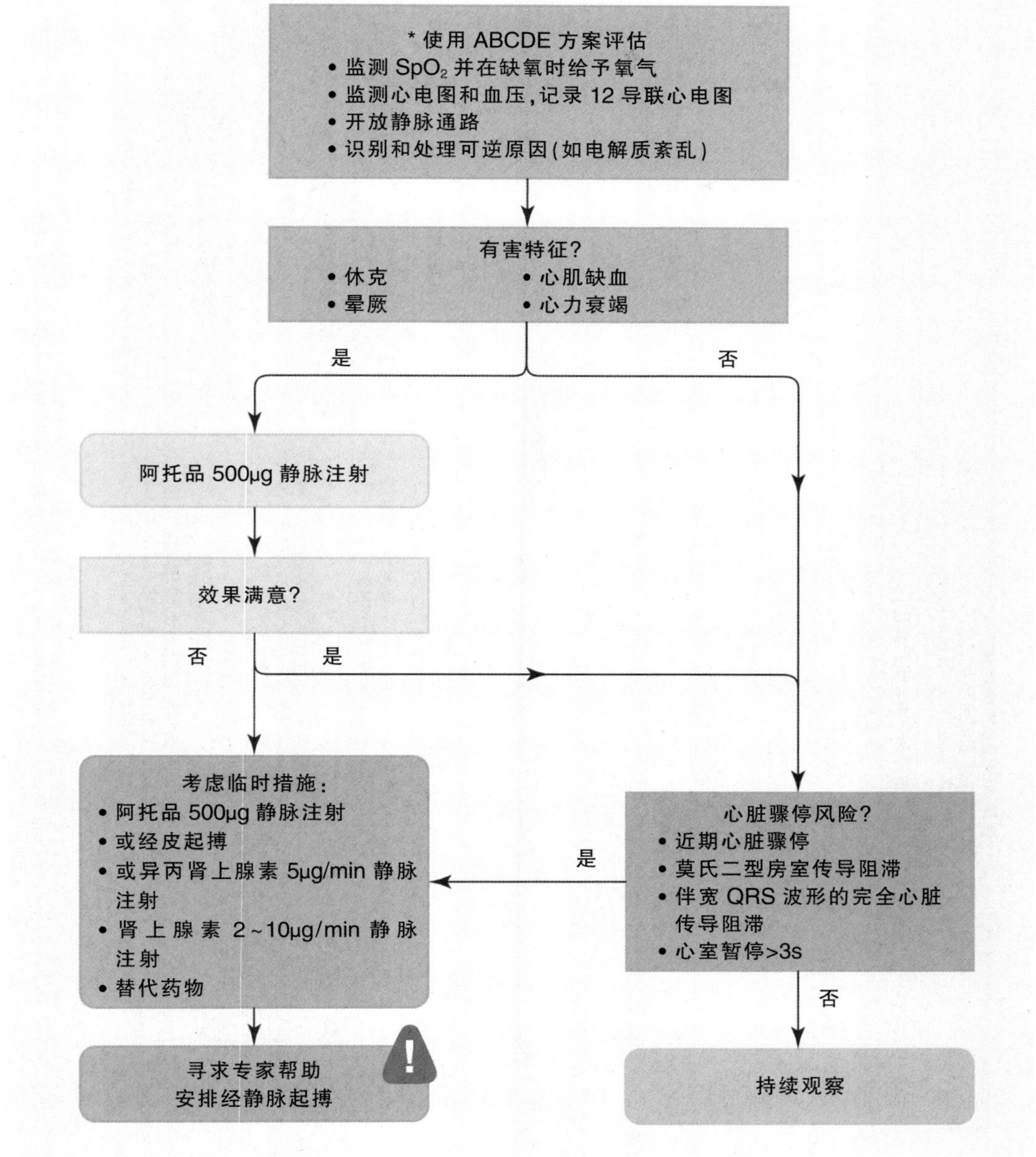

备选方案包括：
- 氨茶碱
- 多巴胺
- 胰高血糖素（如果心动过缓是由 β 受体阻滞剂或钙通道阻滞剂引起）
- 格隆溴铵（可替代阿托品）

流程 11.1　获得英国复苏委员会关于停搏期心律失常管理指南的书面许可。

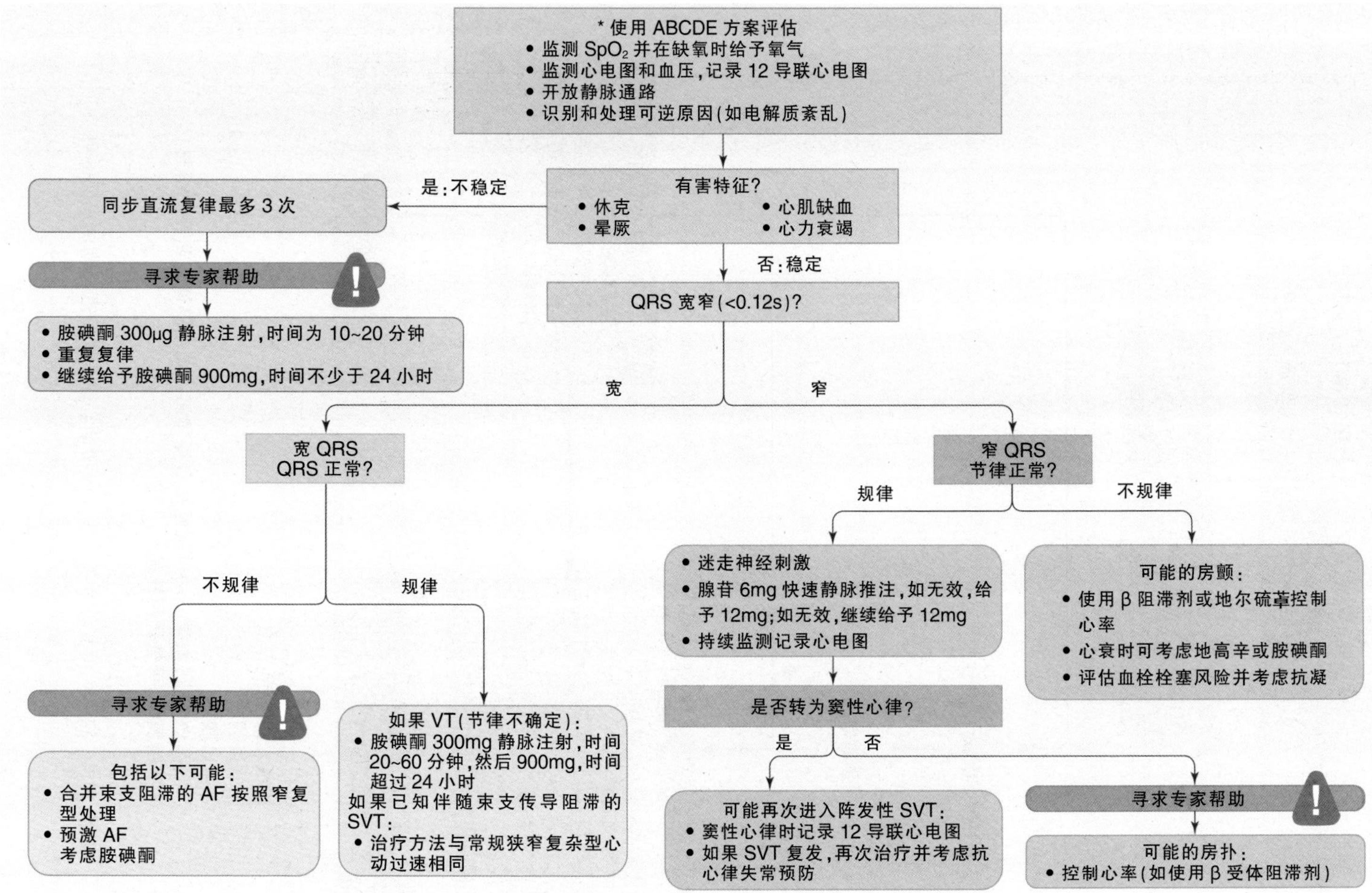

*意识清醒的患者心脏复律需要镇静或常规麻醉

流程 11.2 获得英国复苏委员会关于停搏期心律失常管理指南的书面许可。SVT，室上性心动过速；VT，室性心动过速。

(>120ms)并需要立即治疗。

- "H":缺氧、低血容量、体温过低、低/高钾血症、氢离子(酸中毒)。
- "T":紧张性气胸、心包填塞、毒素、肺或冠状动脉血栓形成。

11.5.3.1 治疗

参考流程 11.2、流程 11.3 和表 11.1。

11.5.4 心跳骤停

立即心肺复苏术(见流程 11.3)。

11.5.4.1 建议

- 排除术中可能会导致心律失常的危险因素。
- 如果需要,立即咨询上级医生,包括心脏病学专家。

11.6 术中出血

术中出血是指失血量超过 1000mL 或者逐渐增多,直至超过总血容量的 25%。术中出血风险高的择期手术患者术前应该做好准备,但这不属于本章的讨论范围。

11.6.1 处理

一旦外科医生报道出血失控或者出血量超过 1000mL,应采取以下措施:

- 寻求帮助。
- 减少静脉/吸入麻醉剂。
- 确保吸入的氧气含量足够,避免高氧症[PaO_2 >26.7kPa(200mmHg)]。
- 检查静脉通路,使用粗直径套管针,如 14G。
- 低血压时使用血管升压药。
- 置入动脉导管、导尿管、中心静脉导管(CVC)。
- 执行 ABG 并采取相应措施。
- 监测有创血压、CVP、体温。
- 与外科医生团队协调控制出血(加压、止血带)。
- 通知血库,启动大出血方案或大量输血方案(MTP)(Hb 5 或更少,并且持续出血),使用 O 型阴性或特殊类型血型。
- 如果大量失血,每 8 单位浓缩红细胞(PRBC)输注 2 单位新鲜冷冻血浆(FFP)。
- 如果使用的 PRBC 超过 10 单位,则给予 10 单位的血小板,并且最好在输血结束时给予。
- PTT 时间延长时,给予 FFP 15mL/kg 以防止止血失败。
- 如果纤维蛋白原较低,给予 2 单位冷沉淀。
- 需要交流血液需求速度。
- 患者积极保暖。
- 使用快速输液和液体加热设备,使用 Level 1 输液器或任何替代输液器(图 11.5)。
- 考虑使用抗纤维蛋白溶酶药物。
- 补钙并考虑给予氨甲环酸。
- 定期进行实验室检查:动脉血气分析、凝血、电解质。

11.7 输血和并发症

早期识别症状和输血将有助于显著降低发病率和死亡率。以下并发症死亡率较高:

- ABO 血型不合引起的溶血反应发生在输血后 1 小时内。
- 移植物抗宿主病(GVHD)。
- 循环超负荷。
- 急性肺损伤。

其他并发症包括:

- 发热性非溶血反应。
- Chill-Rigour 反应。
- 低体温反应。

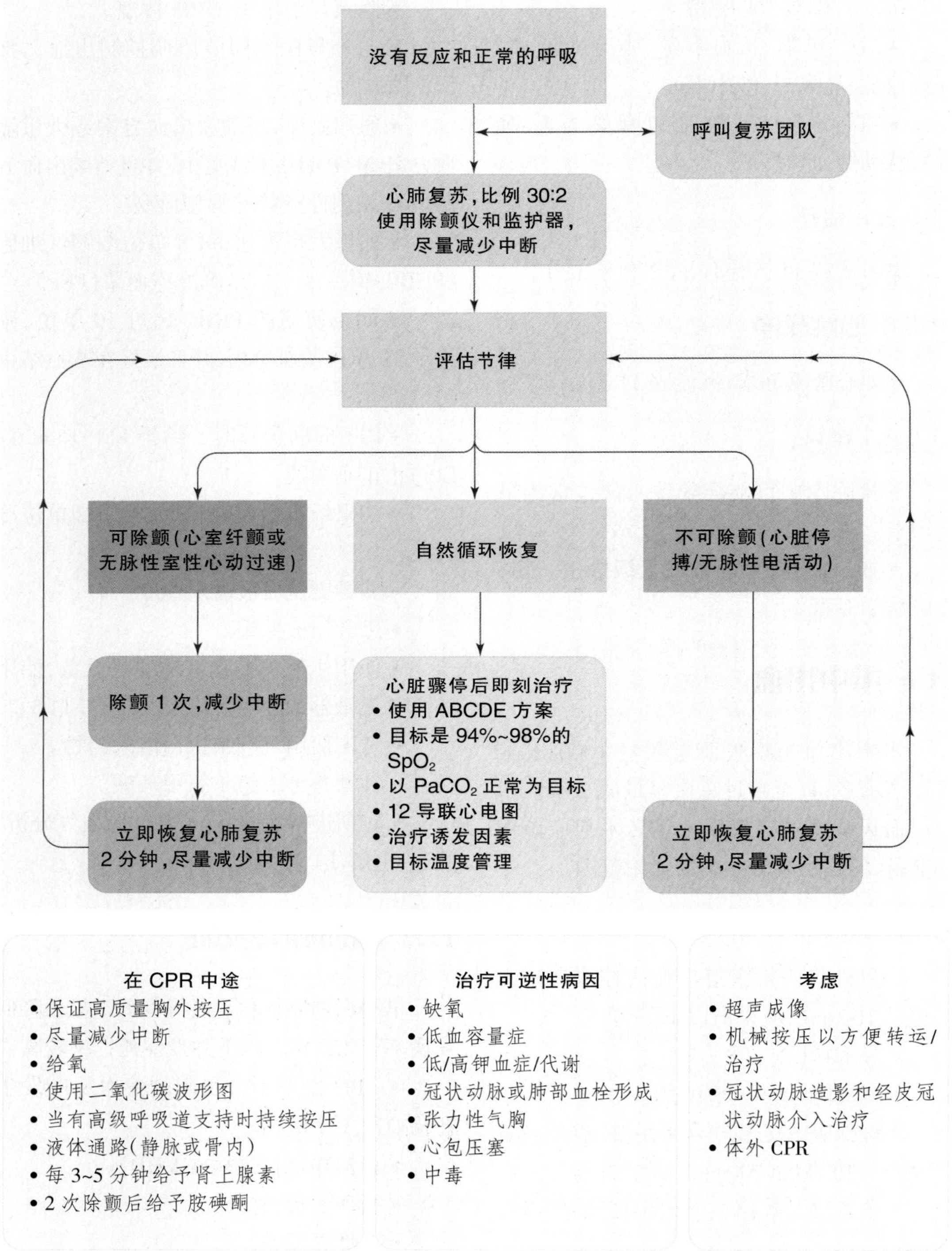

流程 11.3 获得英国复苏委员会关于早期生命支持指南的书面许可。$PaTCO_2$，血二氧化碳分压。

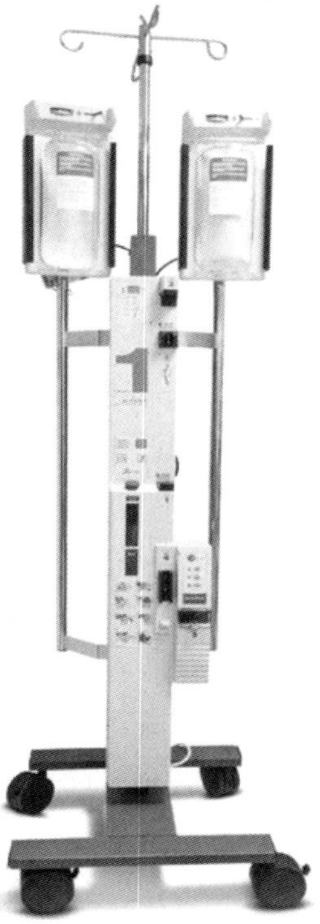

图 11.5 配备空气检测器/夹的 1 级 H-1200 快速流动液体加热器。

- 氧饱和度波动。
- 延迟溶血性输血反应。
- 感染。

11.7.1 症状

可能会在患者身上观察到以下症状，取决于其严重程度：

- 感到不适、呼吸困难、面部发红和焦虑。
- 发热、发冷和腰痛。
- 休克、心动过速、低血压、低温、皮肤湿冷、恶心、呕吐、黄疸。

11.7.2 处理

- 停止输血。
- 寻求帮助。
- 使用 100%氧气。
- 根据症状和体征进行治疗。
  - 用液体+血管活性药物维持血压（如果需要）。
  - 支气管痉挛、支气管扩张剂（如舒喘灵）。
  - 保持常温，避免温度过低/过热。
  - 如果过敏性休克（肾上腺素输注），则采取速发型过敏反应流程 [肾上腺素 0.1μg/(kg·min)给抗组胺药]。
  - 必要时治疗凝血功能障碍。
  - 维持尿量（利尿剂治疗：呋塞米、甘露醇）。
- 取血和尿样品。
- 所有用品归还血库。

11.8 麻醉期间的过敏反应

在麻醉期间，肌肉松弛剂、乳胶、抗生素和胶体被认为是引起过敏反应的常见原因。这种超敏反应可以是免疫介导的（过敏）或非免疫介导的（类过敏反应）。警惕和迅速了解临床表现对于治疗非常重要。

11.8.1 诊断

- 皮肤征象（皮疹、荨麻疹、血管性水肿）。
- 气道反应（支气管痉挛和喉水肿）。
- 低血压/心血管衰竭/心动过速。
- 清醒患者出现恶心和呕吐。

11.8.2 处理

- 停用触发因素，如抗生素。
- 寻求帮助。
- 监测生命体征，SPO_2。
- 使用 100%氧气通气，如果气道受损则插管。
- 静脉输液：20mL/kg。
- 考虑将头低脚高位患者置于平卧位。

• 静脉输注肾上腺素：1μg/kg，肌内注射肾上腺素 500μg。如果患者出现心动过缓和(或)低血压，给予 1mg 肾上腺素静脉注射。

• 测定剂量取决于临床结果。

• 开始注射肾上腺素 0.15μg/(kg·min)，或静脉注射升压素 0.4~1U/kg，最大剂量为 40 单位。

• 如果存在持续低血压，考虑静脉输注去甲肾上腺素 0.1μg/(kg·min)。

• 置入动脉导管用于监测和重复测量血气。

• 收集血液样本用于测定肥大细胞胰蛋白酶水平。

11.8.3 其他治疗

考虑加用以下药剂：

• 苯海拉明(1mg/kg，静脉注射，最大剂量为 50mg)。

• 氢化可的松(5mg/kg，静脉注射)。

• 雷尼替丁(1mg/kg，静脉注射)。

• 氨茶碱(5mg/kg，静脉注射)，支气管痉挛时使用沙丁胺醇吸入器。

• 动脉血气测出酸中毒：碳酸氢钠(0.5~1mmol/kg，静脉注射)。

• 在心脏骤停的情况下，遵循高级心脏生命支持方案。

• 转至重症监护室。

11.9 全脊髓麻醉

它是脊髓麻醉/硬膜外麻醉的并发症，主要涉及局部麻醉(LA)扩散导致的意识丧失。如果局部麻醉药扩散达到 T4 水平以上，则称为高位脊髓麻醉。

11.9.1 表现

• 心肺：低血压、心动过缓、呼吸暂停症、氧饱和度降低、心脏骤停(停搏)。

• 神经：恶心和焦虑、感觉阻滞超过 T1 水平、口齿不清、失去意识(脑神经受累)。

11.9.2 原因

• 高剂量导致高风险。

• 比重：高压溶液更容易控制向头侧扩散。

• 身体形态：较高的 BMI 或腹围(如妊娠)可减少硬膜外空间，增加高阻滞的风险。

• 椎管异常。

• 体位(脊髓麻醉后)。

• 注射速度的影响。

• 过度往复回抽推注。

• 不要在妊娠收缩/咳嗽/深吸气期间注射，这可能会增加头侧局部麻醉药扩散。

11.9.3 处理

一旦 TSA 被立即识别：

1.寻求帮助。

2.戴上面罩，输送高氧。

3.患者体位改为头高位。

4.评估患者的气道、呼吸、循环、无力(ABCD)。

5.如果失去意识，应保护患者气道。

6.如果发生心动过缓，应使用阿托品、胃长宁等抑制迷走神经。

7.如果患者需要，可以开始补液。患者低血压时可增加血管升压药，如麻黄碱；根据需要使用肾上腺素。如果仍没有反应，则考虑使用稀释后的肾上腺素(最低稀释度为 10μg/mL)进行滴定给药。

8.如果患者失去知觉，应进行插管和通气。

11.10 局部麻醉全身毒性

局部麻醉全身毒性(LAST)是指通过多种途径给予局部麻醉药物后，可能发生的危及生命的毒性反应用。神经系统症状通常是最常见和最先出现的症状，但 20%的病例仅表现为心血管疾病。

11.10.1 表现

- 口周感觉异常。
- 视听障碍。
- 味觉障碍（味觉障碍）。
- 意识模糊。
- 意识水平降低。
- 惊厥。
- 昏迷。
- 呼吸停止。
- 心脏骤停。

11.10.2 处理

- 停止药物注射。
- 寻求帮助。
- 保护气道，必要时插管并用 100%氧气通气。
- 如果要求，启动心肺复苏术（CPR）并遵循 ACLS 流程。
- 静脉脂肪乳剂治疗应同时使用；静脉注射 20%脂质[1.5mg/kg，单次静脉推注超过 1 分钟（成人 100mL）]并静脉滴注 15mL/（kg·h）（成人 1000mL/h）。如果 5 分钟后仍没有反应，可再次给予初始剂量，双倍注射速度为 30mg/（kg·h）（每分钟允许输注初始剂量 3 次）（图 11.6）。
- 如果发生以下情况：
  - 抽搐（咪达唑仑 5~10mg，硫喷妥酮 50mg，异丙酚 50~100mg）。
  - 根据需要治疗心律失常，应避免使用利多卡因。
- 维持血流动力学稳定并重新评估每次注射脂肪乳剂后患者的状态。
- 如果患者有单次 LAST 发作伴 CVS 症状，应至少监测 6 小时；如果只有中枢神经系统体征，需要至少监测 2 小时。

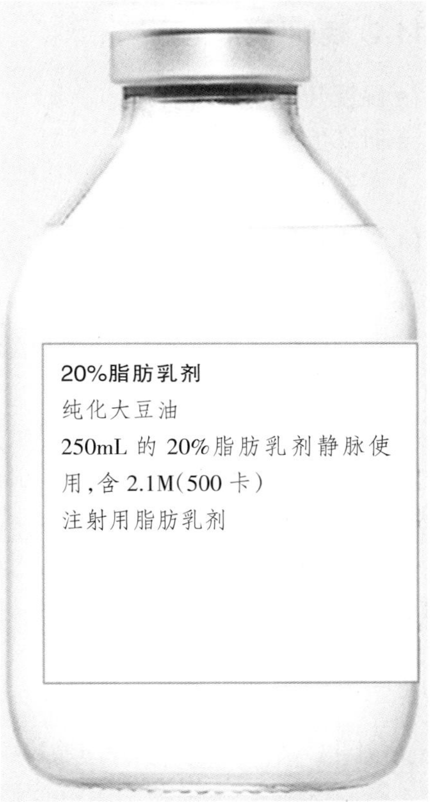

图 11.6 静脉注射脂肪乳剂 20%。

11.11 恶性高热

恶性高热（MH）是一种涉及骨骼肌肉的高代谢临床症状。内质网钙通道蛋白受体异常可引起骨骼肌钙的堆积，导致实质性代谢反应。

11.11.1 早期临床表现

- $ETCO_2$ 升高（代谢和呼吸性酸中毒），尽管通气充足。
- 心动过速，呼吸过速。
- 肌肉/咬肌痉挛（强直或咬合）。
- 高钾血症。

11.11.2 晚期临床表现

- 温度升高(晚期征象)。
- 肌红蛋白尿。
- 多器官衰竭。

11.11.3 处理

- 寻求帮助。
- 要求预先准备好的 MH 手推车(如果有)(图 11.7)。
- 100%供氧过度通气。
- 停止使用挥发罐,更换钠石灰和回路,如果可能的话,更换机器。
- 使用全凭静脉和非去极化肌肉松弛剂维持麻醉。
- 准备丹曲林(初始剂量为 2~3mg/kg,然后维持 1mg/kg)。
- 积极冷却患者,但避免血管收缩;使用冷的静脉液体,冷的腹膜灌洗,必要时可进行体外热交换。
- 协助动脉穿刺,CVC 置入,导尿,监测核心体温和凝血。
- 使用碳酸氢钠治疗酸中毒。
- 启动碳酸氢钠、葡萄糖和胰岛素,静脉注射氯化钙治疗高钾血症。
- 如果尿量<3mL/(kg·h) 且尿液 pH 值<7.0,则会开始出现肌红蛋白尿症。
- 如果患者发生弥散性血管内凝血,输注新鲜冷冻血浆、冷沉淀和血小板。
- 如果有心律失常征象,应立即开始使

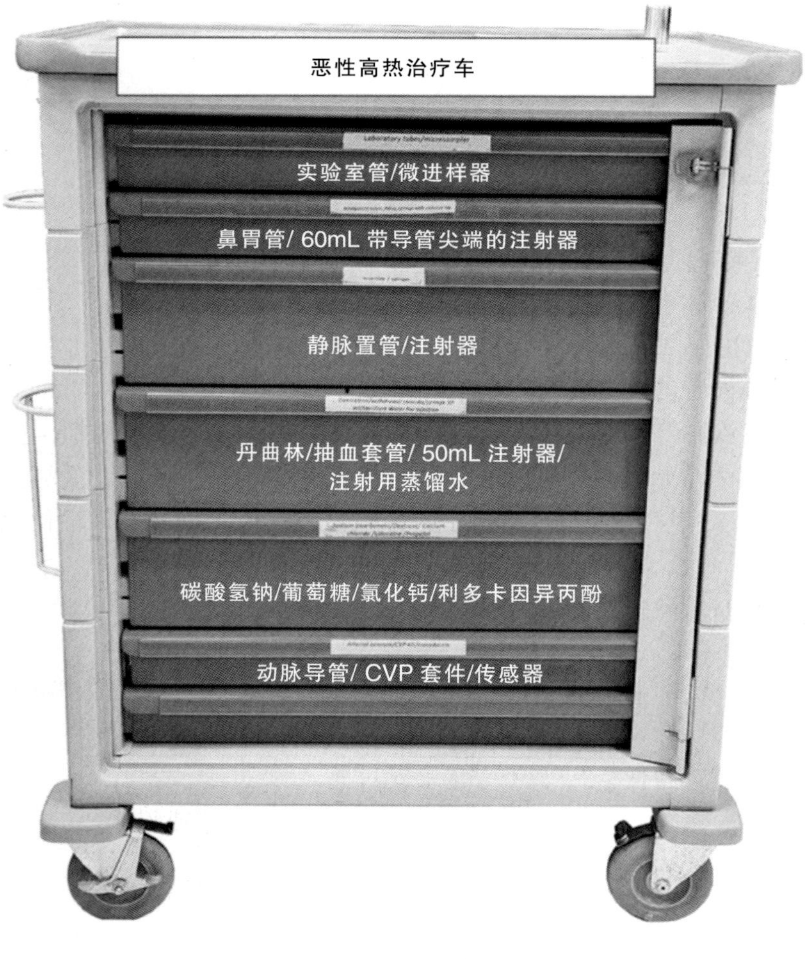

图 11.7 恶性高热治疗车。

用普鲁卡因胺、镁、胺碘酮(避免钙通道阻滞剂与丹曲林相互作用)。

- 将患者送入 ICU 进行后续治疗。

11.12 患者体位

将患者放在某个特定的位置以方便外科医生充分显露手术部位,这是手术室团队共同的责任。团队应该评估:

- 手术时长。
- 外科医生的体位偏好。
- 患者的风险因素(年龄、体重、皮肤状况、活动能力和气道)。

所有体位都可能引起心肺生理变化、神经损伤及皮肤损伤。理想的患者体位需要在手术舒适和患者体位相关的风险中达到平衡。

11.12.1 适当位置

- 维持患者的呼吸道。
- 避免压迫胸腔。
- 维持血液循环。
- 防止神经损伤。
- 提供足够的手术显露位置。
- 确保患者舒适和安全。

11.12.2 体位类型

11.12.2.1 仰卧位

- 手臂固定<90°。
- 手臂、骶骨和枕部固定并用凝胶或黏弹性填充物包裹,以避免压迫和伤害。

11.12.2.2 头低足高位(图 11.8)

- 颅内压和眼压升高。
- 长时间的头低足高位会导致面部水肿和气道阻塞。臂丛神经损伤并不少见,应采取预防措施。严重的心血管疾病患者应避免该体位。

11.12.2.3 头高位(图 11.8b)

对心血管的影响可能类似于坐姿。因

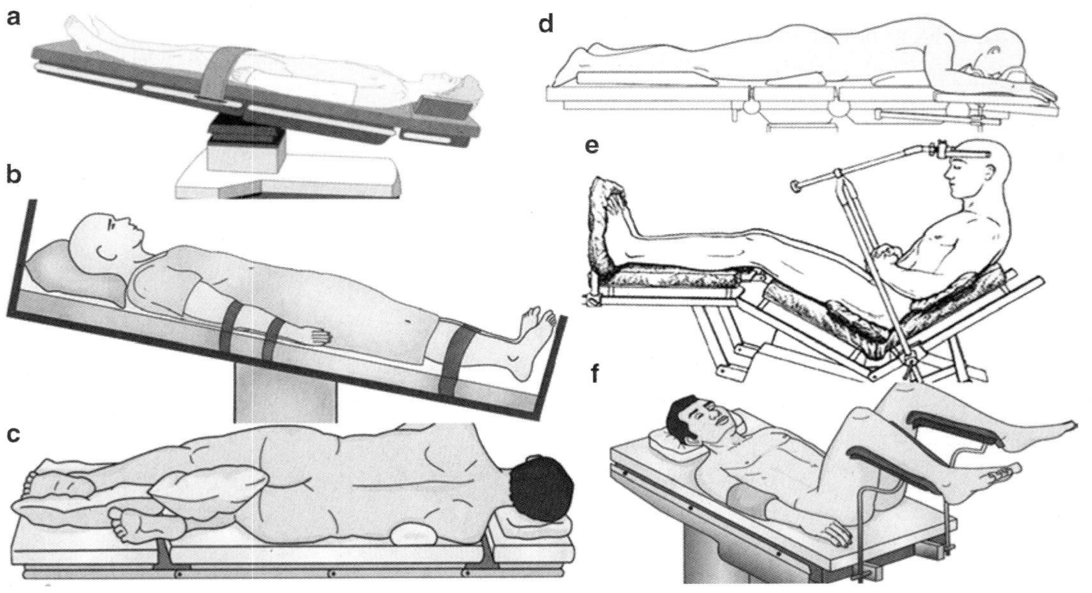

图 11.8　术中患者体位。(a)头低足高位。(b)头高位。(c)侧卧屈曲位置。(d)俯卧位。(e)坐位。(f)截石位。

此，应逐渐增加头部高度。

侧卧位：患者应由卷筒或抱枕支撑以避免滚到俯卧位或仰卧位。头部应支撑在中立位。使用胸部支撑（腋窝卷）以避免压迫神经血管结构。

11.12.2.4 侧卧屈曲位（图 11.8c）

手术台应固定在髂骨处，以减少对静脉腔和胸廓结构的压迫。

11.12.2.5 俯卧位（图 11.8d）

为了避免腹部压迫，躯干应由卷筒或抱枕支撑。不要挤压乳房和生殖器。颈部应处于中立位，避免压到眼睛和鼻子，术中应定时检查。

11.12.2.6 坐姿（图 11.8e）

最重要的生理变化是心血管效应（心脏前负荷、脑卒中容积和平均动脉压降低）。

MAP 应维持在不超过基线即术前静息值的 20%以内，并且>70mmHg。因此，推荐逐渐增加位置的高度。

11.12.2.7 截石位（图 11.8f）

腿部不应过度伸展或紧绷，以避免神经损伤，应由两名医护人员同时将腿摆好或放下。

11.13 手术室消防安全

手术室火灾很少见且可以预防。导致火灾的因素包括：氧化剂（氧气、二氧化氮）、点火源（电灼、激光）和燃料（易燃的术前准备液体、洞巾、个人防护用品）。与这三种物品密切接触可能会引起火灾（图 11.9）。

11.13.1 发生火灾时手术室环境

当手术室发生火灾时，通常涉及电气设备。应立即安全拔掉电源，并将其移出手术室。如果无法移动，应在房间里内灭火。

11.13.2 患者发生火灾

- 灭火。
- 清除患者身上的灼烧物质。
- 使用二氧化碳灭火器灭火。
- 立即停止使用所有气体，特别是氧气和氧化亚氮。
- 患者气道着火。
- 停止使用所有气体并取出气管内插管。
- 移除剩余燃烧物品。
- 将生理盐水或水倒入气道。
- 如无严重损伤，可为患者重新插管并使用医疗设备进行通气；或者使用面罩通气。严重的气道损伤患者需要采用气管切开术。

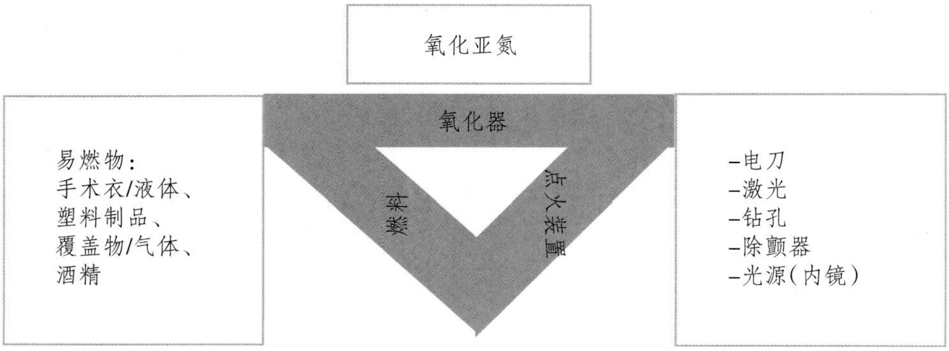

图 11.9 手术火灾的 3 个因素。

流程由麻醉患者安全基金会制订(图 11.10)。

11.14 激光与手术室安全

目前激光在外科手术中被广泛使用,其既有优点,也有缺点。

11.14.1 优点

- 减少术后疼痛和手术部位感染。
- 提高伤口愈合速度。
- 精确切割。
- 减少失血。

11.14.2 缺点

可能会导致火灾,并对眼睛造成生理和生物危害,如激光羽流(图 11.11)。因此,在激光使用过程中,有效的准备是必不可少的;如覆盖反射面、戴上合适的 LPE、激光羽流

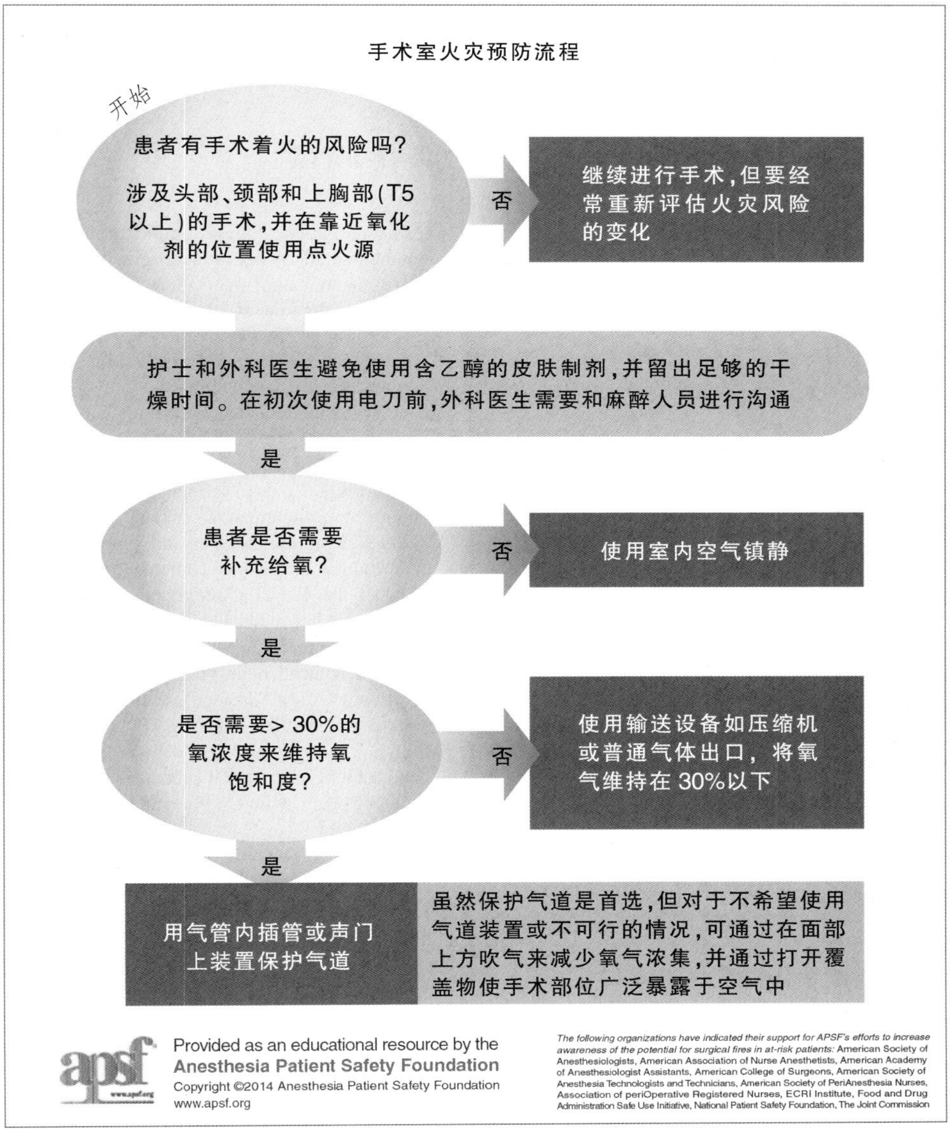

图 11.10　手术室火情。[With written permission from Anaesthesia Patient Safety Foundation(APSF)]

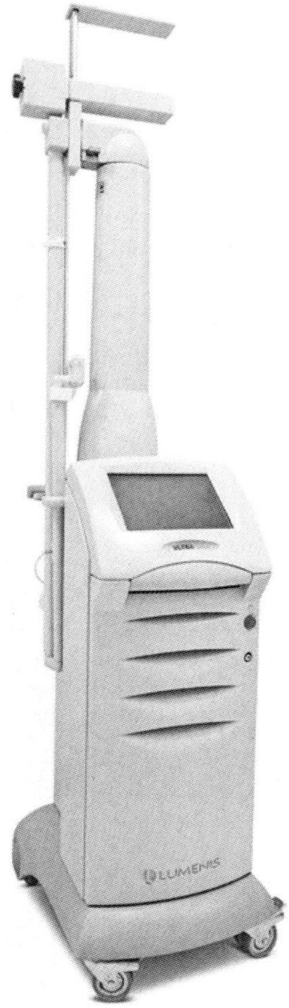

图 11.11 LASER 机。

管理、防止电气危害。

11.14.3 发生气道火灾时麻醉师采取的措施

• ET 管套囊应充生理盐水(在破裂的情况下,生理盐水将有助于扑灭气道火灾)。

• 麻醉师应立即拔下 ET 管并关闭输送的麻醉气体。

• 所有易燃物均应从气道中移除。

• 将水倒进患者的气道。

• 当气道的火熄灭时,麻醉师应通过面罩重新建立通气。

11.15 结论和建议

提高知识和技能有助于对任何临床手术病例做好准备。同时,也可以帮助学习如何管理和避免这些并发症。

在一些国家,由于缺乏麻醉医生,麻醉技师独自工作的情况并不罕见。因此,本章将提供一个快速且简明的信息,一旦需要,即可立刻采取适当和安全的措施。

(林天成 译 崔璀 校)

推荐阅读

Anesthesia Patient Safety Foundation: prevention and management of operating room fires (Video). 2010. https://www.apsf.org/videos/or-fire-safety-video/. Accessed 30 June 2020.

Beck-Schimmer B, Bonvini JM. Bronchoaspiration: incidence, consequences and management. Eur J Anaesthesiol. 2011;28:78–84.

Bux J. Transfusion-related acute lung injury (TRALI): a serious adverse event of blood transfusion. Vox Sang. 2005;89:1–10.

Cook T, Frerk C. 4th National Audit Project (NAP 4): major complications of airway management in the United Kingdom Report and Findings—Chapter 19. Aspiration of gastric contents and of blood, 2011 March the Royal College of Anesthetists and The Difficult Airway Society.

Cook TM, Counsell D, Wildsmith JA. Major complications of central neuraxial block: report on the Third National Audit Project of the Royal College of Anaesthetists. Br J Anaesth. 2009;102:179–90.

Fatalities reported to FDA following blood collection and transfusion: annual summary for fiscal year 2018. Silver Spring, MD: US Food and Drug Administration; 2018.

Frerk C, Mitchell VS, McNarry AF, et al. Difficult Airway Society intubation guidelines working group, Difficult Airway Society 2015 guidelines for management of unanticipated difficult intubation in adults. BJA: Br J Anaesth. 2015;115:827–48. https://doi.org/10.1093/bja/aev371.

Guarney H, Brown A, Litman RS. Malignant hyperthermia and muscular dystrophies. Anesth Analg. 2009;109:1043–8.

Harper NJ, Dixon T, Dugué P, et al. Working Party of the Association of Anaesthetists of Great Britain and Ireland. Suspected anaphylactic reactions associated with anaesthesia. Anaesthesia. 2009;64: 199–211.

Hopkins PM. Malignant hyperthermia: pharmacology of triggering. Br J Anaesth. 2011;107:48–56.

Kaur H, Katyal N, Yelam A, Kumar K, Srivastava H, Govindarajan R. Malignant hyperthermia. Mo Med. 2019;116:154–9.

Kumeta Y, Hattori A, Mimura M, Kishikawa K, Namiki A. A survey of perioperative bronchospasm in 105 patients with reactive airway disease. Masui. 1995;44:396–401.

Laser use and safety. ECRI Institute. Available at www.ceeducation.org/Documents/3-Lasers/ECRI-SurgAn17.pdf. Accessed 19 Oct 2018.

McEwen DR. Intraoperative positioning of surgical patients. AORN J. 1996;63:1059–63.

Neal JM, Barrington MJ, Fettiplace MR, et al. The third American Society of Regional Anesthesia and Pain Medicine practice advisory on local anesthetic systemic toxicity: executive summary 2017. Reg Anesth Pain Med. 2018;43:113–23.

Nolan TE, Gallup DG. Massive transfusion: a current review. Obstet Gynecol Surv. 1991;46:289–95.

Nolan JP, Hazinski MF, Aicken R, et al. Part I. Executive summary: 2015 international consensus on cardiopulmonary resuscitation and emergency cardiovascular care science with treatment recommendations. Resuscitation. 2015;95:e1–e32.

Olsson GL. Bronchospasm during anaesthesia. A computer-aided incidence study of 136,929 patients. Acta Anaesthesiol Scand. 1987;31:244–52.

Soar J, Callaway CW, Aibiki M, et al. Part 4: advanced life support: 2015 international consensus on cardiopulmonary resuscitation and emergency cardiovascular care science with treatment recommendations. Resuscitation. 2015a;95:e71–e122.

Soar J, Nolan JP, Bottiger BW, et al. European resuscitation council guidelines for resuscitation 2015 section 3 adult advanced life support. Resuscitation. 2015b;95:99–146.

Surgical fires: decreasing incidence relies on continued prevention efforts. Pennsylvania Patient Safety Advisory. 2018. Available at: http://patientsafety.pa.gov/ADVISORIES/Pages/201806_SurgicalFires.aspx. Accessed 20 Apr 2020.

Watson DS. New recommendations for prevention of surgical fires. AORN J. 2010;91:463–9.

第 12 章

血管通路：从置管到移除

Nissar Shaikh, Arshad Chanda, Adel Ganaw, Mohammad Sameer, Jazib Hassan, Muhmmad Waqas Farooqi, Mohammed Mohsin A. M. Haji

12.1 引言

血管通路是一种最常见的操作，其可用于多种情况下，如医疗紧急情况、救护车、医院设施等，也可用于门诊患者和住院患者。静脉给药是急症护理的一种重要方式，它是卫生保健工作者（如医生、护士和技术人员）根据其培训和权限执行的一种核心技能。血管通路可以是微创的（如实验室中的静脉切开术），也可以是高度侵入性的（如 ICU 的中心静脉导管和动脉导管置入）。

12.2 血管通路分类

12.2.1 静脉切开术

静脉切开术也被称为静脉穿刺；这是一次性操作，将金属针置入静脉（通常是上肢）抽血用于检测。

12.2.2 外周静脉置管（IV）

这是暂时的静脉通路，通常用于住院患者。将无菌聚氯乙烯管（也称为套管）置入血管中，用来输送各种药物、液体、血液及血液制品。通常可持续 3~7 天。如果操作得当，外周静脉置管较为安全，几乎没有严重的风险。

12.2.3 中心静脉通路（CVC）

这是一种侵入性更强的操作，在中心静脉（颈静脉、锁骨下静脉和股静脉）置入柔性 PVC 导管，通常可在体内停留 1~2 周。中心静脉通路通常用于给予高度刺激性药物，如化疗药物、电解质、长期肠外营养、输血、血液透析等；也可用于监护目的，如评估中心静脉压（CVP）和心排血量等。

12.2.4 动脉血管通路

这也是一种侵入性操作，将套管或导管置入桡动脉、肱动脉、股动脉等。可用于监测目的，如连续有创血压、心排血量，或诊断目的，如重复动脉血气分析（ABG），以及选择性溶栓、支架置入和栓塞等治疗。

12.2.5 骨间置管（IO）

骨内置管是血管通路的一种，将针插入长骨的髓腔。骨间置管是紧急手术，在危重患者或受伤患者中,当外周或中心静脉通路困难或延迟时,可使用骨间置管。骨间置管目前通常用于院前治疗,可由训练较少的卫生保健提供者完成。与外周和中心静脉置管相比,其需要较少的实践。

12.3 外周静脉途径

外周静脉置管也称为外周静脉穿刺,通常在上肢的静脉表面进行,较少用于在下肢(由于并发症的发生率较高,通常避免使用),罕见用于头皮静脉(通常在新生儿中使用)。静脉插管可在解剖标志引导下进行,或者通过视觉和触诊方法进行。解剖标志一直是标准做法,直至实时成像的床旁超声(POCUS)的出现。超声(US)引导静脉置管用于置管困难的情况,如肥胖或多次尝试失败。超声引导静脉置管需要培训,并且学习困难。

12.3.1 用于外周静脉置管的浅静脉的解剖

有多种体表浅静脉可用于外周置管。置管位置的选择取决于各种因素,如血管评估(易操作性)、静脉大小决定导管尺寸、静脉置管指征、治疗持续时间和患者偏好。在肥胖、儿童及休克、反复插管化疗、静脉注射药物滥用和深肤色患者中,经解剖定位识别可置管位置更加困难。

外周静脉置管的优点是置管更容易,不需要专业知识,而且需要设备较少,相比中心静脉通道疼痛更少,在特殊情况下,尤其是心脏骤停时可更快且反复操作。相比中心静脉置管可发生气胸、感染等并发症,外周静脉置管更经济、安全。

简要讨论一下外周静脉常用的解剖标志。首选静脉应该是直的、无分支的,长度足够匹配套管的长度,且在四肢远端。

12.3.2 不同部位的外周静脉置管

12.3.2.1 上肢静脉[2,3]

静脉回流从掌骨开始,手背上的静脉形成了背静脉弓,很容易看到和触及,它们是最容易置管的位置。静脉弓向上汇入头静脉和基底静脉中。

在肘前窝,这两条静脉是由肘正中静脉和前臂正中静脉相连。它们通常较粗,较容易置管。这些静脉不是置管的首选,但在紧急静脉注射中非常有用。上肢静脉置管会增加动脉穿刺和神经损伤的风险。

12.3.2.2 颈静脉[2,3]

颈外静脉流入锁骨下静脉。这是一条更大的静脉,在 Trendelenburg 位或 Valsalva 动作时会更突出。在严重容量不足的情况下,采用这两个动作扩张静脉可以方便置管。

12.3.2.3 下肢静脉[2,3]

与上肢一样,足背静脉丛向上移行为腿部大隐静脉和小隐静脉。内踝水平的大隐静脉和足背的跖背静脉经常可用[3]。然而,下肢置管只有在上肢置管无效时才使用。

12.3.2.4 头皮静脉[2,3]

颞浅静脉是头皮上最容易触及的静脉。额、枕或耳后静脉是另一种选择,但这些在新生儿或婴儿中很难触及(图 12.1)。

通常选择非优势上肢, 其较为舒适,并且血栓形成风险或血栓性静脉炎的发生率降低。

12.3.3 外周静脉置管注射适应证

计划任何侵入性手术时均应考虑其适应证和禁忌证。外周静脉置管注射的适应证可以分为诊断性和治疗性。以下仅列出部

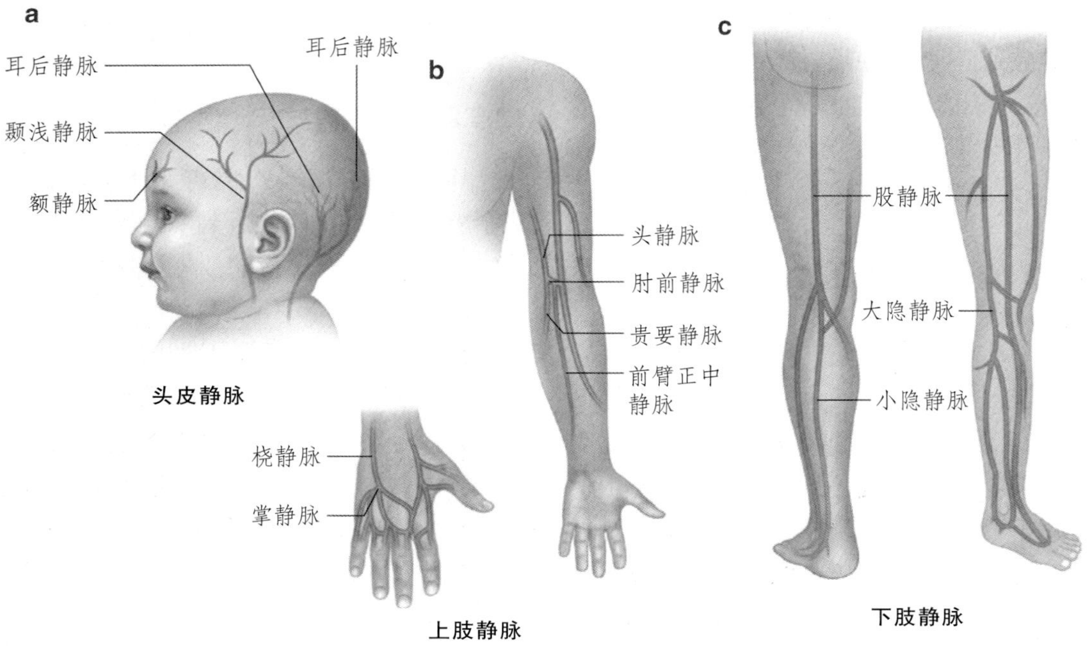

图 12.1 (a)头皮静脉。(b)上肢静脉。(c)下肢静脉。

分,但它们并不仅限于这些。

• 诊断性适应证:包括反复抽血,但外周静脉通路(一次性的,用于输注药物)不适合抽血进行检验,注射静脉造影剂用于 CT、MRI 或核成像等。

• 治疗性适应证:包括输注液体、药物(特别是快速起效或提高生物利用度的药物)、化疗药物、肠外营养、血液或血液制品。

• 外周静脉置管的禁忌证:除了患者拒绝外,没有绝对的禁忌证。相对禁忌证可能是部位特异性的,如局部感染、置管部位受伤或烧伤。

• 一些禁忌证是药物相关的,因为它们可以导致组织坏死(在外渗情况下)、血栓形成及剧烈疼痛。这些药物一般是化疗药物、高浓度的血管收缩剂、高酸性和高碱性(pH<5 或 pH>9)药物且渗透压>600mOsm/L。在紧急情况下,可以外周静脉给药,但需要仔细监测和高稀释度。

12.3.4 静脉套管的类型

目前,有多种类型的静脉套管(图12.2):根据法国标准,套管的大小和尺寸不同。套管型号越大,直径越小。直径用不同颜色编码。各种类型的市售套管可以带翼,也可以不带翼,有接口套管和无接口套管,以及封闭或开放套管。封闭系统有一个自动激活的安全装置用于防止针扎伤和血液飞溅。

12.3.5 部分典型静脉套管

典型的静脉套管可见图 12.3。

12.3.5.1 外周静脉套管大小及流速(表 12.1)

外周静脉套管范围从最小的 26G 到最大的 14G。数字增大,直径减小。

套管的直径和长度决定液体通过外周

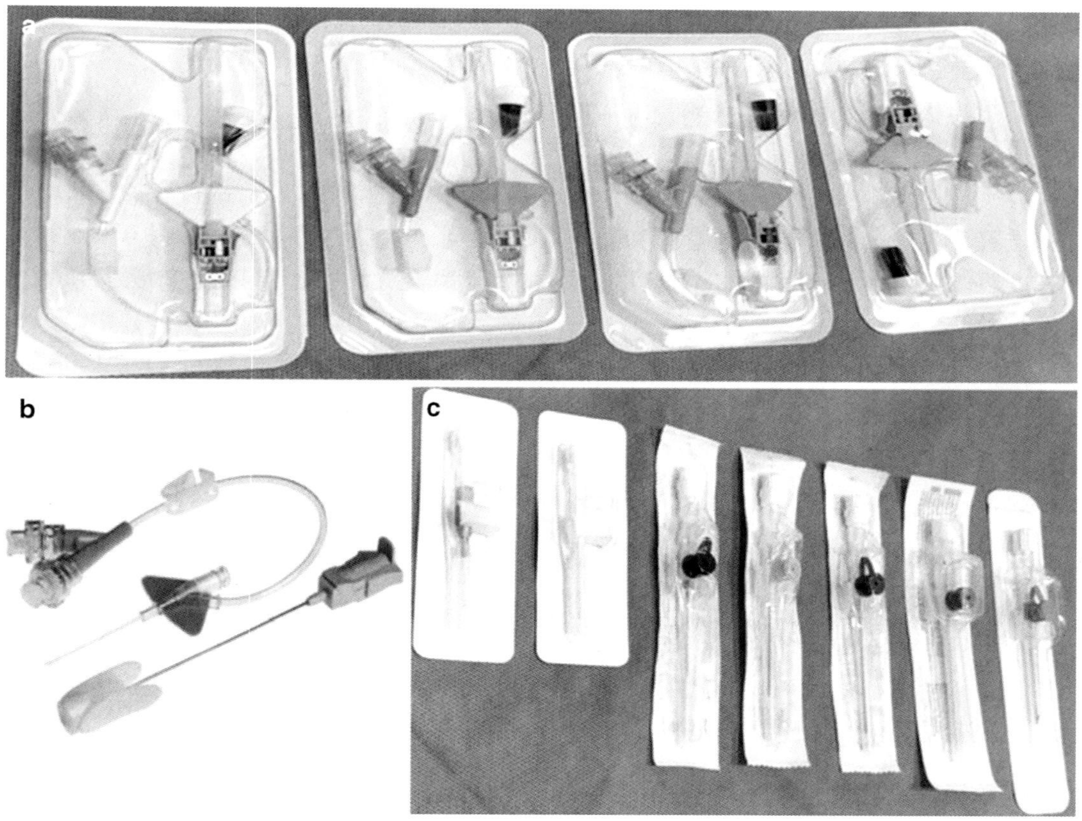

图 12.2　静脉套管类型。(a)带翼无接口。(b)带翼、无接口和带针的封闭套管。(c)带翼和带接口但非封闭的套管。

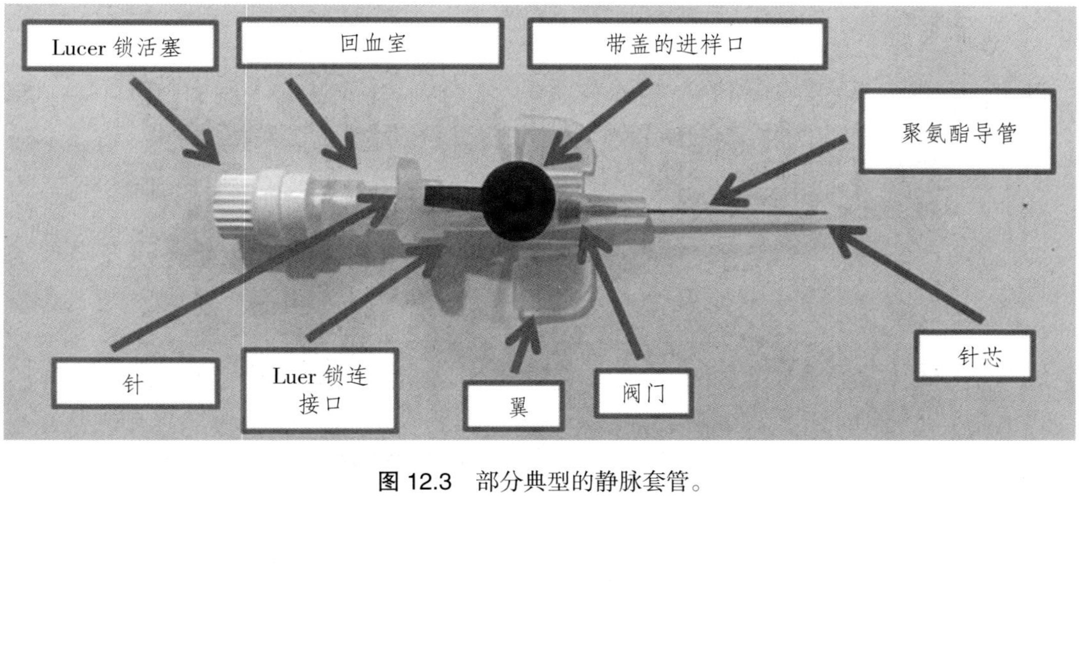

图 12.3　部分典型的静脉套管。

静脉套管的流速。直径越大，长度越短，速度就越快。它遵循泊肃叶定律（V=∏ p r4/8ηl），表明流量直接与驱使液体进入导管内部的压力成正比，而与导管半径四次方和导管的长度成反比，与液体的黏度系数成正比[4]。

选择套管时应选择最小的套管和适当的长度。体积越小，发生创伤和静脉炎的可能性就越低。

20G导管通常用于常规医疗操作。它们适合用药和适量输液。如果需要大容量和快速静脉输液，可选择18G或更大直径的套管。套管越长，滑脱风险越低。

超声引导下置管需要更长的套管，因为在刺穿静脉前需要在皮下走行的距离更长。

不使用超声引导的静脉置管及其并发症将在下文讨论。

12.3.6 外周静脉置管操作

静脉置管时首先应与患者讨论置管计划、适应证、流程和并发症。通常要征得知情同意（通常是一般同意中的默认同意）。静脉的评估和选择；准备患者和设备。置管并固定，然后检查并发症。如果不需要，则拔除静脉套管。

12.3.6.1 外周静脉置管所需的设备

外周静脉置管所需的设备（图12.4）包括适当大小的套管针（每种尺寸至少两个）、止血带、非无菌手套、连接管。最好使用2%的氯己定和70%的异丙醇用于皮肤准备，以及5.08cm×5.08cm纱布、真空收集管和适配器，盐水冲洗液和（或）肝素封管液（避免用于凝血障碍患者）。儿科患者用EMLA乳霜；1%利多卡因局部麻醉溶液；胰岛素注射器，26~30G针头（仅适用于厚规套管，如成人14G）、透明敷料和胶带用于固定套管、锐器盒、带血管探头的超声机。

12.3.7 静脉评估及位置选择

12.3.7.1 静脉置管的理想位置

没有理想的置管位置。位置选择取决于临床情况、置管指征（治疗性或诊断性，预期治疗时间）。

表12.1 口径、颜色代码和通过套管的流速（流速是近似值，静脉套管针包装袋背面标明套管的流速）

颜色代码	口径	外径（mm）	长度（mm）	流速（mL/h）
桔色	14G	2.1	45	240
灰色	16G	1.8	45	180
绿色	18G	1.3	45	90
粉色	20G	1.1	32	60
蓝色	22G	0.9	25	36
黄色	24G	0.7	19	20
紫色	26G	0.6	19	13

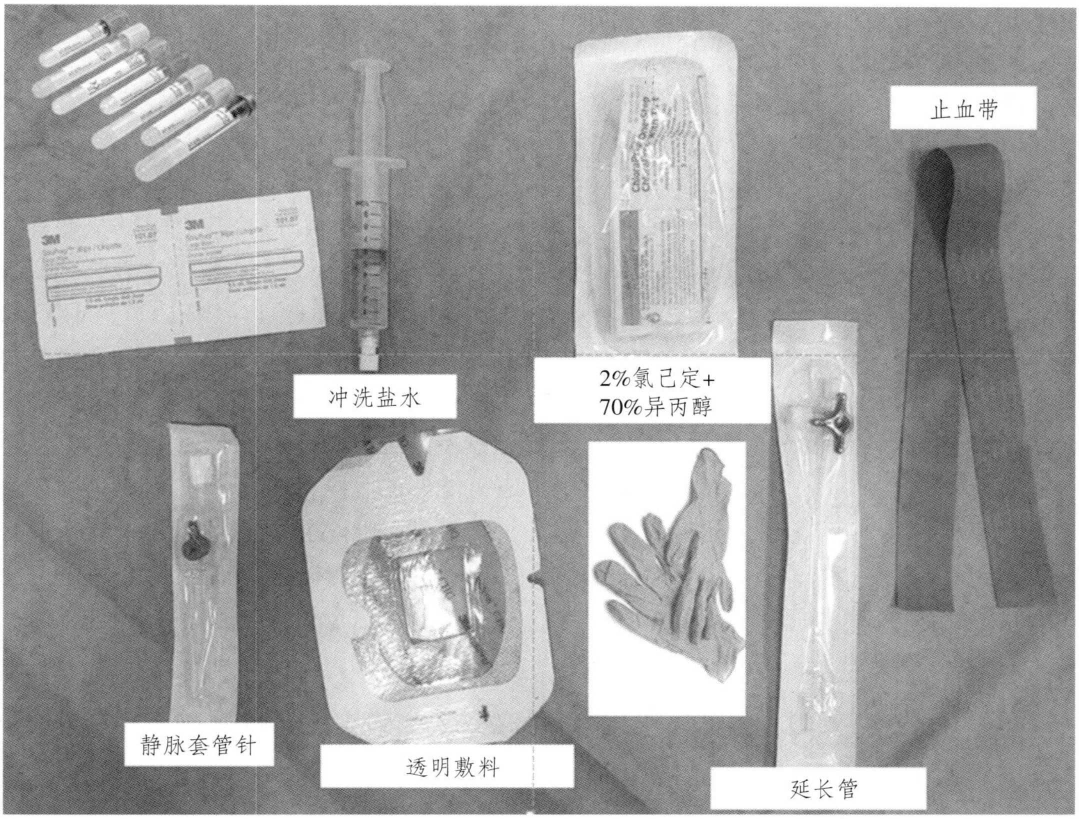

图 12.4 静脉置管所需的设备。

在创伤复苏过程中,较大的肘窝静脉是外周静脉置管的理想部位,因为在成人中它们可以容纳 14G 的套管。

在选择置管位置时,应考虑以下因素:患者的偏好和病史、静脉情况、预计静脉注射时间、年龄、体型及一般情况。

应选择易于进入的静脉,血管越大越容易置管。可能的话,选择非优势侧肢体,这样不会妨碍进行日常活动,并可以减少并发症(如外渗)带来的不便。避免在下肢置管,其存在血栓形成和感染的高风险。避免通过感染区域和烧伤区域进行置管,以免引起全身感染。在关节附近的区域置管会增加弯折、滑脱的风险,并限制肢体活动。避免置管接近动脉和神经(有潜在损伤的风险)。静脉的选择也取决于静脉注射药物或液体的类型。可以尝试从肢体远端开始;如果从近端置管失败,在远端部位置管后可引起药物外溢和血肿形成,这样一旦需要,可以为后续置管保留近端位置。最后,卫生保健工作者的技术也很重要。

避免在以下部位置管,如静脉炎区域下方、硬化或血栓形成的静脉及皮肤区域有炎症、疾病、挫裂伤等,这些部位存在全身感染的风险。避免对有动静脉分流术或瘘管、根治性乳房切除术后或淋巴结清扫的手臂进行插管,以免造成受损的淋巴回流恶化。避免在之前已有静脉积液或静脉外渗的静脉远端置管,尤其时存在血肿形成时。关节上的静脉不宜置管,尤其是手腕和肘前窝中的神经和动脉距离太近,也可能会增加导管脱位和弯折的风险。

下肢的浅静脉与深静脉相连，可能会导致血栓性静脉炎、深静脉血栓（DVT）和栓塞。下肢置管应在患者稳定后立即移除。避免在受伤的肢体上置管，以免影响手术等。

肢体有明显的活动和（或）感觉缺陷（肢体瘫痪）是外周静脉置管的相对禁忌证。这是因为四肢瘫痪会增加患深静脉血栓的风险[5]。患者可能会主诉因感觉丧失而延迟检测液体或药物渗透。这些肢体在紧急情况下可以置管，而一旦获得适当的静脉注射通道，应移除并进行密切监测。

12.3.7.2 患者准备

需要向患者解释操作过程。静脉置管是一个痛苦的过程，有些患者耐受良好（成年人），但有些患者会存在顾虑，尤其是儿童。

如果置管是可选择性操作，需要向患者解释静脉置管的原因，以及手术过程中疼痛的程度，试着量化置管过程中所承受的痛苦（例如，像昆虫叮咬、针刺或刺痛）。告诉患者导管放置的时间取决于治疗计划。权衡置管的收益与风险。如果患者想要避免置管，可选择其他替代方案。如果不影响临床适应证和疗效，应考虑患者的偏好。

12.3.7.3 流程准备

这对成功置管非常重要。首先，应尊重患者隐私。患者和操作者都应该感到舒适。患者的焦虑可引起交感神经兴奋，从而造成血管收缩[6]。把患者放在斜倚或仰卧位。进行静脉穿刺的肢体应低于心脏水平，以使静脉充血。使患者保持温暖，因为寒冷会使浅静脉因交感神经系统刺激而收缩[6]。剪掉置管部位周围的毛发，但不要剃除，以免因擦伤导致感染风险增加。剪掉毛发还有助于固定敷料。局部麻醉，尤其是使用5% EMLA霜，至少需要60分钟才能起效。

12.3.7.4 置管操作

解释完流程后，摆好体位，使患者感到舒适，安排设备，需要的话可提供帮助，接下来开始置管操作。

选择并尝试扩张（充盈）静脉。充盈静脉的方法包括：将橡胶止血带绑在静脉穿刺部位的近端并进行压迫（5~10cm）。它会阻碍静脉回流和静脉扩张[8]。止血带施压造成静脉压迫，但小于动脉压以维持血液流动。静脉触诊呈海绵状，无搏动；感觉坚硬的静脉更有可能形成血栓，脉搏跳动表明是动脉。将导管置于心脏以下，以充盈静脉。轻抚或轻拍静脉引起静脉扩张。患者主动握紧和放松交替进行。温暖热敷可以提高皮肤温度，引起静脉扩张。

12.3.7.5 感染控制措施

这个过程应采取完全无菌的技术。必须遵守预防感染原则，以保护患者和医务人员免受感染。从洗手开始，戴上干净的手套和防护眼镜。用2%氯己定和70%异丙醇准备皮肤穿刺部位，并且不要触摸清洁过的位置。

12.3.7.6 镇痛

静脉置管不需要常规镇痛[9]。虽然镇痛可以减轻静脉穿刺疼痛，但需要再次注射，从而引起疼痛，并扭曲了穿刺部位的解剖结构。

静脉置管的镇痛可分为两类：局部和肠外（注射）。这些方法各有优点和缺点。局部用药是首选，但需要一定的时间才能达到最佳效果。

肠外（注射）

1%利多卡因皮内局部麻醉是麻醉穿刺部位最常用的方法。它能快速麻醉，增加静脉置管的成功率[10]。禁止使用含有肾上腺素的麻醉药，以免导致静脉收缩和皮肤坏死。

局部麻醉

1.用于减轻静脉穿刺疼痛的局部麻醉药物：

• 蒸汽冷却剂喷雾（图 12.5e）：局部使用蒸汽冷却剂喷雾（如氯乙酯、氟烃和烷烃混合物）可立即产生皮肤麻醉。其作用是在静脉注射前立即冷却皮肤表面。麻醉效果取决于注射部位、血流量、皮下脂肪等。

• 5% EMLA 乳霜（局部麻醉药的共晶混合物）（图 12.5a）：它是利多卡因和丙罗卡因的共晶混合物（50∶50），是临床实践中最常用的一种药物，必须应用至少 1 个小时后才达到最佳效果[7]。将 1~2g/10cm^2 涂抹于皮肤上，然后封闭覆盖。一般情况下，该药是安全的，但在一些患者中可能会因丙胺卡因而引起高铁血红蛋白血症[11]。

• 丁卡因（图 12.5c）：一种酯类麻醉药。可以使用超过 4%的乳霜或 5%的凝胶。5%脂质体包封乳膏（LET）。其疗效和起效时间与 EMLA 类似。

• 利多卡因（图 12.5b）：一种局部利多卡因制剂，被包裹在脂质体中，脂质体作为基于磷脂的载体可以促进麻醉药通过完整的皮肤。它只需 30 分钟就能达到最佳效果。

2.提高局部麻醉效果的方法：

• 离子电渗疗法（图 12.1f）：一种使用轻微电流对皮肤进行局部麻醉的方法。小电流可使电离的利多卡因通过完整的皮肤。它将达到最佳效果的时间从 1 小时降至 10~20 分钟。其缺点是会引起轻微的皮肤刺激和起泡[14]。

• 超声促渗：一种使用低频超声波来促进皮肤穿透的局部麻醉方法。它也加快了达到最佳效果的时间。首先，应用 15~20 秒的超声，然后局部麻醉 5 分钟。其缺点是需要一台昂贵的超声机[15]。

• 激光：铒钇铝石榴石（Er∶YAG）激光可用于去除角质层，这将改善局部麻醉的渗透。它只适用于一些有积极结果的研究。其价格昂贵[16]。

12.3.8 如何使静脉便于置管

12.3.8.1 止血带

如上所述。

12.3.8.2 静脉舒张

将硝酸甘油软膏局部涂抹于静脉穿刺

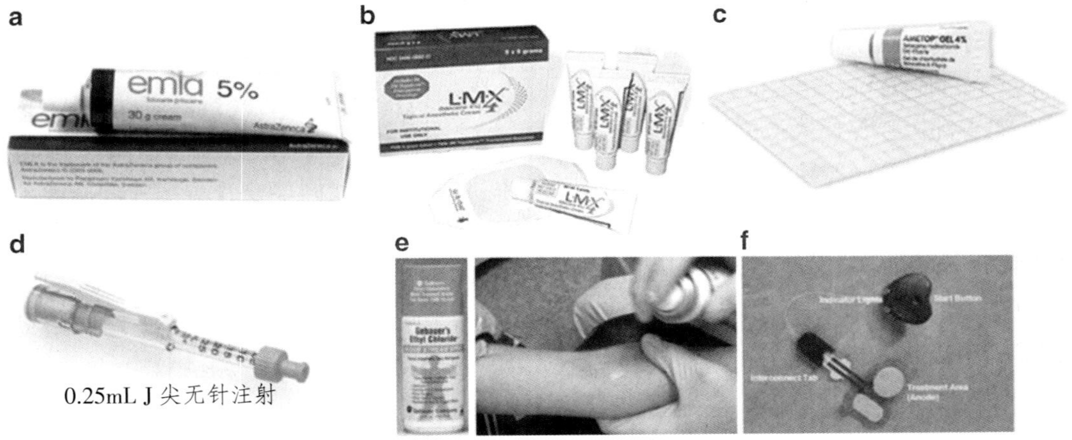

图 12.5　外周静脉置管前使用的镇痛药。(c)4%盐酸丁卡因凝胶。(d)J 尖无针注射。(e)局部汽化冷却剂。(f)离子电泳系统。

处，静置 2~3 分钟。这样会引起静脉扩张，易于刺穿静脉。使用硝酸甘油时未发现低血压[17]。

12.3.8.3 静脉定位辅助工具

在以下情况中，静脉通常不可见或不可触及：病态肥胖、长时间住院、化疗期间、儿科年龄组、休克患者等。

12.3.8.4 市售设备

它们的工作原理多种多样[18]，如透照使用一种光频率，使缺氧的静脉血看起来比周围组织更暗。红外线可反射静脉周围的组织，而不是静脉本身。超声可用于识别>2mm 的静脉。

静脉可视设备

本章前面提到的静脉通路困难常见于新生儿、儿科、老年人和深色皮肤的患者，而对于肥胖、低血压、多处损伤、静脉用药过量、化疗后等患者也具有挑战性。静脉通路困难导致的窘迫也可发生在多次穿刺、疼痛、恐惧和延迟治疗后[19]。

随着技术的进步和提高，出现了静脉可视装置。这种装置便于观察外周静脉，可提供清晰且详细的静脉视图，如静脉形态、分支、瓣膜等，以评估再灌注及静脉的实时流量。这种装置融合了红外线吸收、透照和超声引导等技术，可显著减少尝试置管次数、置管时间、患者和医疗保健人员的满意度[19,20]。

目前市面上有各种设备可用于静脉显像，如透照器、近红外和红外设备。

使用近红外(NIR)成像技术的设备

这些设备使用的是近红外线且没有任何干扰辐射（图 12.6）。是不可见的红外线激光和可见的红色激光。当它们投射到皮肤上时，静脉中的血红蛋白会吸收近红外线，但会被周围的组织反射。通过静脉图可以识别静脉。这是一幅实时可视化皮下静脉图。这种设备体积小、重量轻、由电池供电、便携、非接触。使用时必须保持在皮肤表面以上大约 7cm，可以映射皮下静脉深达约 10mm。也可以安装在轮式支架上或头戴式操作以解放双手。目前市售的红外线静脉观察装置包括 AccuVein、Veinsite 和 VeinViewer 等。

透照方法

这些设备通过使用 Led 照亮皮肤表面，以便于静脉模式的可视化（图 12.7）。静脉中缺氧的血液吸收光线，呈现为暗线，这有助于观察静脉。这些设备可用于识别所有年龄组的静脉，包括不同肤色、不同体型的患者。

Veinsite 等设备可以防止静脉向外延伸，但需要接触患者，而且它们不能在环境光下有效地工作。红外线装置不需要接触，可以在明亮或黑暗的条件下工作，但需要实践训练[21]。

12.3.8.5 置管

经典的静脉置管技术包括向患者解释手术过程、选择合适的静脉、视诊和触诊静脉，以及将止血带系在距穿刺部位近端 10~15cm 处。皮肤消毒，未经消毒的手不要触摸穿刺部位。可能需要注射局部麻醉药。用优势手的拇指和示指固定静脉导管，然后用非优势手固定区域稳定静脉。在置管过程中，轻轻用拇指拉静脉，以免静脉晃动。从 15°~30°刺穿皮肤。一旦出现回血，应将针再向前推进 2~3mm，以确保套管尖端在静脉腔内。固定针头，将套管推进静脉（不要从套管中拔出针头）。非优势手继续轻轻地拉静脉，保持静脉的直线路径，防止静脉滑动。如果套管在血管的管腔内，则穿过静脉路径时没有阻力和疼痛。正确放置的静脉导管周围没有肿胀，并且管腔会有稳定的血液流动。一旦确认套管在静脉中，即可取出针

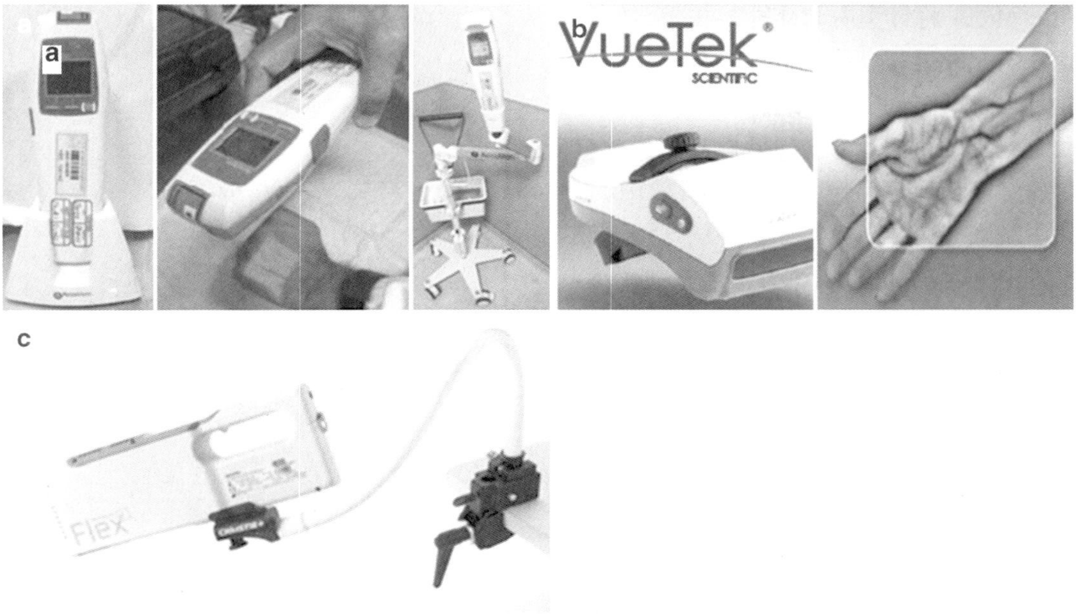

图 12.6　红外静脉观察装置举例。(a)Accuvein。(b)Veinsite。(c)VeinViewer。

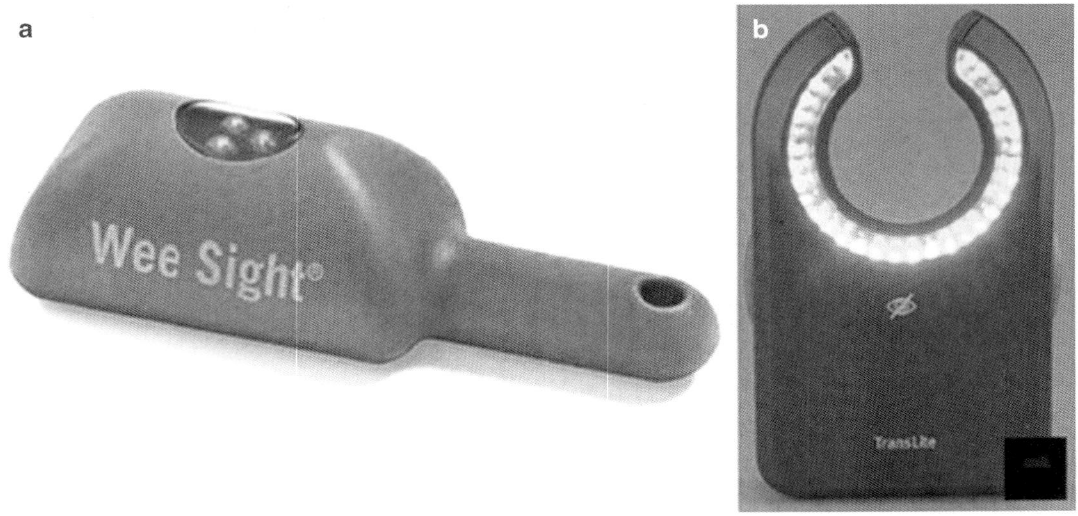

图 12.7　静脉观察装置透光器类型的示例。(a)Wee-Sight。(b)Veinsite。

头。解开并取下止血带。用无菌敷料固定套管,并连接适当的静脉注射装置。开始补液和用药后,一旦出现伴随液体流动的持续疼痛或肿胀,需要先确认套管在静脉内。操作完成后,将所有尖锐的物体放置在锐器盒里,污染的工具和敷料应放在适当的箱子里(图 12.8)。

12.3.8.6 问题解决

套管不能推进,针头进入静脉,但套管

在管腔外。将针头向前推进 2~3mm，然后将套管向前推进。套管推进过远会刺穿后壁。此时，必须将针头撤回 2~3mm，并将套管拉回，直至看到血液回流。然后推进套管。套管在静脉腔内，但不能继续向前推进，因为静脉弯曲或存在静脉瓣。如果怀疑这种情况，可使用生理盐水针。盐水针是连接在套管上的充满盐水的注射器。轻轻推注盐水，确保没有肿胀，这样套管就会缓慢推进到连接处。同一部位最多尝试两次，如果仍未成功，可选择其他部位。

- 肿胀和静脉外置管：取出套管，施加压力，在当前位置周围再次尝试置管。
- 动脉置管：意外动脉置管通常发生在手腕和肘前区域，通过鲜红色血液的脉动式射流来识别。如果患者在 ICU，传感器连接将显示动脉波形。如果发生这种情况，应立即取出套管，并压迫约 10 分钟；如果患者处于低凝状态，则需要压迫更长时间。检查穿刺处远端脉搏并观察毛细血管充血和 SpO_2，以排除动脉阻塞的可能性。在过去的 20 年中，超声已用于许多医疗操作的实时成像。我们将在超声引导静脉置管中进行更详细的讨论。

12.3.8.7 静脉置管后的护理

固定和包扎

置管后用无菌透明敷料固定导管，防止在肢体运动时套管移位。运动也会增加血栓性静脉炎、静脉输液和药物外溢的风险。

外周静脉导管有多种固定方法。可以用普通胶带固定，既便宜又容易获得。胶带不同患者间共用，会增加感染的风险。也可使用市售的胶粘剂敷料（Tegaderm，Opsite），其特点是价格昂贵，不宜购买。如果存在拉力，应将导管向一侧弯曲以避免脱出。

透明敷料利于卫生保健人员在不取出敷料的情况下观察敷料部位的肿胀、浸润、静脉炎感染情况[22]。它们具有防水性。不要拉伸塑料敷料，以免撕裂后失去粘性，并引起瘙痒。

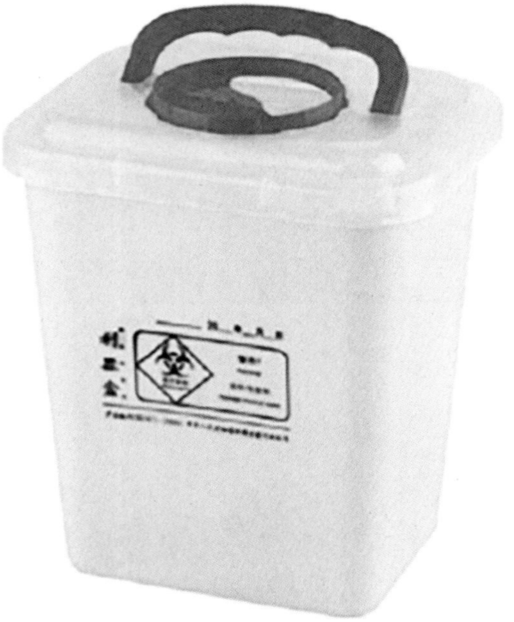

图 12.8 锐器盒。

其他方法（如缝合）极少使用。研究表明，特定的静脉导管固定装置可以减少并发症并增加导管停留时间。

对于儿童患者，如果静脉导管越过关节，应使用夹板进行固定。

维持通畅

不通畅是外周静脉置管的常见问题。当导管用于间歇注射时，通常会出现这种情况。定期用等渗盐水冲洗有助于维持通畅，常见的做法是静脉给药后或每隔 4~12 小时给予 2~10mL 等渗盐水。肝素灌注也被称为“肝素锁”，过去常用于外周静脉置管，目前仍在使用。肝素锁可引起肝素相关并发症。

监测外周静脉注射点

卫生保健人员应定期评估导管，以检查

其放置是否正确(脱位)。外渗通常表现为注射部位肿胀和疼痛、输液速度减慢、输液泵频繁高压报警。导管内可能形成通畅、扭结或血栓。如果静脉液体不再通过重力注入或导管不能冲洗,则可以检测到上述情况。避免强行冲洗血栓形成的导管,因为它可以将血块转移到血液循环中。静脉炎可表现为发红、水肿、疼痛和压痛,有时表现为发热和败血症。如果观察到任何情况,应立即取出导管。

12.4 外周静脉置管的并发症

并发症很少见,但也可能发生。在紧急情况下放置导管更容易出现并发症。最常见的并发症是血肿形成、静脉液体外溢、静脉炎、瘀伤、血栓性静脉炎,血行感染虽然罕见但也可能发生。

较不常见的并发症包括皮肤坏死、静脉空气栓塞、神经损伤、动脉损伤、骨筋膜室综合征、脓毒性椎间盘炎、颅腔积气、肌腱损伤和静脉动脉瘤形成。

12.4.1 超声引导外周静脉置管[24]

超声在许多医疗操作中被广泛使用。超声引导外周静脉置管的使用也受到欢迎。超声优先用于皮下 7mm 以上的外周静脉。超声引导有助于提高手术成功率并降低并发症发生率。此外,因其减少了患者的焦虑和痛苦,可以提高患者的满意度。超声引导有助于选择合适的静脉,了解静脉的深度、直径、路线(直或曲)、长度、静脉的连接处和瓣膜、静脉的通畅程度、检查邻近的结构(如神经和动脉)。动态超声引导允许在穿刺血管时实时观察针身。

超声引导可减少并发症(如血肿、意外穿刺动脉或神经、置管失败),并且降低成功置管所需的时间和手术费用等。

12.4.2 设备

所需的设备是超声机、高频(5~15mhz)线性换能器、血管探头(图 12.9a)。“曲棍球棒”10~15mhz 换能器是一个分辨率非常高的线性传感器,可提供针头和静脉更大程度的可见性,需要使用超声凝胶和无菌探头盖。

静脉超声图像显示静脉呈黑色无回声,易被轻压压缩,椭圆形,薄壁,无搏动。肢体止血带通常用于静脉扩张。多普勒会发出嗡嗡声。

动脉呈圆形,壁厚,不易压缩,有搏动性。多普勒会发出嗖嗖的声音。

12.4.3 超声视图

12.4.3.1 超声成像的三种视图

- 横向视图称为短轴或平面外。
- 纵向视图又称为长轴或平面内。
- 斜视图:一些操作者采用该视图。

12.4.3.2 横向视图(图 12.9b,d)

探头与静脉呈 90°角。图中可见静脉的横切面。该视图有助于静脉的定位和可视化。

短轴也是穿刺静脉的首选,静脉和邻近的动脉在压迫下很容易区分。针的轨迹可进行调整。理想情况下,针应该以 12 点钟位置进入静脉。短轴透视成功置管的时间可能更短。

12.4.3.3 短轴视图的缺点

在针头置入过程中,由于需要进行探头操作,针尖的可视化很困难,特别是在操作者没有经验的情况下。这可能会导致后壁穿孔或损伤邻近的神经或动脉。

12.4.3.4 纵向视图(图 12.9c,f)

这种视图可提供有关于静脉形态和直径的进一步信息,以及瓣膜的情况。由于超声束非常薄,在手术过程中很难保持血管的中心位置。尝试置管前建议采用短轴和长轴两种视图。在两个平面上观察可提供有关局部解剖结构和静脉状况的详细信息,并增加成功率和降低并发症发生率。

12.4.4 超声血管(线性探头)及外周置管图像(图 12.9)

12.4.4.1 动态超声和静态超声

"动态"超声也被称为"实时"超声引导,是置管期间的首选,它有助于操作过程中连续观察静脉。

"静态"超声引导只能观察静脉一次并标记位置,后续静脉采用盲穿。由于该方法的并发症与不使用超声类似,因此不推荐使用。

12.4.4.2 超声在外周静脉置管中的局限性

其益处取决于患者的年龄,操作过程中是否缺乏合作,以及儿童的肢体尺寸小。超声对新生儿外周静脉通路没有效果。解剖部位、超声设备的质量、针及病态肥胖、药物滥用、化疗后等合并症、操作者培训和经验等也限制了超声引导成功置管的可能性。

- 骨内(IO)通道可用于液体复苏、药物输送、输血和实验室评估取样。骨内将通向髓腔,其末端是长骨的静脉通路。骨髓中有一个

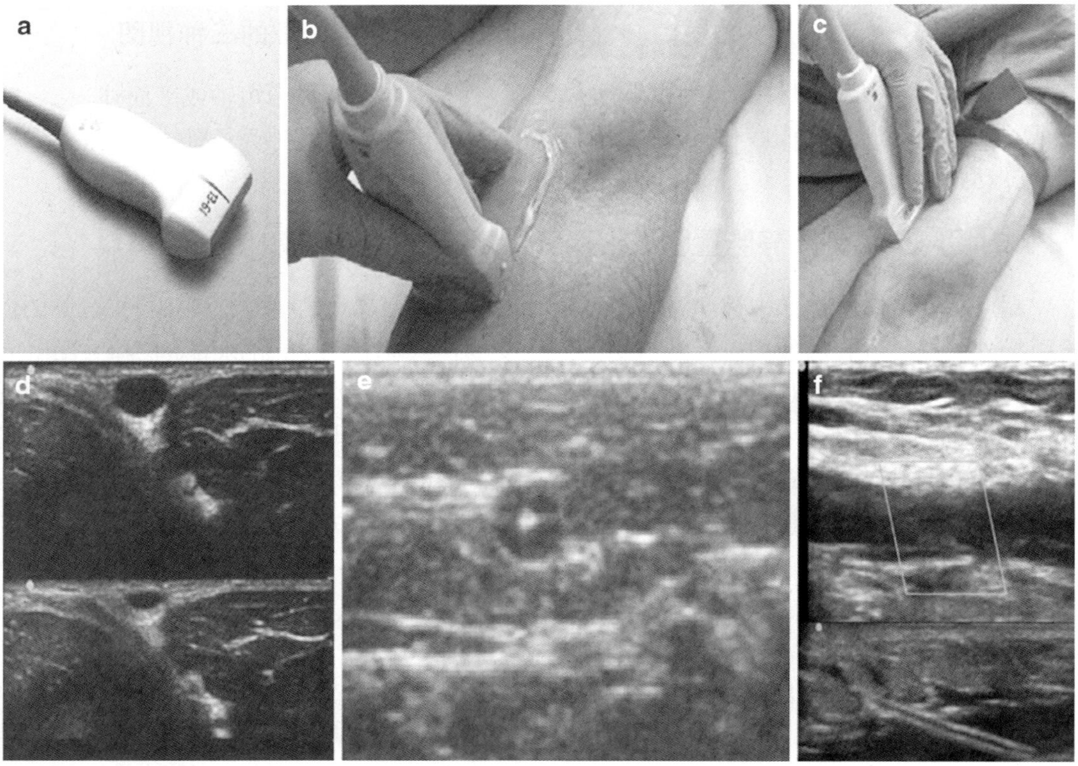

图 12.9 超声血管探头及外周静脉图像:(a)线性高频。(b)探头置于平面外。(c)探头置于平面内。(d)平面外血管视图。(e)平面外视图中血管及中心位置闪亮的针尖。(f)平面内视图的静脉,在长轴上可见闪亮的针。

广泛的血管网络，不可折叠，延伸入中心静脉管，最终流入中心静脉循环。骨内路径与外周静脉通路一样有效；液体和药物可以在几秒钟内到达中央循环系统。其适用于所有年龄组，是一种相对安全的手术。它可以使用手动操作针或电池驱动的骨内穿刺器。

胫骨近端是最常穿到的部位，其他部位包括下肢的股骨远端、胫骨远端和内踝，以及上肢的肱骨近端、桡骨远端和尺骨。锁骨、胸骨柄和髂前下棘也是可穿刺的中轴骨骼。

• 骨内通路的适应证：用于心脏骤停、休克性低血容量（出血性和非出血性）、过敏性休克、脓毒性休克和心源性休克的复苏。外周或中心静脉通路不容易实现，或在紧急情况下无法迅速获得。它在大规模伤亡或军事战斗中被广泛使用。

• 骨内通路的禁忌证：难以识别解剖标志，置入部位或近端骨创伤可导致输液外渗和骨筋膜室综合征的进展。其他禁忌证包括膝关节置换术、髓内钉、肱骨钢板或既往胸骨切开术、置入部位有蜂窝织炎或置入骨的骨髓炎。如果怀疑下腔静脉或同侧血管损伤，则应避免将其下方的骨作为骨内通路。成骨不全症可导致骨折，其他禁忌证如断骨、挤压伤或皮肤完整性丧失、操作前在同一块腿骨上尝试、心脏疾病伴右-左心内分流（法洛四联症）可能会增加脑脂肪和骨髓栓塞并发症的风险。

• 骨内通路设备：有 3 种不同类型的装置可用于骨内通路。

- 手动置入针：该设备配有带手柄的套管针，用于深度标记的可调节法兰。

- 电池驱动（EZIO）：这是一种电池驱动的机动装置。

- 冲击驱动装置：骨注射枪，包括儿童和成人两种尺寸，用于胸骨柄注射。

• 骨内通路的并发症：可能发生穿透和渗透骨、不能进入髓腔和骨膜下外渗、骨髓炎、骨骺板损伤、附近结构损伤、局部感染、皮肤坏死、疼痛、筋膜室综合征、脂肪和骨微栓子，但罕见。

• 通过骨内通路可以注射什么？在紧急情况下，任何静脉药物和液体都可以通过骨内途径给予。胶体、晶体、血液制品、抗生素、血管加压剂、肌力药物、造影剂、类固醇、碳酸氢钠、葡萄糖、肝素、高渗液体、镇静剂和镇痛药均可通过骨内注射给药。

12.5 中心静脉导管（图 12.10）

中心静脉导管是放置在大中心静脉内的导管，其尖端位于上腔静脉、右心房或下腔静脉。中心静脉导管是目前危重患者或大手术患者管理的重要方法。

12.5.1 中心静脉置管的适应证[25]

它们可以是诊断性、治疗性、短期或长期的。

血流动力学监测的适应证包括中心静脉压（CVP）、心脏参数通过肺动脉导管或 PiCCO、中心静脉氧合血红蛋白饱和度（$ScvO_2$）。

不能经由外周输注：通过外周导管输注引起静脉炎的输注，如血管活性药物、电解质（尤其是钾和高渗盐水）、化疗、肠外营养、外周静脉通路不足等。体外治疗，如血液透析、持续肾替代治疗（CRRT）、静脉-静脉（VV）、静脉-动脉（VA）、体外膜肺氧合（ECMO）、血浆置换。放置设备，如起搏器/除颤器、腔静脉过滤器、导管引导治疗（如静脉溶栓治疗/静脉血管成形术/静脉支架置入术）。

需要注意的是，当置入中心静脉导管进行液体复苏时，需要一个大口径的血液透析

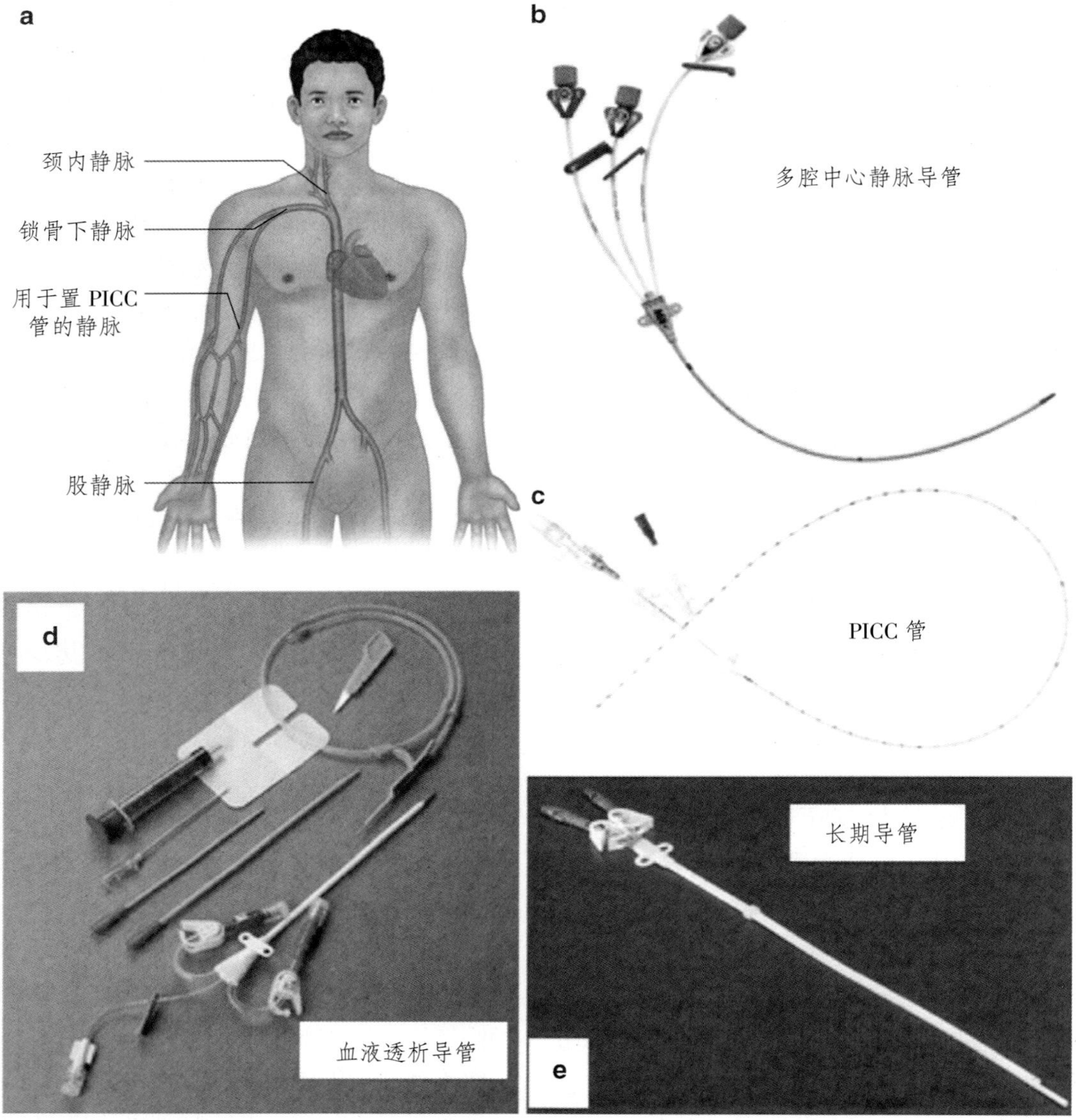

图 12.10 中心静脉置管位置(a)和不同类型的中心静脉导管。(b)三腔中心静脉导管。(c)PICC 管。(d)血液透析导管。(e)双回路导管。

导管。

12.5.2 中心静脉置管的禁忌证

中心静脉没有绝对禁忌证。相对禁忌证为不配合的清醒患者、血栓或狭窄导致的静脉阻塞、严重的凝血功能障碍,尤其要避免锁骨下压迫。感染部位、创伤或疑似近端血管损伤。颈椎损伤避开颈内静脉,锁骨骨折避开锁骨下线,骨盆骨折避开股静脉。既往放射治疗(避开颈内静脉)或烧伤部位。缺乏经验和无人监督的操作人员也是重要的禁忌证。

中心静脉通路的常见解剖部位(图 12.10a)为颈内静脉、锁骨下静脉和股静脉。

12.5.3 中心静脉置管位置的选择

中心静脉置管的位置选择取决于各种因素,如置管的紧迫性,选择股静脉置管是因为它不会干扰复苏,如插管或心肺复苏(CPR),凝血状况未知。

中心静脉通路的指征是植入起搏器,然后选择右侧颈内静脉,临时透析选择颈内静脉或股骨,避开锁骨下,因为可能需要长期透析。合并症(如抗凝)最好选择颈内或股静脉,因为它们很容易被按压,肺部疾病(如肺切除术后)应避开颈内静脉和锁骨下。

长期血液透析和化疗输液港最好置入锁骨下静脉(图 12.8)。最后,操作员培训和专业知识也很重要。

每个位置都有其优点和不足。中心静脉置管的解剖位置会影响并发症的风险和类型,包括导管相关感染。

12.5.4 中心静脉置管的并发症[26]

并发症可立即发生,如操作失败、气胸、血胸、腹膜后血肿、动脉穿刺、局部血肿、导丝诱发的心律失常、胸导管损伤、导丝栓塞、空气栓塞、心律失常、心脏穿孔和导管错位。

早期置入后并发症为导管堵塞、乳糜胸和导管打结。

后期置入后并发症为中心静脉导管相关血行感染、导管断裂、血管糜烂、血管狭窄、血栓形成和锁骨(锁骨下通路)骨髓炎。

12.5.5 中心置管技术

准备工作从适应证开始,检查凝血状态,排除禁忌证,超声评估位置,选择目标静脉的位置和确认其通畅性,患者知情同意,患者定位(便于置入静脉),同时患者舒适且心肺稳定性不受影响。患者监护,如持续心律和脉搏血氧仪;如有需要,可开始补充氧气,适当镇静和镇痛,在手术开始前安排必要的帮助,准备好设备和器械,操作前进行安全核查,以验证要实施的患者、操作、部位和技术。始终采取无菌措施,如外科消毒手洗、长袖无菌长袍、外科口罩、手套和头罩,用氯己定乙醇皮肤杀菌剂准备皮肤,并从头到脚包裹患者。使用动态超声,局部麻醉皮肤,通过标准导针置入静脉,通过接入针置入导丝,通过超声确认静脉导丝,持续监测导丝引起的心律失常,在控制导丝的同时拔除针头,然后在导丝附近穿刺部位的皮肤上做一个小切口。将组织扩张器穿到导丝上,然后取出组织扩张器,将导管穿过导丝,取出导丝,从每个接口抽血并用生理盐水冲洗,用缝线固定导管。使用无菌敷料。透明敷料因易于监测局部感染、积液等而被广泛使用。如果这些敷料被血液弄脏,因汗水或液体而潮湿,则应更换。有时这些透明敷料是葡萄糖酸氯己定浸渍海绵(CHGIS),可用于降低导管相关感染。

通过胸部 X 线片、超声或透视确认导管尖端的位置及是否置入胸腔。检查是否存在直接并发症,如气胸、血胸。

12.5.6 中心静脉置管的护理[28]

中心静脉置管的两个最重要步骤是预防导管相关感染和血栓形成。

导管相关感染可通过以下方式预防:尽量减少在原位停留的时间,在不需要时移除导管,定期检查穿刺位置,根据需要和指南更换敷料。处理导管时要严格遵守无菌注意事项。使用导管锁液来预防导管堵塞,有时溶栓可恢复管腔通畅。

12.5.7 移除导管

在拔管过程中出现的最重要的并发症是出血和空气栓塞。

可通过拔管后至少加压 3 分钟和使用无菌压力敷料来减少出血。

拔管前将患者置于仰卧位或头低足高位（如果耐受）可预防空气栓塞，并在Valsalva动作时或呼气时移除导管。

12.6 经外周静脉置入中心静脉导管（PICC）[29]

PICC管（图12.10c）是各种中心静脉导管。它们是长导管，可置于上肢静脉，即基底静脉、头静脉、肘内侧静脉或臂静脉，从手臂周围的静脉开始直到胸腔。这些导管只留置在上肢。它们穿越路线较长，通常为50~72cm。PICC管可以是单腔或多腔，最多可达三腔。可保留几周到6个月，但最佳保留时间尚不清楚。

12.6.1 PICC管优势

这些留置物的侵入性较小，因为置入技术不需要植入或隧道，气胸和血胸等机械并发症的发生率较低。PICC管可在低凝条件下置入，因为该部位易于直接压迫。与中心静脉置管相比，PICC置管需要较少的专业知识。安全因素包括感染率低、留置时间长、易于取出等[30]。手术时间相对较短，成功率较高，患者接受度和满意度较高[31]。

12.6.2 PICC置管的适应证

这些导管用于需要长期静脉药物治疗的患者，如抗生素、血管活性药物、化疗药物、全肠外营养、频繁采血、周围静脉困难（如肥胖、糖尿病、长期住院）。这些导管也可用于有凝血功能障碍、颈部或胸部异常等中心静脉置管禁忌证的患者。需要注意的是，PICC置管不利于液体复苏。

12.6.3 PICC置管的禁忌证

任何中心静脉置管的禁忌证也适用于PICC管的置入。其没有绝对禁忌证，相对禁忌证包括：置入部位感染、创伤和辐射扭曲解剖结构、乳房切除术和腋窝淋巴结清扫、有创口和传染源的烧伤、有静脉血栓形成史（血栓可通过超声压迫排除）。需要特别注意的是，慢性肾脏疾病（CKD）患者是放置透析导管的候选者，因此他们的静脉应避免血栓形成和狭窄。手臂静脉<3mm将无法容纳导管，导管穿过困难且容易造成创伤和形成血栓。胸腔压力增加（如持续咳嗽和呕吐）可引起导管错位、血管糜烂或心脏压塞[32]。

12.6.4 PICC置管的并发症

血行感染虽然较少，但与中心静脉置管相比，导管错位可引起静脉血栓形成和心律失常，移位可引起静脉血栓形成、血管壁侵蚀和心脏压塞。导管共用或断裂等机械功能障碍会导致导管栓塞、静脉炎、外渗。如果不小心将导管暴露在空气中，则会导致空气栓塞等。

12.6.5 PICC置管并发症的预防

这些预防措施和做法可以防止任何血管通路的并发症。对操作人员进行适当的置管和维护导管的培训，处理导管前后严格洗手，注射前使用氯己定清洁端口/接头，在穿刺点护理方面采用国际和当地政策，如敷料类型、更换敷料的频率、按指定的时间间隔更换管理用品。如果不再需要，应尽快移除PICC管，以减少滞留时间[33]。

12.7 动脉导管置入[34]

动脉导管置入是将导管置入动脉腔内，连续记录血压，并对外科高危患者和危重患者进行频繁的动脉采血以进行血气分析。它们也被称为动脉插管。动脉导管置入在重症监护病房和手术室是常见的。

12.7.1 置管位置（图 12.11a）

桡动脉是最常见的置管部位，其他部位包括尺动脉、肱动脉、股动脉、足背动脉、胫后动脉和颞浅动脉。

12.7.2 动脉置管的适应证

在重症监护室和术中进行连续（每拍或每分钟）血压监测。特别是当使用血管活性药物时，根据连续动脉血压来滴定给药。频繁的动脉采血可帮助这些药物进行血气分析和心输出量测定（心脏参数监测）。其他适应证包括 VA ECMO、心导管置管、放射介入手术、交换输血和血浆置换。

12.7.3 动脉置管的禁忌证

外周或远端动脉功能不全、外周血管疾病、侧支循环缺乏等解剖变异、置管部位感染和烧伤、凝血功能障碍和置管部位手术干预是少数禁忌证。

动脉置管技术包括导管套针技术（图 12.11c）、导管套导丝技术（图 12.11b）、导丝上导管技术（改良 Seldinger）（图 12.11d）。

12.7.4 Allen 试验[35]

在桡动脉置管前进行 Allen 试验，以评估手掌弓侧支循环是否充足。掌弓由桡动脉和尺动脉供应。如果桡动脉或尺动脉损伤，侧支循环负责手部的血流灌注。

这是一种床边操作，抬高患者的手，要求握拳 30 秒。检查者同时对尺动脉和桡动脉施加压力，以阻断流入掌弓的血液。然后让患者张开手，手掌发白。释放尺动脉压力，观察灌注恢复时间及颜色。

12.7.4.1 Allen 试验说明[35]

手掌在 5 秒内恢复颜色，Allen 试验为阴性（正常）；手掌恢复颜色超过 5 秒，试验为阳性（异常）。

根据另一种观点，Allen 试验结果可分为以下 3 类：7 秒内灌注恢复为正常，8~14 秒灌注恢复为不明显，14 秒以上灌注恢复为异常。

12.7.5 动脉置管设备

动脉置管取决于所选的位置。置管设备包括一个头 5~13MHz 线性阵列血管探头、无菌超声探头盖和无菌润滑剂、氯己定乙醇皮肤制剂溶液、无菌手套、无菌纱布（4cm × 4cm）、无菌毛巾、不含肾上腺素的 1%利多卡因 3~5mL 充注于无菌注射器，注射器配备 25~27G 针头、5mL 注射器充注好肝素冲洗液，不可吸收缝线（3-0 至 4-0）、无菌敷料、三通、压力传感器套件及适合患者大小的压力管和臂板（如新生儿、儿科、成人）。

12.7.6 动脉置管并发症

并发症可能是一般性的，也可能是动脉导管置入部位特有的。通常表现为疼痛和肿胀，暂时性动脉痉挛常见于桡动脉和尺动脉、血肿/出血、血栓形成、脑栓塞、肢体缺血性损伤、骨筋膜室综合征、腕管综合征、局部导管部位感染、导管相关血行感染（罕见）、假性动脉瘤形成、窄、动静脉瘘、空气栓塞、正中神经麻痹、股动脉夹层、腹膜后血肿。

12.7.7 动脉导管的护理

应使用无菌透明敷料，如果敷料潮湿、松动或被弄脏，应及时更换。如果在无菌条件下置入动脉导管，则不需要常规更换。如果不再有指征，应拔除动脉导管。股动脉导管感染风险较高，放置时间不应超过 5 天。所有一次性或可重复使用的传感器应每隔 96 小时更换一次。

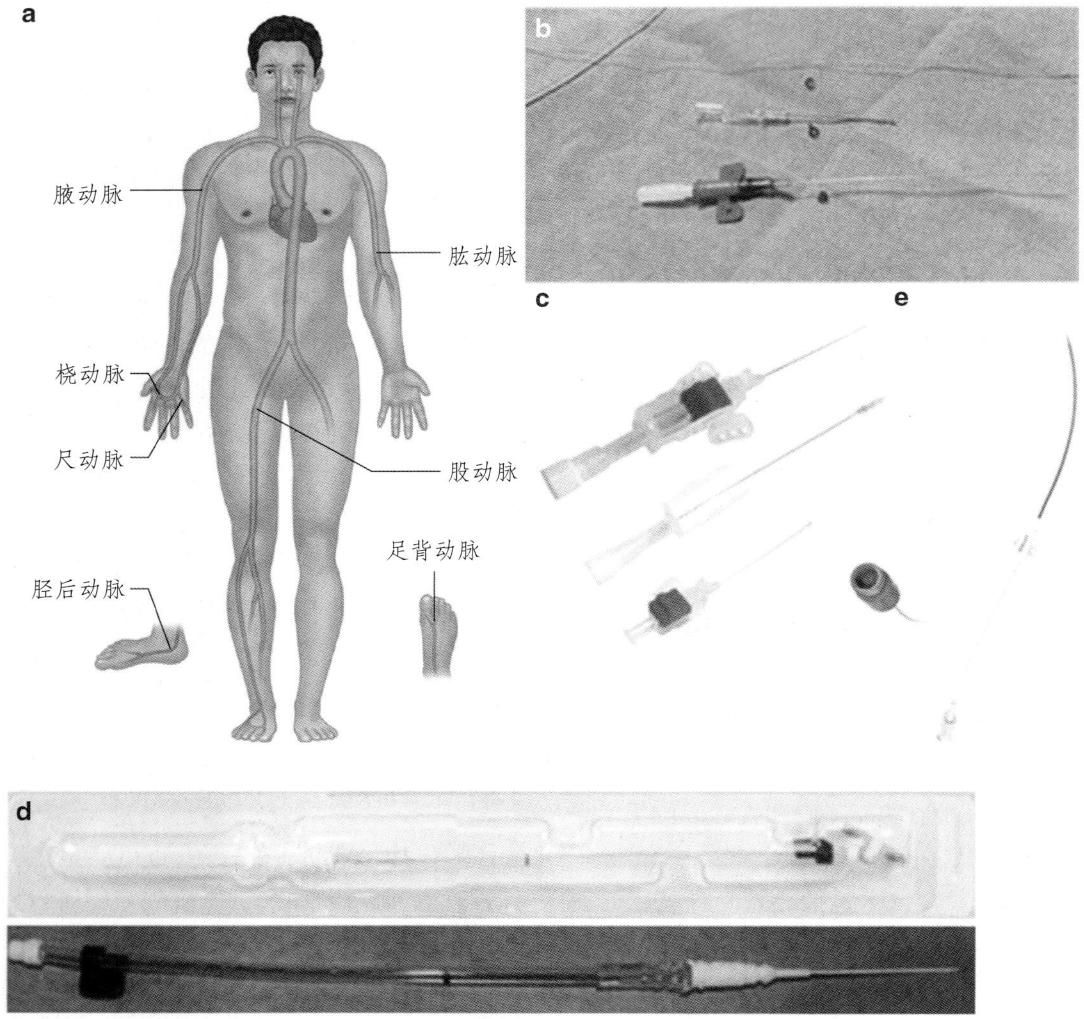

图 12.11 (a)动脉置管位置和不同类型的动脉导管:导管套导丝技术(Seldinger)(b)、导管套针技术(c)、导管套导丝技术(改良 Seldinger)(d)、脉冲指示持续心排血量监测(PiCCO)套件(e)。(Courtesy:https://clinicalgate.com/analysis-andmonitoring-of-gas-exchange/)

12.8 拔除动脉导管

如果不再有指征,应拔除动脉导管。取出动脉导管前检查凝血情况。如果有凝血异常或治疗性抗凝,则需要延长压迫时间(5~10 分钟)。经常检查导管的完整性,如果有任何碎片应寻求紧急手术意见。桡动脉加压止血 5 分钟,股动脉加压止血 10 分钟。较大的导管需要更长的压迫时间。移除导管 15 分钟后,检查穿刺部位和穿刺点远端的脉搏是否有血肿或肢体缺血的迹象。在取出股动脉导管后至少 2 小时内,不应活动髋关节。

12.9 结论

血管通路是诊断和治疗的初始和重要步骤之一。这可能是择期手术,也可能是挽救生命的紧急手术。择期手术是在病房内进行简单的外周置管，或在手术室进行复杂的外科手术时进行中心静脉和动脉置管。在紧急情况下，可选择从骨内置管、宽口径外周置管、中心静脉置管、动脉置管及血液透析置管。医疗保健人员应熟悉解剖、设备和并发症，并了解适应证和禁忌证，如凝血功能障碍、颈椎损伤等对中心静脉置管的影响。仔细监测患者置管后的并发症，如导管相关感染、血栓形成、缺血等。一旦导管不能使用，应立即拔除。血管相关能力的培训和再核查在成功插管和降低并发症发生率方面具有重要作用。

（张瀚森 译 崔璀 校）

参考文献

1. Lamperti M, Pittiruti M. II. Difficult peripheral veins: turn on the lights. Br J Anaesth. 2013;110(6):888–91.
2. Liu SW, Zane RD. Peripheral intravenous access. In: Roberts JR, Hedges JR, editors. Clinical procedures in emergency medicine. 4th ed. Philadelphia: Saunders; 2004. p. 401.
3. Beecham GB, Tackling G. Peripheral line placement. [Updated 2020 Jan 5]. In: StatPearls [Internet]. Treasure Island, FL: StatPearls Publishing; 2020.
4. Reddick AD, Ronald J, Morrison WG. Intravenous fluid resuscitation: was Poiseuille right? Emerg Med J. 2011;28:201.
5. Saseedharan S, Bhargava S. Upper extremity deep vein thrombosis. Int J Crit Illn Inj Sci. 2012;2:21.
6. Pang CC. Autonomic control of the venous system in health and disease: effects of drugs. Pharmacol Ther. 2001;90:179.
7. Hsu DC, Stack AM, Wiley JF. Clinical use of topical anesthetics in children. UpToDate. 2020. Retrieved September 5, 2020, from https://www.uptodate.com/contents/Clinical-use-of-topical-anesthetics-in children
8. Roberge RJ. Venodilatation techniques to enhance venepuncture and intravenous cannulation. J Emerg Med. 2004;27:69.
9. Sado DM, Deakin CD. Local anaesthesia for venous cannulation and arterial blood gas sampling: are doctors using it? J R Soc Med. 2005;98:158.
10. McNaughton C, Zhou C, Robert L, et al. A randomized, crossover comparison of injected buffered lidocaine, lidocaine cream, and no analgesia for peripheral intravenous cannula insertion. Ann Emerg Med. 2009;54:214.
11. Selby IR, Bowles BJ. Analgesia for venous cannulation: a comparison of EMLA (5 minutes application), lignocaine, ethyl chloride, and nothing. J R Soc Med. 1995;88(5):264–7.
12. Arendts G, Stevens M, Fry M. Topical anaesthesia and intravenous cannulation success in paediatric patients: a randomized double-blind trial. Br J Anaesth. 2008;100:521–4.
13. Oni G, Brown S, Kenkel J. Comparison of five commonly-available, lidocaine-containing topical anesthetics and their effect on serum levels of lidocaine and its metabolite monoethylglycinexylidide (MEGX). Aesthet Surg J. 2012;32(4):495–503.
14. Galinkin JL, Rose JB, Harris K, Watcha MF. Lidocaine iontophoresis versus eutectic mixture of local anesthetics (EMLA) for IV placement in children. Anesth Analg. 2002;94(6):1484–8. https://doi.org/10.1097/00000539-200206000-00020.
15. Kim DK, Choi SW, Kwak YH. The effect of SonoPrep® on EMLA® cream application for pain relief prior to intravenous cannulation. Eur J Pediatr. 2012;171(6):985–8. https://doi.org/10.1007/s00431-012-1696-6.
16. Singer AJ, Regev R, Weeks R, Tlockowski DS. Laser-assisted anesthesia prior to intravenous cannulation in volunteers: a randomized, controlled trial. Acad Emerg Med. 2005;12:804.
17. Roberge RJ, Kelly M, Evans TC, et al. Facilitated intravenous access through local application of nitroglycerin ointment. Ann Emerg Med. 1987;16:546.
18. Mbamalu D, Banerjee A. Methods of obtaining peripheral venous access in difficult situations. Postgrad Med J. 1999;75:459–62.
19. Gopalakrishnan S, Abhinaav R, Akshaya Sapthasri M, Anusha V, Nivetha S. Near-infrared based real-time peripheral superficies venous imaging solution for difficult venous access. Int J Recent Technol Eng (IJRTE). 2019;8(3):6416–25.
20. Juric S, Flis V, et al. Towards a low-cost mobile subcutaneous vein detection solution using near-infrared spectroscopy. Sci World J. 2014;2014:365902.
21. Cantor-Peled G, Halak M, Ovadia-Blechman Z. Peripheral vein locating techniques. Imag Med. 2016;8(3):83–8.
22. Karpanen TJ, Casey AL, Das I, et al. Transparent film intravenous line dressing incorporating a chlorhexidine gluconate gel pad: a clinical staff evaluation. J Assoc Vascul Access. 2016;21(3):133–8.
23. Goode CJ, Titler M, Rakel B, et al. A meta-analysis of effects of heparin flush and saline flush: quality and cost implications. Nurs Res. 1991;40:324.
24. Blanco P. Ultrasound-guided peripheral venous cannulation in critically ill patients: a practical guideline. The Ultras J. 2019;11:27. https://doi.org/10.1186/s13089-019-0144-5.
25. American Society of Anesthesiologists Task Force on Central Venous Access, Rupp SM, Apfelbaum JL, et al. Practice guidelines for central venous access: a report by the American Society of Anesthesiologists Task Force on Central Venous Access. Anesthesiology. 2012;116:539.
26. McGee DC, Gould MK. Preventing complications

of central venous catheterization. N Engl J Med. 2003;348(12):1123–33.
27. Chui J, Saeed R, Jakobowski L, et al. Is routine chest X-ray after ultrasound-guided central venous catheter insertion choosing wisely?: a population-based retrospective study of 6,875 patients. Chest. 2018; 154:148.
28. Practice Guidelines for Central Venous Access 2020: an Updated Report by the American Society of Anesthesiologists Task Force on Central Venous Access. Anesthesiology. 2020;132(1):8–43.
29. Al Raiy B, Fakih MG, Bryan-Nomides N, et al. Peripherally inserted central venous catheters in the acute care setting: a safe alternative to high-risk short-term central venous catheters. Am J Infect Control. 2010;38:149.
30. Velissaris D, Karamouzos V, Lagadinou M, Pierrakos C, Marangos M. Peripheral inserted central catheter use and related infections in clinical practice: a literature update. J Clin Med Res. 2019;11(4):237–46.
31. Duwadi S, Zhao Q, Budal BS. Peripherally inserted central catheters in critically ill patients - complications and its prevention: a review. Int J Nurs Sci. 2018;6(1):99–105. https://doi.org/10.1016/j.ijnss.2018.12.007.
32. Linenberger ML. Catheter-related thrombosis: risks, diagnosis, and management. J Natl Compr Cancer Netw. 2006;4(9):889–901.
33. ESPEN. Guidelines on Parenteral Nutrition: central venous catheters (access, care, diagnosis and therapy of complications).
34. Eiting E, Kim HT. Arterial puncture and cannulation. In: Roberts JR, Custalow CB, Thomsen TW, et al., editors. Roberts and Hedges' clinical procedures in emergency medicine and acute care. 7th ed. Philadelphia: Elsevier; 2019. p. 377–93.
35. Grisham J, Stankus JL. Arterial puncture and cannulation. In: Reichman EF, editor. Reichman's emergency medicine procedures. 3rd ed. New York: McGraw-Hill; 2019. p. 623–34.

第 13 章

低体温及其管理

Ruggero Corso，Davide Cattano

13.1 引言

人类和其他哺乳动物一样是恒温物种。恒温生物能够保持恒定的核心温度，且不受环境温度变化的影响。这一特征被称为恒温。这一现象的基本原理是，酶在核心体温约 36.8℃时发挥最佳功能（范围：36.0℃~38℃），因此常认为核心体温是一种生命体征。人体体温调节系统主动维持体温正常，但麻醉导致体温调节控制受到抑制，再加上寒冷或者炎热的环境，手术时维持正常体温很有意义。传统上，围术期低体温是指在手术或麻醉状态下，核心体温降至 36℃以下。据报道，手术患者围术期体温过低的发生率为 50%~90%；约 70%的患者在进入麻醉后护理病房（PACU）时体温过低。相反，体温升高到 38℃以上被称为高体温。根据低温或高热期间发生的生理变化采取标准措施来控制和管理体温，避免低体温或高热增加感染和其他疾病的病理生理风险。本章重点介绍了围术期低温治疗。

13.2 机制

在正常的非麻醉患者中，下丘脑（身体的恒温器）激素根据下丘脑、脊髓、腹部器官和其他中心部位的热感受器接受的信息来调节核心温度。外周皮肤上的热感受器与下丘脑沟通。根据核心和外周的温度信息，下丘脑通过各种方法调节体温。寒战是体温升高的一线反应，但由于氧气和热量的消耗增加，对身体来说代价巨大。寒战可能不够，因此热量通过血管收缩被分流到核心。体温过低引起的血管收缩会减少血流量，这意味着供组织使用的氧气和营养物质减少，免疫反应减弱，感染风险增加。寒战和低温导致的含氧量增加、血流量减少可引起心肌梗死、区域麻醉、椎管内麻醉或全身麻醉的诱导通过关闭身体的体温调节器——下丘脑的正常反应来损害身体的体温调节过程。

术中低温的发展有一个典型的三相模式：

1.在全身麻醉诱导或神经轴阻滞激活后的最初 1 小时内，由于核心到外周组织的再分布，核心温度迅速下降。核心温度最初快速降低主要是麻醉剂引起的血管舒张，这是中枢体温调节控制受损引起的，而不是麻醉剂的直接外周作用。

2.再分布性低温通常伴随着较慢的核心温度线性降低，这发生在热损失超过代谢产热时。热量通常通过辐射和对流散发到环境中。通常情况下，只有少量的热量通过传导和蒸发损失掉。通过手术切口损失的热量未知，然而，当切口较大时，特别是在开腹手术中，损失的热量可能很大。温度下降的速度是代谢产热和热损失之间差异的结果，而热损失又取决于环境温度、手术中皮肤或体腔的暴露程度，以及患者是否保温或积极取暖。

3.一旦患者体温降低到足以激活热调节性血管收缩（通常在全身麻醉时约为34.5℃），无论切口大小或手术时间长短，核心温度稳定且不再下降。如果热产生与热损失相平衡，则核心温度的平稳也可能是被动过程的结果。一旦被激活，动、静脉分流血管收缩可有效地将代谢热保留在核心组织中，从而防止核心低温进一步降低。然而，外周组织的热量损失仍在继续。因此，即使核心温度保持不变，身体的热量也会继续下降。

围术期的高热可能与医源性因素（药理学或过热）有关，也可能是感染、药物反应或环境（中暑）的表现。这里我们不讨论过热的机制和细节，这将在其他部分讨论。

13.3 危险因素

极端的年龄、低体重、慢性或全身性健康问题及营养不良都是围术期低温风险增加的患者相关因素。新生儿和70岁以上的患者尤其脆弱。较高的体重指数可降低体温过低的风险。患有糖尿病、周围血管疾病、甲状腺功能减退和其他内分泌失调、心脏病、关节炎、瘫痪、低血糖、中毒及头部或脊髓损伤的患者发生低温症的风险更大。手术的危险因素包括：

- 术前核心温度低。
- 术前禁食和麻醉前的液体剥夺。
- 冷的静脉注射或灌洗液的使用。
- 体表暴露区域较大。
- 使用挥发性溶液进行皮肤准备时引起的蒸发热损失。
- 体表切口较大或腹部手术。
- 长时间手术和麻醉暴露。
- 烧伤和大量失血。

患者体温过低的风险也会因环境因素而增加，如手术室中较低的环境温度和层流、术中覆盖物较少，以及患者运输过程中温度或气流较低。

13.4 与低温相关的风险

围术期低温患者会发生许多生理变化。代谢变化、周围血管收缩、组织灌注改变和抑制凝血酶级联反应均会增加患者发生不良反应的可能性，这种不良反应包括患者不适及发病率和死亡率增加。体温过低的患者存在以下风险：

- 心律失常、缺血和心脏骤停。
- 免疫功能受损和感染风险增加。
- 重症监护时间延长。
- 整体住院时间延长。
- 术中失血量和输血量增加。
- 死亡率增加。

然而，低温诱导的凝血功能障碍在常规实验室测试（37℃）中常被遗漏。如果对温度进行调整，结果肯定不会被报道为正常。药物的作用时间延长是另一个经常被忽视的后果。即使是轻微的低温也会延长麻醉期间药物的作用时间，尤其是神经肌肉阻滞剂

(NMBA)。低温也降低了挥发性吸入麻醉剂的最低有效肺泡浓度，最低有效肺泡浓度是防止手术刺激引起的体动所必需的。结果包括逆转延迟或神经肌肉阻滞和延迟出现。

定期对患者进行监测，同时采取干预措施以维持或恢复指南和推荐的最佳方法中的正常体温特征。将环境室温保持在≥24℃，对体温过低的患者进行主动加热和术前加热都是推荐的预防策略。

13.5 如何测量

温度测量对于维持体温正常或在特定情况下监测和维持低体温（很少是高体温）至关重要。

通常在手术室内测量皮肤、鼻咽、食管或膀胱的温度，也可以通过置入血管系统的特殊导管（即肺动脉导管或中心静脉导管）进行测量。温度测量被称为体表（皮肤）或中心（膀胱/食管）温度，此外，还有其他测量方式。鼻咽温度测量，因其可靠性和易于操作常作为首选，但头颈部手术期间应避免操作。

为了测量温度而设计了不同类型的探头，通常由传感器、电线及连接监视器的温度电缆的连接器组成。食管探头通常与食管心前听诊器（外腔、远端袖带）配对，或者设计为仅测量温度。在这种情况下，导线被一种特殊的套管覆盖，该套管在有水分的情况下自行润滑。膀胱探头存在于特殊的 Foley 导尿管中：导线和传感器端位于导尿管尖端，然后测量膀胱内的温度。最近，新的传感器如 Tcore™ 监测系统（Drägerwerk AG & Co. KGaA, Lübeck, Germany）引起了人们对无创皮肤测量系统的兴趣，然而，在用于临床实践前，还需要更多的证据。

13.6 如何预防

温度管理主要依赖于负责体温重新分配的早期和后期阶段的机制、直接和间接损失及其他条件（暴露、湿度、环境温度、液体等）的机制。因此，麻醉医生或麻醉技术人员需要考虑上述所有因素，这对于确定最佳的管理计划至关重要。

方案、标准化程序和设备都是进一步降低低温风险的基础。

麻醉技术人员在提供、维护、回收、再加工、补充设备、温度测量装置和一次性零件

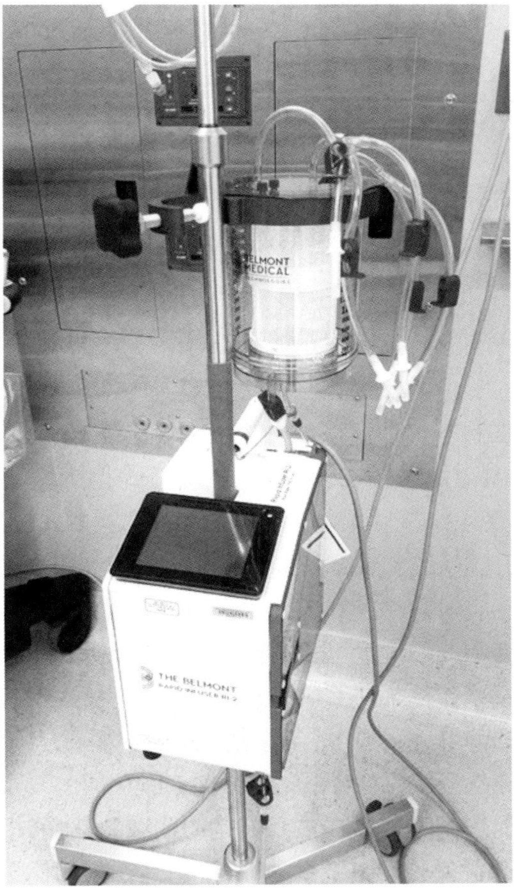

图 13.1 Belmont 输液系统。该系统由几个可重复使用和一次性组件组成。需要启动溶液（电解质溶液、胶体或血液制品）。

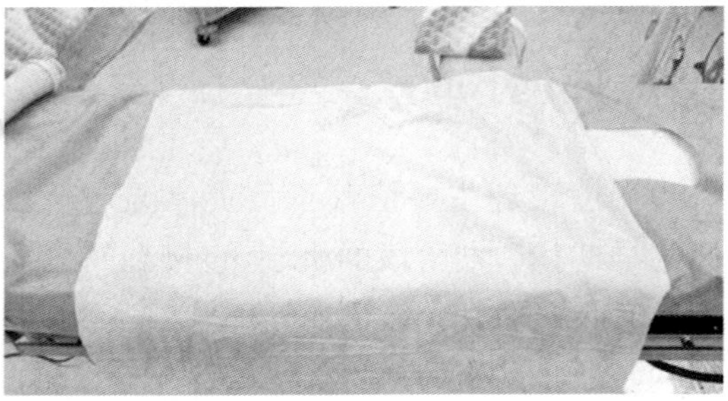

图 13.2 传导系统毯子。底部的毯子。其他类型的毛毯也可以与气流系统一起使用。

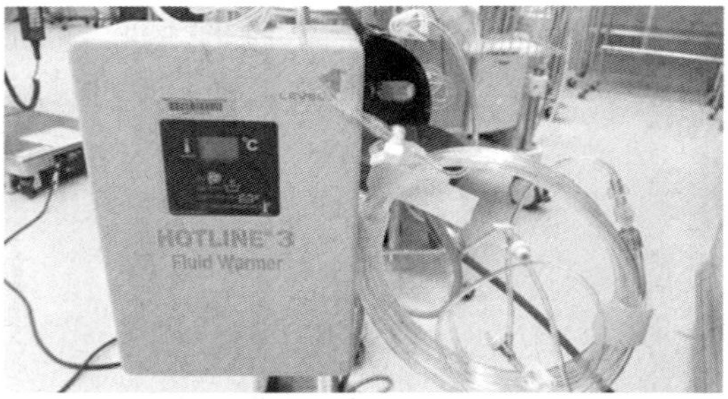

图 13.3 1 级注射系统。液体加温。通过专用的输液管加热输液的系统之一。

方面起着关键作用。

最有效的方法是基于对流的鼓风机(即强制空气加温系统,FAWS,如 Bear Hugger,3M,Air Mistral,Stryker)或者静脉输液加热器(图 13.1 至图 13.4); 非空气系统包括 Hot Dog 升温系统和 Augustine 系统;水或液体床垫或感应床垫,在其他系统中被使用。改变环境温度和(或)湿度(虽然很少)也用于温度管理。

流体加热系统可以是简单的(加热现有的静脉注射管)或复杂的(需要外部压力袋、充气系统、旋转泵)。静脉输液有不同的复杂加热系统可以提供高流量的输液, 然而,以下系统通常用于手术室,特别是在创伤病例或手术出血风险高时:1 级(Smith Medical)Belmont 系统(Belmont Med Tech)或最新的 Thermacor(smison-cartledge)。

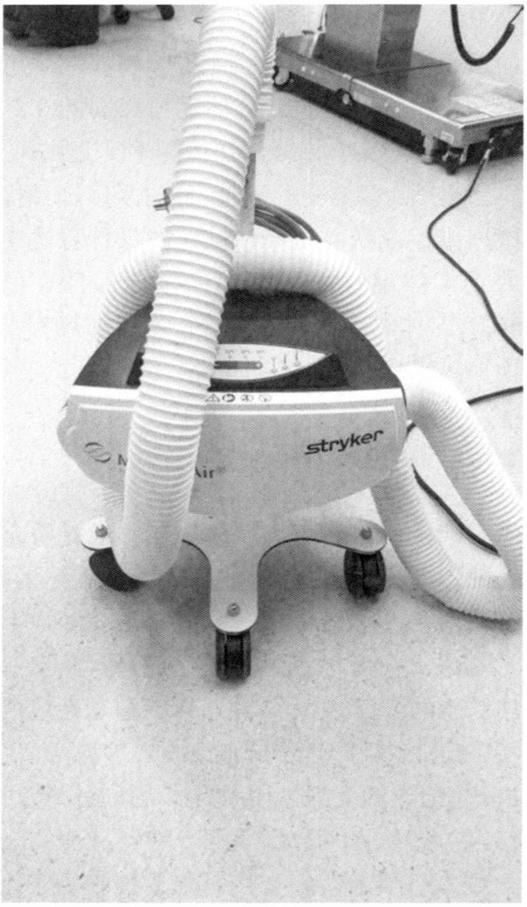

图 13.4 Skryker 空气传导供暖系统。鼓风机。它可以提供两种不同的温度加温并可以冷却(32℃)。

某些温度控制系统不仅用于加热,还可用于冷却(中暑或治疗性低体温的主要治疗和管理)。在需要冷却的情况和临床条件下(恶性高热、抗精神病综合征、高热、中暑、心脏手术、心脏骤停和神经保护),可以使用冷却毯(循环冷水或类似物)或使用热/冷泵交换器(如冰箱)积极产生冷却效果。

在麻醉和重症监护管理中,温度控制的另一个重要方面是使用低流量气体麻醉技术、二氧化碳吸收剂、闭式再循环通风回路、加湿过滤器和主动热诱导汽化器来吸收水分。这样热量被保存下来,同时也减少了呼吸机麻醉系统中循环新鲜气体的干燥高流量。相比之下，那些避免给患者取暖的技术被用来降温，但这种操作方式的效率还有待验证。手术前后的体温控制也很重要。受试者在全身麻醉诱导前加热或暴露于较低的手术室温度有更多的热储备。事实上，文献强调了术前预防低温有益于术中测量，从而提高其有效性并减少并发症的发生。在术后恢复室中，低温患者可主动积极重新加温，低温则可继续使用加温装置。

13.7 小儿特殊注意事项

儿科患者需要特别注意。由于解剖学（体表面积）、生理学（代谢率和心排血量）和临床（凝血和通气）的差异，儿童、新生儿和幼儿尤其容易快速发生热损失。考虑到这些因素，以及补液输注通常受到限制和控制的事实（对输注量的限制），某些加热设备和技术更为重要。

13.8 设备维护：特殊注意事项

温控装置的维护需要特别考虑，其存在与故障和电气相关的风险，包括触电、火灾和烧伤。感染控制是另一个重大风险：关于鼓风机系统污染手术野的风险有相互矛盾的证据；这些公司将上述风险归咎于竞争对手的设备质量较低。流体加热器根据不同的方法和设置操作；与此类设备相关的风险包括空气栓塞、模块过热、有毒物质的释放、加热室中溶液的污染、飞溅造成的触电和手术现场污染。

13.9 结论

手术期间维持正常体温是预防并发症的基本因素，许多科学协会认为实现这一目标是一个标准。然而，在其他情况下，只有经过精确质量指标持续验证的结构化方法才能对患者的预后产生积极影响。

13.10 总结要点

1.麻醉和手术期间应保持正常体温。无论持续时间长短，成人和所有儿童在超过30 分钟的所有手术中均应连续监测体温。

2.挥发性和静脉麻醉药明显损害体温调节控制，导致未加热手术患者体温过低。由于每种技术的叠加效应，全身和半身麻醉技术的结合导致术中低温的风险最高。

3.预热可有效地减初始再分布低温，应在麻醉诱导前进行 20 分钟预热。主动升温方法对于维持体温正常很有必要。强制空气加热是最安全（没有伤口污染）和最有效的方法，只要有足够的皮肤表面可用。液体升温只有在大量输液时才有效。

4.低温的不良后果包括凝血功能障碍、感染、药物作用时间延长、温度不适和寒战。

5.应在手术期间和到达麻醉后护理病房或重症监护病房时才测量体温。术后早期体温紊乱很常见，应及时治疗。

（张瀚森　译　崔璀　校）

推荐阅读

1. Macario A, Dexter F. What are the most important risk factors for a patient’s developing intraoperative hypothermia? Anesth Analg. 2002;94(1):215–20.
2. Sessler DI. Perioperative thermoregulation and heat balance. Lancet. 2016;387:2655.
3. Standards for Basic Anesthetic Monitoring. Committee of Origin: Standards and Practice Parameters (Approved by the ASA House of Delegates on October 21, 1986, last amended on October 20, 2010, and last affirmed on October 28, 2016) https://www.asahq.org/~/media/Sites/ASAHQ/Files/Public/Resources/standardsguidelines/standards-for-basic-anesthetic-monitoring.pdf. Accessed 6 May 2016.
4. Checketts MR, Alladi R, Ferguson K, et al. Recommendations for standards of monitoring during anaesthesia and recovery 2015: Association

of Anaesthetists of Great Britain and Ireland. Anaesthesia. 2016;71:85.
5. Shirozu K, Kai T, Setoguchi H, et al. Effects of forced air warming on airflow around the operating table. Anesthesiology. 2018;128:79.
6. Madrid E, Urrútia G, Roqué i Figuls M, et al. Active body surface warming systems for preventing complications caused by inadvertent perioperative hypothermia in adults. Cochrane Database Syst Rev. 2016;4:CD009016.
7. Ruetzler K, Kurz A. Consequences of perioperative hypothermia. Handb Clin Neurol. 2018;157:687–97.
8. Torossian A, Bräuer A, Höcker J, Bein B, Wulf H, Horn EP. Preventing inadvertent perioperative hypothermia. Dtsch Arztebl Int. 2015;112(10):166–72.
9. Poveda VB, Oliveira RA, Galvão CM. Perioperative body temperature maintenance and occurrence of surgical site infection: A systematic review with meta-analysis. Am J Infect Control. 2020. pii: S0196-6553(20)30011-0.
10. Kay AB, Klavas DM, Hirase T, Cotton MO, Lambert BS, Incavo SJ. Preoperative warming reduces intraoperative hypothermia in total joint arthroplasty patients. J Am Acad Orthop Surg. 2020;28(6):e255–62.
11. Zheng XQ, Huang JF, Lin JL, Chen D, Wu AM. Effects of preoperative warming on the occurrence of surgical site infection: a systematic review and meta-analysis. Int J Surg. 2020;77:40–7.
12. Kim P, Taghon T, Fetzer M, Tobias JD. Perioperative hypothermia in the pediatric population: a quality improvement project. Am J Med Qual. 2013;28(5):400–6.
13. Brozanski BS, Piazza AJ, Chuo J, Natarajan G, Grover TR, Smith JR, Mingrone T, McClead RE, Rakesh R, Rintoul N, Guidash J, Bellflower B, Holston M, Richardson T, Pallotto EK. STEPP IN: working together to keep infants warm in the perioperative period. Pediatrics. 2020;145(4):e20191121.
14. Soehle M, Dehne H, Hoeft A, Zenker S. Accuracy of the non-invasive Tcore™ temperature monitoring system to measure body core temperature in abdominal surgery. J Clin Monit Comput. 2020;34(6):1361–7. https://doi.org/10.1007/s10877-019-00430-9.
15. Alfonsi P, Bekka S, Aegerter P, SFAR Research Network investigators. Prevalence of hypothermia on admission to recovery room remains high despite a large use of forced-air warming devices: findings of a non-randomized observational multicenter and pragmatic study on perioperative hypothermia prevalence in France. PLoS One. 2019;14(12):e0226038.

第 14 章

输血和其他产品

Ayten Saracoglu, Gamze Tanırgan Cabaklı, BerkCimenoglu, Kemal Tolga Saracoglu

14.1 引言

输血及血液制品的目的是提高血液的携氧能力。输血前应考虑包括心血管状况、心排血量、年龄、预计失血量、部分和混合静脉氧分压、血容量等一系列因素。血液中氧的释放及利用决定了是否需要输血。输血前应进行血型交叉匹配。这一过程的早期阶段被称为血型筛查,可对 ABO、MN 和 P 值进行评估。即使是自体输血,也可能发生发热性非溶血过敏反应。本章回顾了输血和其他血液制品的相关内容。

14.2 血型

O 型被认为是万能供血者，可以输给 A、B 和 AB 型血的患者。A 型可以输给 A 型和 AB 型患者。B 型可以输给 B 型和 AB 型。AB 型只能输给 AB 型受者，如果 Rh 组匹配,一般认为输血安全性为 99.9%。O 型血中没有 A 或 B 抗原。因此,O 型血是万能供血者,含有抗 A 和抗 B 抗体。抗体存在于 O 型 Rh(–)中,然而,在红细胞(RBC)输血中抗体数量相当少。不推荐使用富血浆的全血输血,因为血浆中含有更多的抗体。

当输注超过 2 个单位的 O 型 Rh (–)红细胞时,也应使用 0 型 Rh(–)进行维持输注,因为 O 型 Rh(–)悬液中的抗 A 和抗 B 抗体可与后续输注的红细胞相互作用,导致溶血。红细胞的输血应遵循抗 A 和抗 B 水平的混合条件。当血制品短缺时,用晶体和胶体溶液进行替代。对于女性献血者,应首选无输血史的绝经后女性。

14.3 血液制品成分

由于低温可使糖酵解速度减慢 30 倍,血液应该在低温下中储存,以保持一定的葡萄糖水平。葡萄糖水平不足会导致厌氧糖酵解,造成细胞死亡。柠檬酸和磷酸盐被用作缓冲液,葡萄糖供应能量,促进 ATP 合成。血液可储存 21~35 天(表 14.1)。

14.4 输血和血红蛋白氧合解离曲线

只有在–79°的冷冻血液中加入甘油,红

表 14.1 全血和红细胞悬液的区别

	全血	红细胞悬液
pH	约 6.73	约 6.71
Hb	46mg/dL	246mg/dL
K	17.2mEq/L	76mEq/L
Na	153mEq/L	122mEq/L
葡萄糖	282mg/dL	84mg/dL
Htc	35%~40%	65%~75%
清蛋白	12.5g/dL	4g/dL

细胞才能在解冻后保持活力。冷冻和解冻程序可以减少血液中的抗原,并降低肝炎传播的风险。白细胞数量减少,2、3-DPG 得以保存。P50 是指当 50%的血红蛋白与氧气结合时的氧分压。当 P50 值降低时,血氧解离曲线左移,血红蛋白对氧的亲和力增加。在储存的血液中 P50 值降低,血红蛋白对氧的亲和力增加,导致器官灌注不足。因此,血液制品储存不应超过 15 天。在新生儿输血或大量输血等情况下,机体需氧量高,应选择储存少于 15 天的悬浮液。

14.5 输血和凝血功能障碍

输血导致的凝血功能障碍一般发生在输注 6~10U 红细胞的住院患者,且没有已知的凝血功能障碍。这种情况与低血压持续时间有关。如果没有发生低血压,凝血功能障碍发生的概率较小。

凝血功能障碍的第一步是凝血因子 5 和 8 水平降低。随后是弥散性血管内凝血(DIC)和稀释性血小板减少,临床可表现为手术部位渗血和血尿。在 24~48 小时后,5%~10%的血小板保留在全血中。血小板计数应维持在 50×10^9/L 以上,无大出血。然而,如果发生大出血,应确保血小板计数超过 100×10^9/L。凝血因子 5 和 8 被认为是不稳定的因子。21 天后,凝血因子 5 下降到 15%,凝血因子 8 下降到 50%。然而,为了避免在大量输血时出血,凝血因子 5 和 8 至少应分别保持 20%和 30%。

14.6 何时输注新鲜冰冻血浆(FFP)

即使血小板计数超过 70×10^9/L,当有活动性出血,PTT 延长 1.5 倍,血红蛋白低于 75mg/dL 时,应给予 FFP。

FFP 适应证

1.抵消华法林的影响。

2.凝血因子缺乏。

3.PT 和 PTT 延长 1.5 倍。

4.抗凝血酶 3 缺乏。

5.血栓性血小板减少症的治疗(紫癜)。

6.大规模输血。

10~15mL/kg FFP 可使血浆因子水平提高 30%。

14.7 DIC 机制

凝血溶酶和毒素导致受损组织释放组织纤溶酶原激活剂(TPA)。TPA 激活纤溶酶原,导致纤维蛋白分解。换句话说,TPA 会引起凝血和纤维溶解。在正常情况下,会保持精确的动态平衡;而在 DIC 中,这种平衡被打破。微循环聚集物引起血管内阻塞,导致不可逆的终末器官缺血,并可能发展为多器官功能衰竭。外部途径被 TNF 和内毒素激活。因此,组织因子诱发的内源途径被 F1、F2、F5、F8 和 DIC 激活,导致血小板耗竭。

14.8 出血倾向的诊断

首要检测的参数是血小板数目。应对 PTT、纤维原、TEG 或 ROTEM 进行评估。PTT

延长超过 1.5 倍表明凝血因子 5 和 8 的水平可能较低，在这种情况下，FFP 应该是治疗方案的首选。局部出血最常见的原因是血小板减少。当血小板计数低于 $10\times10^9/L$ 且有出血倾向时，应给予血小板悬液。1U 血小板悬液含有 1U 全血中 70%的血小板。库血中的纤维蛋白原的水平逐渐下降。也可能发生稀释性纤维蛋白原减低。当纤维蛋白原水平低于 150mg/100mL 时，应警惕 DIC。

14.9 抗纤维蛋白溶解剂

已知氨基己酸(EAC)可以减少纤维溶解，然而，在 DIC 中使用 EAC 可能导致血栓形成，因为 DIC 本身与凝血功能亢进有关。然而，当肝移植或前列腺切除术后发生纤维溶解时，需要应用 EAC。精氨酸和抗利尿激素是抗利尿激素类似物，可增加凝血因子 8 和血管性血友病因子(vWF)的水平。抑肽酶是一种血清蛋白蛋白酶抑制剂，可抑制纤维蛋白溶解和纠正血小板功能。氨甲环酸是另一种抗纤维蛋白溶解剂。

14.10 输血并发症

1.枸橼酸中毒：体温过低、肝功能衰竭和过度通气会增加中毒的风险。枸橼酸与钙结合，可能发生有症状的低钙血症。血压降低、中心静脉压(CVP)升高、心脏收缩力降低及右室射血分数降低，可能导致 CVP 和左心室舒张末期压升高。当输血速度超过 150mL/min 或 1U 的血液输血速度超过 5 分钟时，就会发生这种情况。在循环容量不足的情况下，电离钙不能平均分布。肝功能正常的住院患者快速输血后枸橼酸可正常代谢，因为钙可以从骨骼中回吸收入血。体温从 37°降到 31°会使枸橼酸代谢降低 50%。

2.高钾血症：输血速度高于 120mL/min 后，高钾血症发生率增加。储存 21 天的血液中钾含量高达 30mEq/L。心电图中 T 波峰值的高钾血症应用 10%氯化钙治疗。

3.体温：体温每降低 1°，心排血量增加 400%。因此，过度低温会引发心肌梗死。

4.酸碱失衡：柠檬酸葡萄糖(CPD)是酸性的。CPD 溶液的 pH 值为 5.5，与血液混合后 pH 值为 7。乳酸和吡鲁酮酸是红细胞代谢的产物，可增加溶液的酸度。21 天后，pH 值下降至 6.9。二氧化碳也是代谢产物之一，并且储存在血袋中无法释放。因此，输血患者应更加关注通气。在肝功能正常的患者中，一个柠檬酸盐分子可以分解成 3 个碳酸氢盐分子。碳酸氢盐的大量增加使血红蛋白氧解离曲线向左侧移动，并延长了 PT。

5.溶血性输血反应：即使是非常少量的血液(如 10mL)，也足以产生溶血性反应，死亡率可能高达 60%。接受者的补体和抗体与所输血液中的成分发生免疫反应，称为血管内溶血。

6.血管外溶血：这一过程发生在网状内皮系统(RES)，当受体的抗体起作用但不损害输血的红细胞。这种抗体作用于血管外空间，而不是血管内空间。发热、发冷和疼痛是最常见的症状。可能发生血红蛋白尿、低血压和出血。通过检测血清结合球蛋白、血清和尿液的血红蛋白值、胆碱和直接抗球蛋白值，可以证实存在抗体与输血的红细胞结合。

14.11 治疗

如果发生输血反应，应立即停止输血，保持尿量 0.75~100mL/h。可以考虑应用呋塞米和甘露醇。尿液需碱化。碱化尿液可防止酸性血红蛋白沉积在远端小管中。应进行碳酸氢盐(1mEq/kg)处理。应检测尿液和血浆血红蛋白、血小板计数、PTT、血清纤维蛋白原值，并将血液送回血库重新评估。应预防低血压。激肽抑制蛋白和缓激肽是导致低血压的主要原因。补体系统被激活。通过输注乳酸林格液维持 CVP 在 10~15mmHg。溶血反应是由溶血红细胞基质释放的产物引起的。因此，F1、F2、F5、F7 和血小板过期可能导致 DIC 进一步形成。

14.12 延迟输血溶血反应

一般发生在血管外，由以前输血或妊娠产生的致敏抗体引起。它在女性中更常见，多发生于在 2~21 天内。一般表现为血红蛋白水平下降、黄疸和血红蛋白的发展，通常起源于 Rh 和 Kidd 系统。

14.13 非溶血性输血反应

发热是溶血反应最常见的症状。症状可表现为发热、头痛、恶心、非持续性咳嗽、低血压、呕吐、呼吸困难，胸片上可见肺门周围结节形成、肺气肿、肺水肿。

在过敏反应中，瘙痒和风疹占 3%。它很少表现为呼吸困难，而且最有可能发生在 IgA 缺乏症的住院患者中。有 IgA 缺乏症治疗史的患者应给予洗涤红细胞悬浮液。

14.14 输血相关的感染

可能感染疟疾、恰加斯病和弓形虫-Croutzfeldt-Jakob 病。输血后丙型肝炎病毒的传播率高达 90%，输血后 50~150 天出现症状。黄疸型肝炎发生在输血后 14~180 天。14 天内谷丙转氨酶增加 2 倍是一个关键的诊断依据。慢性肝炎和肝细胞癌的发病率分别为 50%和 10%。HTLV1 的发病率是艾滋病毒的 10 倍。西尼罗河病毒和 CMV 通常携带在白细胞上。器官移植患者应接受去白红细胞悬液，以减少含有抗体的细胞（如白细胞和血小板）的传代。

感染性单核细胞增多症的传播是灌注后综合征的原因。它是通过输血传播的，因为储存在 4℃中的血液，容易成为耶尔森菌和细小病毒的培养基。如果将血液储存在室温下，会存在患梅毒的风险。

14.15 输血相关移植物与宿主反应

它是一种输血淋巴细胞对受者组织的免疫反应，可发生全身性皮疹、白细胞减少和血小板减少。

14.16 输血相关急性肺损伤（TRALI）

这是导致输血相关死亡的第二大常见原因，是指由白细胞抗体活动引起的非心源性肺水肿，通常发生在输血后大约 6 小时。存在抗 HLA 和抗粒细胞抗体。患者会出现发热和呼吸困难。可能会出现低氧血症，气管插管中可能会出血。FFP 被认为是造成这种情况的原因。大约需要 96 小时的恢复时间。抗 HPA 人血小板抗体也可能与 FFP 一起发生反应。

眼部副作用：溶液中的化学物质可能会引起眼部反应。

14.17 输血相关免疫调节

这与免疫功能下调有关。与输血相关的免疫功能受损会增加接受恶性肿瘤切除手术的患者复发感染的风险。可发生病毒激活和淋巴细胞反应不足，并出现细胞因子产生增加和抑制反应。其特征是单核细胞和自然杀伤细胞计数减少，以及炎症介质水平升高，抗 HLA 蛋白抗体水平增加。接受移植手术的患者应避免输血，因为这会缩短移植器官的寿命。红细胞悬液保存在-80℃的温度下即可获得冰冻红细胞悬浮液。血液通过白细胞过滤器将白细胞净化。

FFP 是通过在-20℃下冷冻从全血中提取的血浆获得的。同样，通过在-70℃下冷冻血浆，然后在 4℃下解冻来获得冷沉淀。全血悬浮液和红细胞悬浮液的 HTC 率分别为 40%和 70%。全血和红细胞悬浮液的体积分别为 517mL 和 250mL。

输血不应与乳酸林格液同时进行，因为乳酸林格液中的钙会引起血栓形成。同样，输血不应与葡萄糖输液同时进行，因为葡萄糖溶液是低渗的，会导致红细胞肿胀和破坏，从而造成其溶解。

血小板输注应采用 18G 以上的针头。血小板需要通过特定的输血器，这些输血器可以防止血小板黏附到过滤器上。

血小板输注相关败血症的发生率是 1/2000。血小板应存储在 24℃以下且不超过 5 天。存储时间较长可能会导致败血症。临床主要表现是在 6 小时内发热。在血液制品中，血小板最容易发生感染。当血小板冷却时，细胞膜中的脂质会溶解形成糖蛋白聚集。这就是为什么它们必须在室温而不是冷环境中保存。如果血小板溶液暴露在 4℃下，应在 24 小时内使用。

免疫性血小板减少性紫癜很少需要血小板治疗。另一方面，血栓性血小板减少性紫癜应严格禁忌血小板治疗。在血小板功能障碍出血的情况下，可能会给予血小板。如果血小板计数低于 10×10^9/L，可能会发生自发性出血。血小板计数低于 20 000 的儿科患者应给予血小板。血小板输注也应遵循 ABO 相容性。

FFP 含有因子 5 和 8。如果在解冻后 20 分钟内未使用，这些不稳定因子就会浪费。没有乙型肝炎、丙型肝炎或 HIV 的传播风险。

14.18 冷沉淀

冷沉淀含有因子 8、纤维蛋白原、vWF、因子 13 和纤维连接蛋白。纤维连接蛋白由糖蛋白组成，有助于网状内皮系统清除细菌和异物颗粒。纤维蛋白原盐水溶液比冷沉淀具有更高的肝炎传播风险。冷沉淀输注不需要遵循 ABO 相容性。输注速度每小时不应超过 200mL。可以通过血液输注装置在 6 小时内给予。冷沉淀含有凝血酶原复合物、因子 2、7、9、10。通常用于血友病 B 以纠正因子 9 缺乏。

同样，白蛋白输注不需要遵循 ABO 相容性。它具有等渗效应，可以将液体转移至血管内。

右旋糖酐 70：每天给予超过 20mL/kg 会破坏止血。存在严重过敏性休克的风险。

右旋糖酐 40：该类羟乙基淀粉可以降低血液黏度并增强微循环。

14.19 结论

总之，输血和其他产品对于提高氧水平和维持适当的组织灌注是必不可少的。

然而，它们应在必要的情况下，仅对具有适当指征的患者进行给药。输血的诸多并发症可能会危及患者的生命。

（白洋 译 杨瑜汀 校）

第 15 章

区域麻醉

Ahmed Ismail，Ghazi Miladi，Hamed Elgendy

15.1 引言

区域麻醉在各类手术环境中被广泛推荐，因为它在减轻患者术后疼痛方面具有至关重要的作用。它可以减少阿片类药物的用量，减轻术后疼痛，并缩短住院时间。随着技术手段的不断发展，区域麻醉和周围神经阻滞成功率不断提高。在确定使用周围神经刺激器以提高神经阻滞效率之后，超声机的整合应用使得阻滞效果更加完美。麻醉助手协助麻醉医生的模式在围术期环境中得到了充分肯定。专业性强的麻醉助手推动了麻醉管理方式的创新。多模式疼痛管理有助于患者快速康复和改善预后。

15.2 患者术前宣教和准备

无论患者是否进行了常规检查，为了使相关风险最小化，在进行任何区域麻醉操作之前，均应进行麻醉评估和体格检查。

15.2.1 术前宣教

- 患者权利：
  - 承认患者的自主权和尊严，并尊重其隐私。
  - 支持患者的需求和安全。
  - 为麻醉操作获取知情同意。
  - 向患者简要介绍手术过程中将使用到的设备。
  - 介绍感染控制须知。
- 应告知患者麻醉后预期的风险，如感觉或运动功能的丧失。

15.2.2 术前准备

- 必须进行体格检查，并且全程需要良好的体位以配合操作。
- 对于焦虑的患者，必须进行预给药[1]。

15.3 操作间

15.3.1 操作间准备和设置

操作间是完成区域麻醉的重要场所，需要准备复苏设备和工具。在进行区域麻醉时，充分的生命体征监护至关重要，需要应用面罩或者鼻导管进行吸氧。如果应用超声机，可以将其放在对侧肢体旁以方便使用。麻醉助手与麻醉医生进行位置调整。麻醉助手的工作包括操作超声机、神经刺激器、在麻醉医生指导下注射局部麻醉药,同时监测患者的生命体征。

15.3.2 区域阻滞通用设备

麻醉助手应在操作前与主治医生确认房间物品设备清单,以确保患者安全。清单应包括药物、消耗品和设备的备用状态,以及所有这些物品的计划存储设置。特定的手推车可用于存储消耗品和药物。

应清点手推车的日常清单,以确保所有物品均可用。

- 消毒溶液:Chloraprep®[氯己定葡萄糖酸盐(CHG)2% w/v 和异丙醇(IPA)70% v/v]/Duraprep®(CHG/IPA)、纱布、敷料、标记笔、尺子。
- 用于皮肤浸润麻醉的皮下注射针。
- 静脉导管,应在操作开始前提前留置好。
- 超声探头套和凝胶。
- 不同型号的阻滞针。
- 包括局部麻醉药、镇静剂和复苏药物在内的药物包。

高危药品应清晰标记并分开存储,以避免任何错误。

15.3.3 急救药物和复苏设备

超声在区域麻醉实践中的应用提高了患者的安全性,并降低了发生严重局部麻醉药中毒反应(LAST)的风险(表 15.1)。

表 15.1 区域麻醉需准备的复苏设备和药物

复苏设备	复苏药物
• 氧气供应、鼻咽通气道和氧气面罩	• 阿托品(300~600μg)
• 不同尺寸的口咽通气道、喉罩和气管导管	• 肾上腺素(10~100μg)
• 喉镜	• 琥珀胆碱(40~100mg)
• 袋阀面罩通气装置、喉镜棒、导管	• 麻黄碱(5~15mg)
• 吸引器	• 苯肾上腺素(100~200μg)
• 各种尺寸的静脉导管	• 甘洛溴铵(200~400μg)
• 除颤仪	• 英脱利匹特®20%

15.4 区域麻醉诱导的设备

15.4.1 神经阻滞针

神经阻滞时需要提前在超声下进行神经定位。操作过程中需要选用合适的神经阻滞针,实际上,一般可选用多种周围神经阻滞针。此外,通过超声可以观察针身形成的回声束,以帮助提供针尖和周围组织结构的良好视图。

阻滞针的选择应基于针尖设计、规格和长度。

- 针尖设计:在神经阻滞过程中,特别是当针尖靠近神经时,针头的斜面可以影响神经损伤的程度。在图 15.1 中,我们可以区分出许多类型的针头。
- 针长:根据神经的深度而变化,并且可以根据阻滞类型应用超声进行精确定位,超声可以准确地显示所需的距离。阻滞针穿刺深度可以通过针身的刻度标记进行监测和计算(图 15.2)。
- 阻滞针规格:22G 阻滞针是神经阻滞期间常用的标准尺寸。在穿刺过程中,针尖可以保持直线形状,不易弯曲。这种特定尺寸在操作中较易在组织内走行,并且在深部阻滞时同样容易操控。应谨慎使用更大的针头,因为它们可能加重组织损伤和血肿的严重程度。使用较小的针头进行注射时,阻力往往会增加,而且如果针尖在血管内,回抽

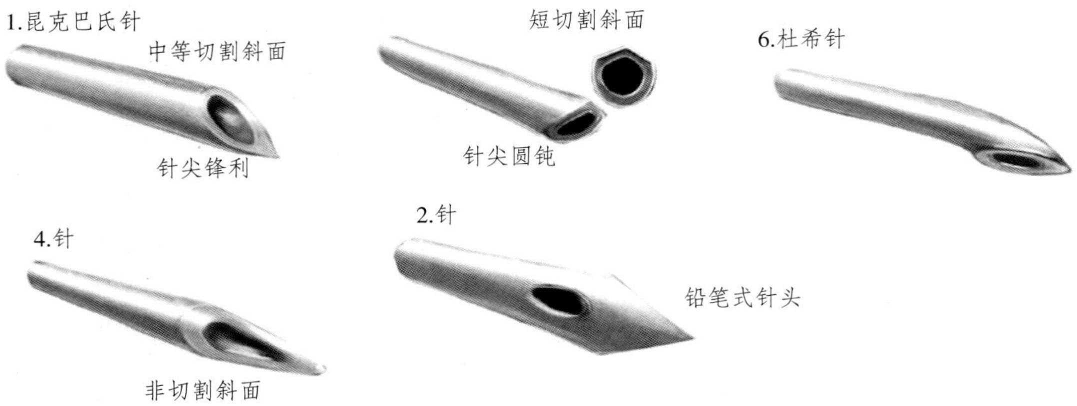

图 15.1 用于神经阻滞的针尖设计。短斜面针具有较小的切割损伤，可能提供更好的穿刺反馈和增强穿刺筋膜时的突破感。然而，如果注射压力较高，可能会出现过度穿刺，导致创伤后炎症、髓鞘损伤和神经内血肿。（Source：NYSORA.COM）

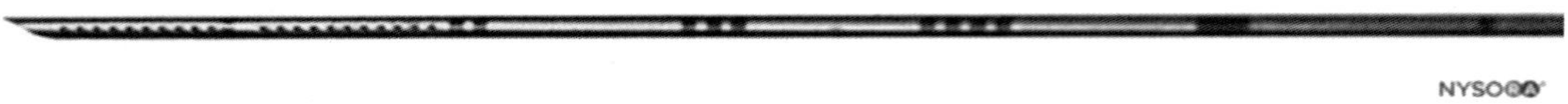

图 15.2 神经阻滞针显示用于穿刺深度监测的刻度标记。（Source：NYSORA.COM）

血液的时间也会更长。

15.4.2 神经定位设备

• 周围神经刺激器：长期以来，周围神经刺激器是基本的神经跟踪系统，可显示测量刺激幅度、脉冲宽度频率和电阻抗。

• 超声：超声技术的引入彻底改变了区域麻醉领域。实时以更高分辨率显示神经和所有周围结构显著提高了阻滞效果。此外，超声和周围神经刺激器的结合使用提高了阻滞操作的准确性和安全性[2,3]（图 15.3）。

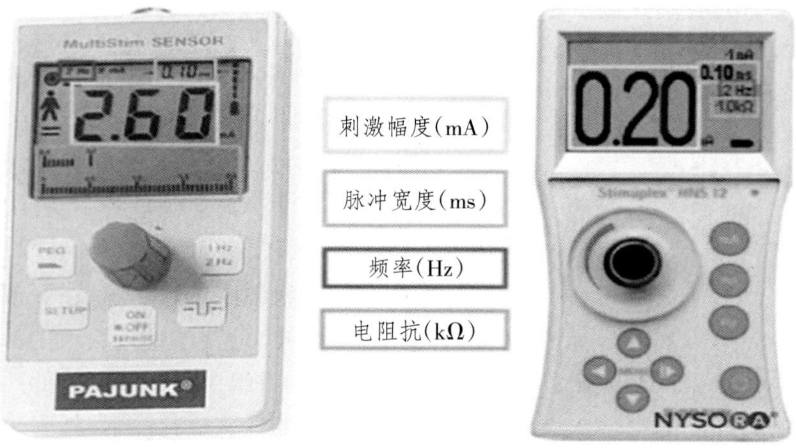

图 15.3 周围神经刺激器。（Source：NYSORA.COM）

15.4.3 监测设备

强烈建议对所有患者进行常规监测，包括有或无镇静的患者。此外，时刻提高警惕是防止血管内注射的最佳方法。

15.4.4 监测内容

- 心电图。
- 无创血压。
- 脉搏血氧饱和度。
- 在给予任何镇静药物的情况下均应进行呼气末二氧化碳监测。

15.4.5 监测神经内注射感觉异常

15.4.5.1 电神经刺激

当超声技术在区域阻滞中的创新发展之后，电神经刺激仪不再作为确定神经位置的主要工具。

15.4.5.2 超声成像

它在实现实时高分辨率的可视化阻滞针方面具有极大的实用性。

上述两种工具用于预防神经鞘内注射。

15.4.5.3 注射压力监测

监测注射过程中的压力可以发现针头位置是否合适。许多研究报道了低容量高压力神经注射导致的神经组织机械损伤[4]（图 15.4）。

15.4.5.4 预给药和镇静

可以通过芬太尼和（或）咪达唑仑的小剂量逐步增量来实现。

15.5 超声系统的准备和清洁

15.5.1 准备

对于医疗人员来说，使用高级技术机器仍存在挑战，保护超声系统、探头和配件有特定的要求。

实际上，规范应用兼容的超声用凝胶和合适的超声探头套可以提高检查结果的质

压力监测装置	左侧注射器：未压缩，含 10mL 空气和 10mL 局部麻醉药 右侧注射器：空气被压缩 50%，施加压力为 760mmHg（约 15psi）。

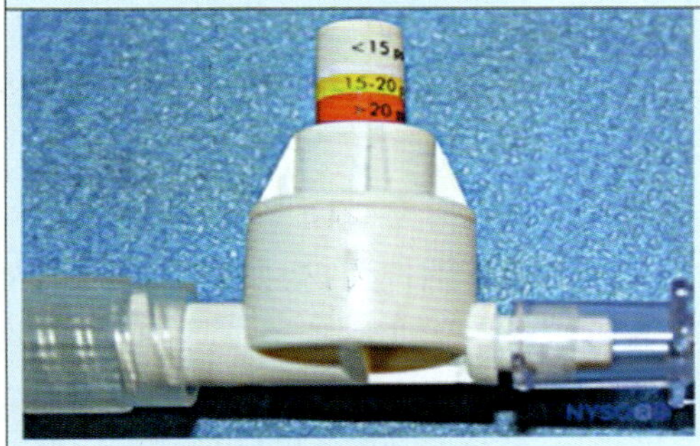

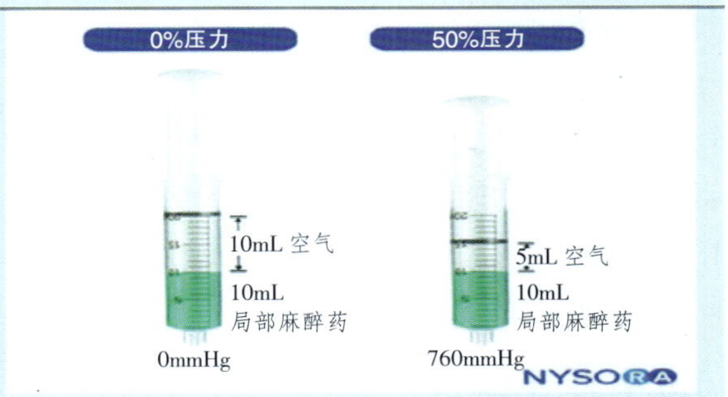

图 15.4　注射压力监测示意图。

量和准确性。

超声探头和探头套之间存在气泡会干扰图像质量。

15.5.2 超声系统的清洁和消毒

建议在每次使用后进行超声系统清洁，但只有探头可以进行高水平的彻底消毒。在每次清洁过程中，建议使用适当的个人防护装备(PPE)。

- 关闭机器。
- 从插座上拔掉电源线。
- 移除一次性探头套。
- 断开探头与系统的连接，避免其接触清洁机器或台面[5]。

一个高度验证的消毒过程是通过使用与感染控制规则兼容的探头套和无菌凝胶[5]。

对于 AT 的提示：如果超声系统的清洁或消毒方式不当，可能会造成机器损坏。通常有一个日簿记录使用情况。

超声机的详细信息包括日期、时间，以及麻醉医生和麻醉助手的名字。

15.5.3 阻滞前准备

- 应由主治医生确认患者的既往病史，如凝血功能和神经功能状态。
- 对于接受神经阻滞的患者，应提前建立静脉通路以便于在发生迷走反射、意外血管内注射和 LAST 时及时使用复苏药物。
- 实施区域麻醉时，应时刻保持无菌操作。与其他无菌操作一样，必须使用手卫生、标准预防措施、皮肤准备、药物的无菌准备、无菌铺巾及针对阻滞或超声引导技术的无菌预防措施(图 15.5)。

15.5.4 局部麻醉药全身毒性反应及术中管理

局部麻醉药通常通过阻断神经末梢的钠通道起作用，它们分为两类，包括酰胺类或酯类局部麻醉药。使用较高剂量或浓度的麻醉药时，会导致 LAST。应根据美国区域麻醉和疼痛医学会的指南(图 15.6)进行相应处理。

15.5.5 影响因素

1.局部麻醉药的种类。

2.局部麻醉药的体积和浓度。

3.注射技术的水平。

4.注射的速度。

5.患者合并症。

6.局部麻醉药的亲脂性(如丁哌卡因等更亲脂的局部麻醉药发生中毒的风险更高)。

15.5.6 LAST 处理

目前，LAST 处理的要点包括惊厥抽搐的处理、高级心脏生命支持(ACLS)和迅速给予 20%的脂肪乳剂。

美国区域麻醉和疼痛医学会的 LAST 治疗指南可以帮助指导处理过程[6]。

15.5.7 LAST 的预防

防优于治，这一点对于 LAST 尤其合适。因此，建议：

- 保持警惕。
- 监测生命体征。
- 实时与患者沟通。
- 每注射 3~5mL 的局部麻醉药需要进行回抽。
- 缓慢注射并避免高压。
- 使用血管活性药物，如 10~15μg 的肾上腺素。心率每分钟增加 10 次或更多，或收缩压增加 15mmHg 或更多，提示血管内注射。
- 应用合适的局部麻醉药的剂量：低浓度及最佳剂量。

麻醉操作间应配备 LAST 预防工具包

- 如果出现 LAST 的症状，迅速有效的气道管理对于预防已知会加剧 LAST 的低氧血症、高碳酸血症和酸中毒至关重要(I;B)
- 脂肪乳剂治疗(I;B)：
  - 在出现 LAST 的最初症状后给予，气道管理之后
  - 及时给予脂肪乳剂比给药方式(推注或滴注)的顺序更为重要
    - 20%脂肪乳剂推注
      - 如果患者体重超过 70kg，2~3 分钟内给予 100mL
      - 如果患者体重不到 70kg，2~3 分钟内给予 1.5mL/kg
    - 20%脂肪乳剂输注
      - 如果患者体重超过 70kg，15~20 分钟内给予 200~250mL
      - 如果患者体重不到 70kg(理想体重)，每分钟给予 0.25mL/kg
      - 如果循环不稳定，考虑重新推注或将输注速度增加到每分钟 0.5mL/kg
    - 在循环稳定后继续输注至少 10 分钟
    - 建议将大约 12mL/kg 脂肪乳剂作为初始剂量的上限(Ⅱb;B)
    - 丙泊酚不能替代脂肪乳剂(Ⅲ;B)
- 惊厥抽搐控制：
  - 如果发生惊厥发作，应迅速使用苯二氮䓬类药物。如果苯二氮䓬类药物不易获得，可以使用丙泊酚(I;B)
    - 尽管丙泊酚可以控制惊厥，但大剂量使用会进一步抑制心功能；在心血管明显损伤时，应避免使用丙泊酚(Ⅲ;B)
  - 如果使用苯二氮䓬类药物后，惊厥发作仍然持续，应考虑使用小剂量的琥珀酰胆碱或类似的神经肌肉阻滞剂，以最小化酸中毒和低氧血症(I;C)
- 如果发生心脏骤停：
  - 如果使用肾上腺素，建议使用小初始剂量(≤1μg/kg)(Ⅱa;B)
  - 不推荐使用血管升压素(Ⅲ;B)
  - 避免使用钙通道阻滞剂和 β-肾上腺素能受体阻滞剂(Ⅲ;C)
  - 如果出现室性心律失常，首选胺碘酮(IIa;B)；不推荐使用局部麻醉药(利多卡因或普鲁卡因胺)进行治疗(Ⅲ;B)
- 对脂肪乳剂和血管活性药物治疗无反应时立刻开始 CPB(I;B)，因为开始 CPB 后效果可能会有相当长的延迟，所以在 LAST 发作期间首次发现心血管损伤时，及时通知 CPB 配备到位是合理的
- 有显著心血管事件的患者应至少监测 4~6 小时。如果事件仅限于快速缓解的中枢神经系统症状，则应至少监测 2 小时(Ⅱa:B)
- 在处理 LAST 期间，使用纸质版或电子版的流程作指导，可以提高对指南流程的遵守和认知(Ⅰ;A)

这些建议旨在鼓励最佳的患者处理，但不能确保避免不良结果。与任何实践建议一样，随着对特定并发症的进一步认知，这些建议可能会被重新修订。

每种干预措施的推荐类别和证据水平在括号中给出(见表 15.1)。

与 2010 年 LAST 实践建议 1 的更改已用斜体字表示。

CPB 表示心肺复苏。

图 15.5 局部麻醉药毒性反应处理。(Reproduced with permission from Hadzic A:Hadzic's Peripheral Nerve Blocks and Anatomy for UltrasoundGuided Regional Anesthesia, second ed. New York:McGraw-Hill, 2011)(Source:NYSORA.COM)

以减少 LAST 的影响。超声和周围神经刺激器的结合应用仍是降低 LAST 发生率的最佳方法[1]。

15.6 低血压：原因、预防和处理

神经阻滞完成后，建议加强生命体征的监护，尤其是最初的 10 分钟需要监测心血管反应并观察阻滞效果。

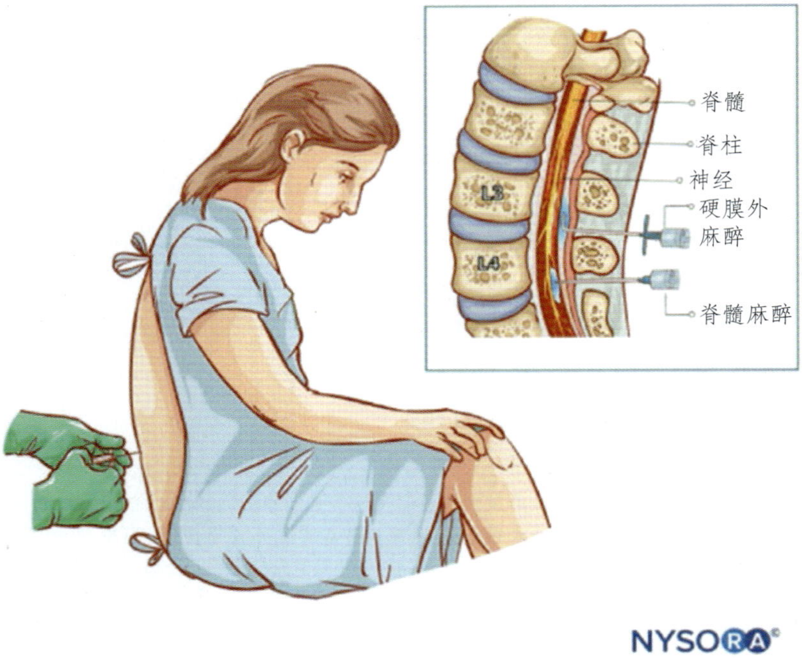

图 15.6 脊髓麻醉和硬膜外麻醉的体位。(Source：NYSORA.COM)

起初应每 3 分钟测量一次血压，以便早期发现低血压。

低血压是最常见的即时不良反应，主要发生在中枢神经系统(CNS)阻滞期间。

血管阻力降低、静脉回流减少和心排血量减少是低血压的最常见原因，可能导致恶心、呕吐和心动过缓。

可以通过以下方法治疗或预防低血压：

• 机械方法：轻微的头低位(5°~10°)和压迫下肢，可以在不改变麻醉药物扩散和维持适当水合的情况下有效增加静脉回流。

• 容量负荷：作为静脉输液的替代，使用晶体和胶体可以增加每搏输出量和心排血量。

• 血管活性药物：麻黄碱 5~10mg 静脉推注，酚妥拉明 40~160μg 静脉推注，或以 20~200μg/min 滴速静脉滴注。

15.7 常见区域麻醉阻滞

15.7.1 简介

自 19 世纪末以来，区域麻醉开始用于阻滞周围神经系统。当时阻滞主要是通过使用体表解剖标志进行的，即显著的标记(如外踝)。解剖变异和临床实际考虑往往限制了周围神经阻滞的整体应用。在 21 世纪，神经刺激器的使用允许通过阻滞针传递微电流。如果针头靠近神经，刺激将导致神经发送冲动(刺激神经)并引起任何由神经支配的肌肉抽搐(引起运动反应)。最近，麻醉医生广泛采用超声技术进行阻滞定位，因为与神经刺激器或由解剖定位的技术相比它具有诸多优点[7]。

15.7.2 适应证

• 当患者需要进行全身麻醉时，实施精细的区域麻醉技术就可以解决。

• 与全身麻醉联合使用，以优化疼痛控制，置入周围神经导管可将术后镇痛时间延长约几天。

15.7.3 禁忌证

• 出血障碍：遗传性或医源性出血障碍，会引发硬膜外血肿，导致严重后果，可使用华法林或肝素。术前应进行全面的凝血功能评估。

• 肺功能：一些阻滞，如颈间神经丛阻滞，会导致膈肌单侧麻痹。另一种阻滞，如锁骨上阻滞，可能会引发气胸。

• 既往神经损伤：应仔细考虑，因为新的阻滞可能会加剧旧的神经损伤。

• 局部麻醉药反应：对局部麻醉药过敏。

• 患者拒绝：患者拒绝操作同样是神经阻滞的禁忌证。

• 阻滞部位皮肤或组织感染是操作的禁忌证。

15.8 中枢神经系统阻滞（蛛网膜下腔阻滞和硬膜外阻滞）（图 15.7）

蛛网膜下腔阻滞或脊髓麻醉是一种神经轴向区域麻醉，通过将局部麻醉药或阿片类药物注入蛛网膜下腔产生麻醉效果。通常使用细针。这种阻滞主要用于下半身的手术。

硬膜外阻滞是通过将局部麻醉药注入硬膜外间隙以产生麻醉及镇痛效果。

体位：可以采用 3 种不同的体位：坐位、侧卧位和俯卧位。

15.8.1 周围神经阻滞

包括在神经附近注射局部麻醉药、皮质类固醇和镇痛辅助药。区域神经阻滞包括：

• 下肢神经阻滞：股神经阻滞、腘窝阻滞和踝部阻滞。

• 上肢神经阻滞：颈间神经阻滞、锁骨

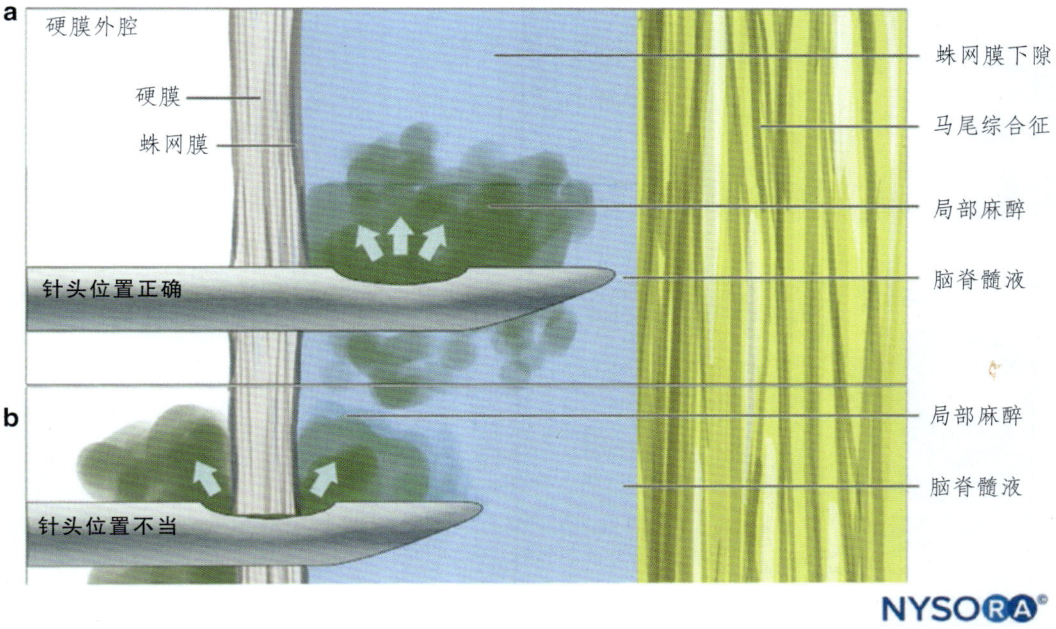

图 15.7　失败的脊髓麻醉原因。正确的针头放置，(a)所有药物输送到脑脊液中。(b)针头位置不当，部分误注射到硬膜外间隙。

上和锁骨下阻滞、腋窝阻滞和腕部阻滞。

体位：优化超声视图以获得清晰的解剖图像，从而获得高质量的神经阻滞。

麻醉助手需要关注以下内容：

• 麻醉助手帮助麻醉医生调整患者的位置，以打开棘突之间的间隙。脊髓麻醉后仔细调整患者的体位，以避免高比重丁哌卡因广泛扩散并引起高位脊髓麻醉。

• 鞘内给药：这是麻醉操作的重要步骤。

• 与麻醉医生双重检查：包括药物名称、浓度和有效期。

• 必须完全遵守无菌原则。

• 操作期间必须使用基本的 ASA 监测。

• 为硬膜外自控镇痛（PCEA）准备局部麻醉药输注，并在麻醉医生的指导下调整镇痛泵设置（图 15.8）。

15.9 上肢阻滞

15.9.1 肌间沟臂丛神经阻滞

这是上臂和肩部手术最常用的阻滞。超声探头位置如图 15.9 中所示。

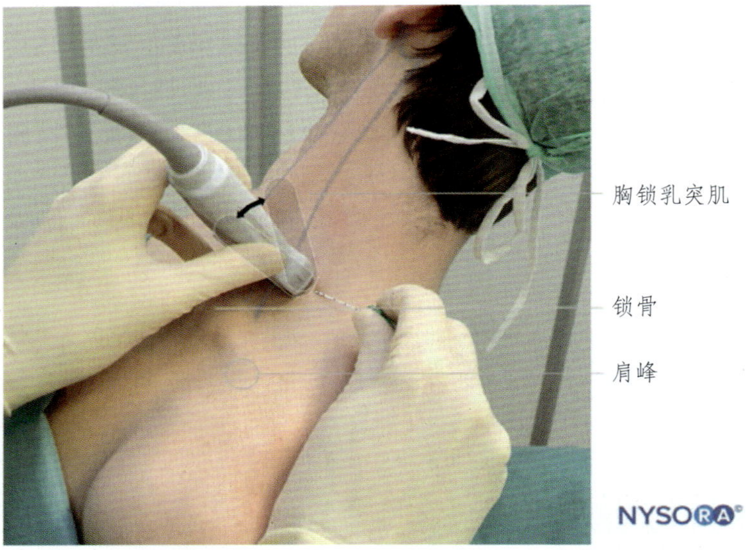

图 15.8 超声引导的肌间沟臂丛神经阻滞：探头和针的位置如图所示以获得平面内的理想超声图像。了解体表标志可以简化获得所需超声视图的时间。探头位于胸锁乳突肌（SCM）的锁骨头后方和颈外静脉上方（未显示）。患者取半坐位。将探头向尾侧倾斜可以方便识别臂丛（箭头所示）。（Source：NYSORA.COM）

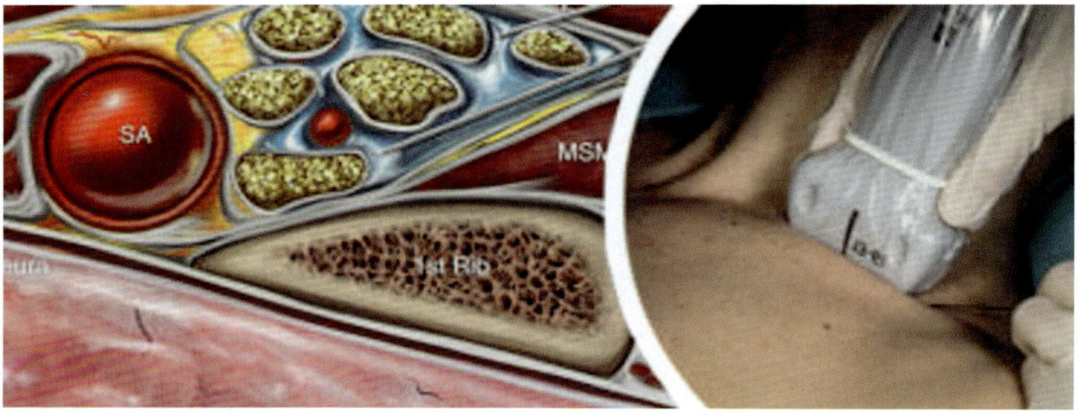

图 15.9 锁骨上臂丛神经阻滞。用于肱骨、肘部、前臂和手部的麻醉和镇痛。

麻醉技术要点

• 肌间沟臂丛神经阻滞可能引起阻滞侧的半膈肌麻痹，导致霍纳综合征，包括眼睑下垂、瞳孔缩小和无汗症等症状。

• 臂丛神经阻滞后通常置入导管。药物泄漏和导管移位是两个常见的技术问题。

15.9.2 锁骨上臂丛神经阻滞

这是一种常用的神经阻滞，用于上臂、肘部和手部的手术。这种阻滞可能会发生气胸等意外，可通过使用超声引导来预防。

15.9.3 锁骨下臂丛神经阻滞

通常用于肘部、前臂和手部的手术。与其他臂丛阻滞相比，这种阻滞方法存在气胸的风险。应单独进行肌皮神经阻滞以避免阻滞不全(图 15.11)。

15.9.4 腋路臂丛神经阻滞

经常用于肘部、前臂或手部的手术(图15.11)。肌皮神经应单独阻滞，因为肌皮神经通常会提前形成分支(图 15.10 和图 15.11)。

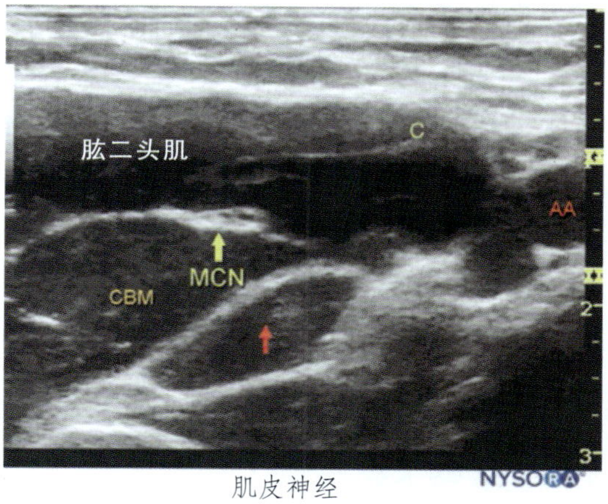

图 15.11　肌皮神经(MCN)位于肱二头肌和喙肱肌之间的腋动脉(AA)几厘米处。MCN 沿上臂的走行解剖变异较大。为了成功进行腋窝臂丛阻滞，通常需要系统扫描以识别神经并进行局部麻醉药的单独注射。(Source：NYSORA.COM)。

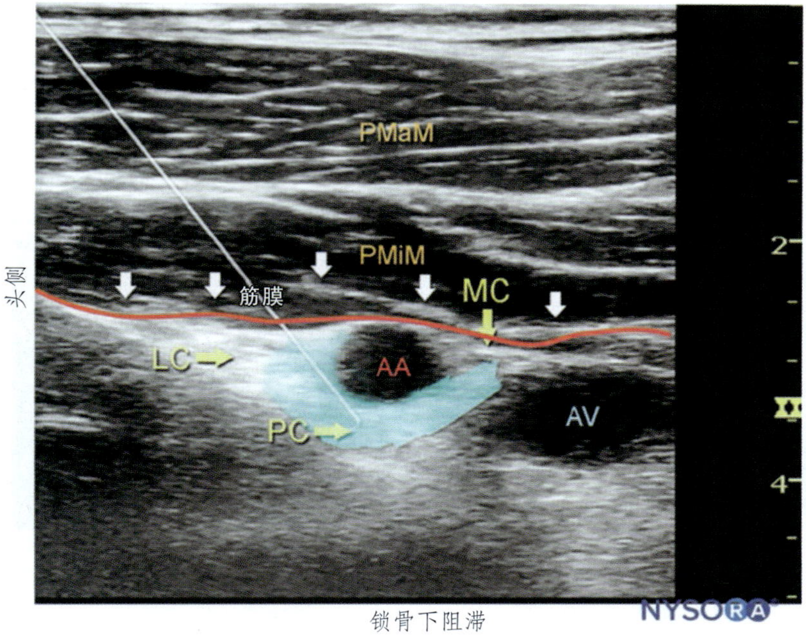

图 15.10　超声图像展示了锁骨下臂丛阻滞的针尖轨迹。蓝色阴影区域模拟了局部麻醉药在腋动脉(AA)周围的理想分布，局部麻醉药阻滞臂丛的 3 条神经束[外侧束(LC)、后侧束(PC)和内侧束(MC)]。位于胸小肌(PMiM)、胸大肌(PMaM)和腋静脉(AV)的筋膜(红线所示)下方。(Source：NYSORA.COM)

15.10 下肢神经阻滞

15.10.1 腰丛阻滞

腰丛阻滞旨在阻断来自腰椎的神经，这些神经主要支配下肢的感觉和运动（图15.12和图15.13）。一些医生可能仅使用超声进行阻滞；也有医生联合使用神经刺激器。

15.10.2 股神经阻滞

股神经阻滞通常用于膝关节手术（图15.14）。

15.10.3 臀下坐骨神经阻滞

由于坐骨神经在臀区深处，仅使用超声可能无法识别。坐骨神经阻滞适用于后膝关节、小腿和踝部的手术。

15.10.4 腘窝坐骨神经阻滞

腘窝阻滞是坐骨神经阻滞的另一种形式（图15.15）。该阻滞便于超声显示，并且通过体表标志和神经刺激仪较易实现操作。腘窝阻滞为下肢和足部手术提供了非常好的麻醉镇痛。

15.11 COVID-19 感染时代的区域麻醉建议

15.11.1 COVID-19 感染区域麻醉建议

美国区域麻醉和疼痛医学会（ASRA）及欧洲区域麻醉和疼痛治疗学会（ESRA）在COVID-19感染高峰期，即2020年3月（图15.16）[8,9]达成了一项联合声明，建议推迟所有择期手术和治疗，以最小化医疗专业人员的暴露风险，并且仅保留急救手术和与肿瘤相关的限期手术。他们建议优先使用区域麻醉来降低医疗人员之间的病毒传播风险，包括在麻醉过程、设备、用品和患者准备中减少飞沫的风险。在周围神经阻滞的介绍中已经描述了预防措施。医生和患者的诊断方法的多样性引起了很多关注。一些麻醉医生在临床医疗过程中出现了症状，这就需要对这一热门话题进行进一步研究[10]。

15.12 总结

区域麻醉是麻醉实践的关键部分。最近，随着超声和周围神经导管等实用设备的

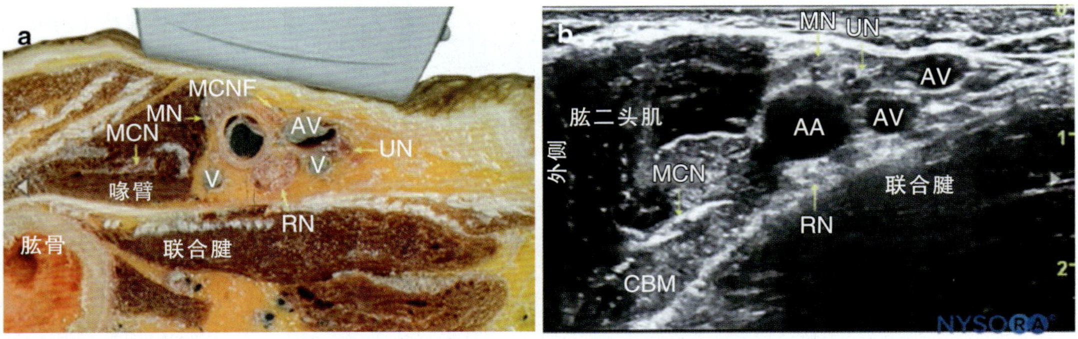

图 15.12 （a）腋窝的横断面解剖和超声图像（b）显示了臂丛的末梢神经。臂丛散布在腋动脉（AA）周围，并包含在含有腋静脉（AV）的脂肪组织中。MCN，肌皮神经；MN，正中神经；RN，桡神经；UN，尺神经；MACN，前臂内侧皮神经；CBM，喙肱肌。（Source：NYSORA.COM）

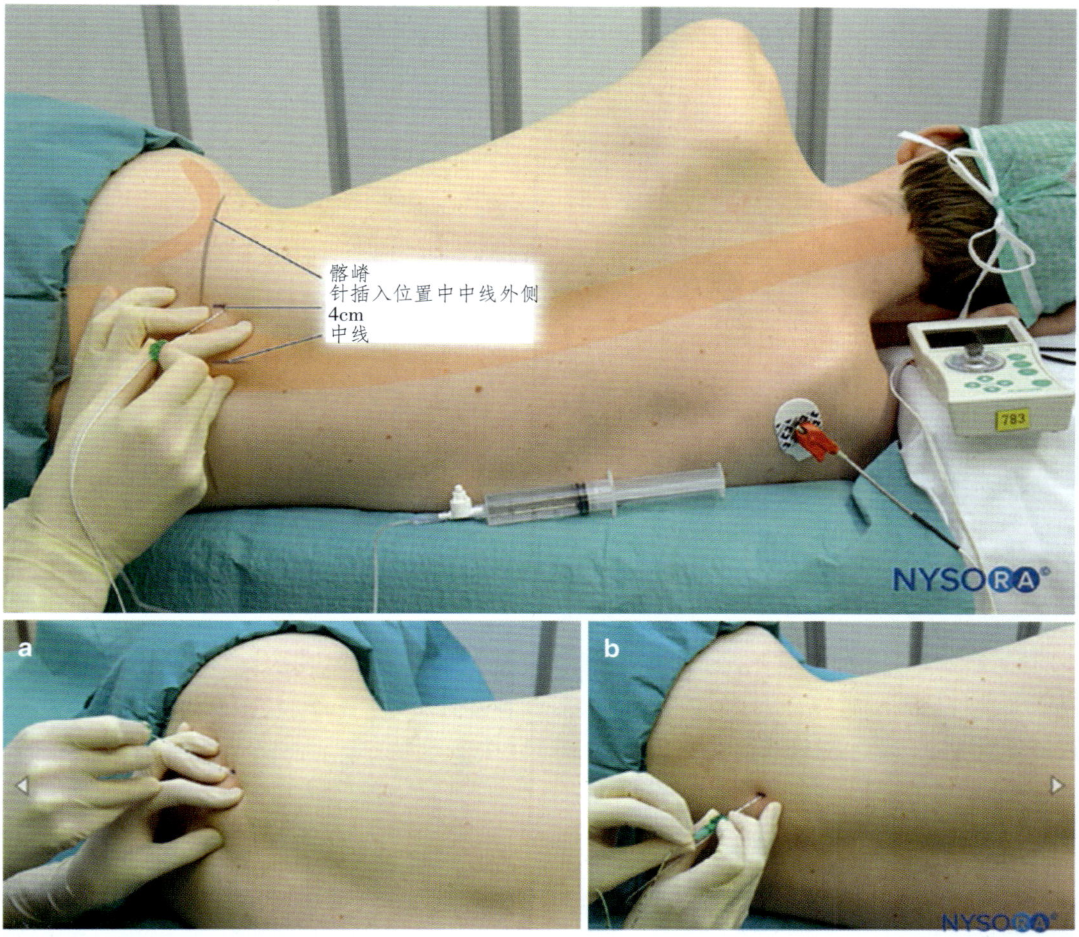

图 15.13 腰丛阻滞的解剖标志。腰丛阻滞的针头插入。(a)针头垂直于身体平面或以轻微的内侧方向插入。(b)导管放置技术之前采用类似的针头技术。(Source:NYSORA.COM)

出现,促进了麻醉技术的巨大进步。麻醉医生应充分熟悉区域麻醉的技术和设备,以便在围术期环境中优化工作协调。

对于当前和未来的麻醉助手来说,持续的专业发展是迫在眉睫的。为区域麻醉提供充分的学术和实践建议有助于与主治医生的协作,并提高他们的工作质量。

在 COVID-19 感染期间,ASRA 和ESRA 的建议倾向于采用区域麻醉技术。应确保患者和医疗保健提供者的风险与获益平衡并确保安全。

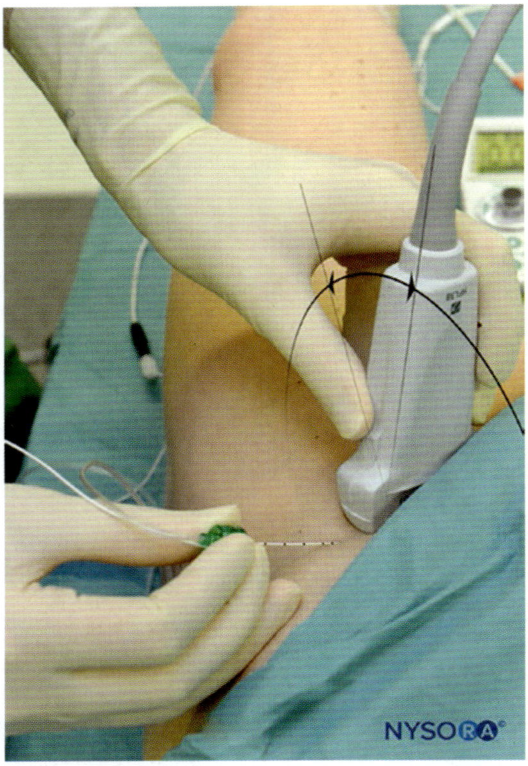

图 15.14 使用平面内技术，显示腹股沟处阻滞股神经的探头位置和针尖方向。(Source:NYSORA.COM)

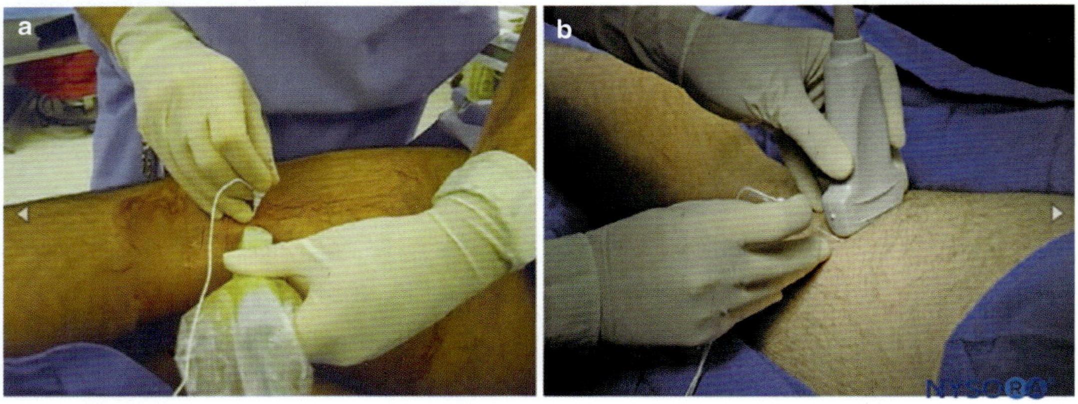

图 15.15 超声引导下腘窝坐骨神经阻滞的后路方法可以在(a)患者取侧卧位或(b)俯卧位时进行。(Reproduced with permission from Hadzic A: Hadzic's Peripheral Nerve Blocks and Anatomy for UltrasoundGuided Regional Anesthesia, second ed. New York: McGraw-Hill, 2011)(Source:NYSORA.COM)

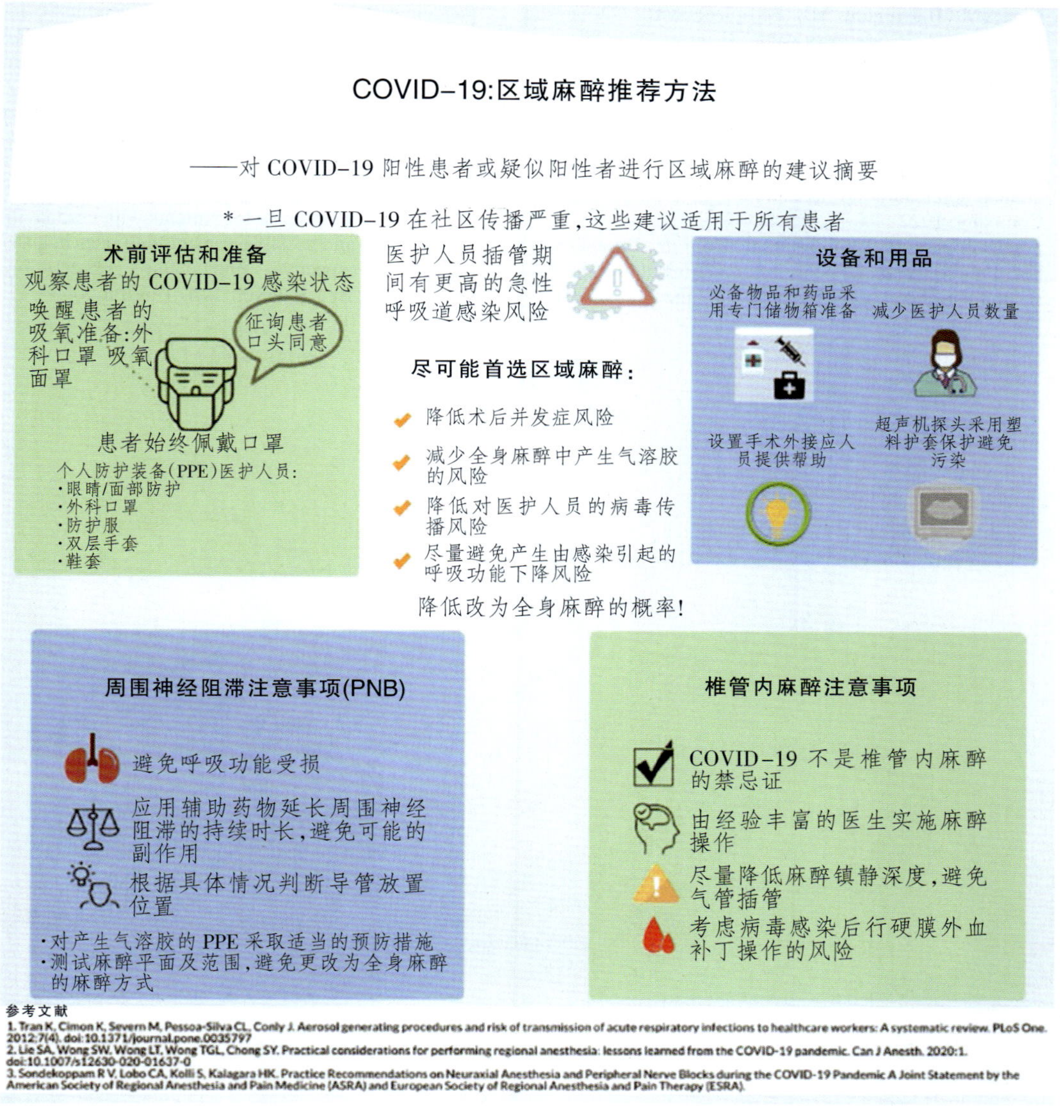

图 15.16 推荐麻醉方法。(Adopted from: Herman JA, et al. COVID-19: Recommendations for regional anesthesia. J Clin Anesth. 2020 Oct; 65:109885)

(白洋 译 杨瑜汀 校)

参考文献

1. Woodworth G. The anesthesia technician and technologist manual. Lippincott Williams & Wilkins, a Wolters Kluwer; 2012.
2. Egeler C, Jayakumar A, Ford S. Electronic tutorial for ultrasound-guided regional anesthesia has to be accurate to be of value. Reg Anesth Pain Med. 2013;38(3):252–3.
3. Shy ME. Ultrasound: the future for evaluating the PNS in humans? J Neurol Neurosurg Psychiatry. 2014;86(4):362.
4. Saporito A, Quadri C, Capdevila X. The ability of a real-time injection pressure monitoring system to discriminate between perineural and intraneural injection of the sciatic nerve in fresh cadavers. Anaesthesia. 2018;73(9):1118–22.
5. Lichtenstein DA. Point-of-care ultrasound: infection control in the intensive care unit. Crit Care Med. 2007;35(5 Suppl):S262–7.

6. Neal JM, Barrington MJ, Fettiplace MR, Gitman M, Memtsoudis SG, Morwald EE, et al. The third American Society of Regional Anesthesia and Pain Medicine practice advisory on local anesthetic systemic toxicity: executive summary 2017. Reg Anesth Pain Med. 2017;43(2):113–23.
7. Labat G. Regional anesthesia: its technique and clinical application. Philadelphia, PA: W B Saunders Company; 1922.
8. Sondekoppam RVL, Lobo CA, Kolli S, Kalagara HK. Practice recommendations on neuraxial anesthesia and peripheral nerve blocks during the COVID-19 pandemic. A Joint Statement by the American Society of Regional Anesthesia and Pain Medicine (ASRA) and European Society of Regional Anesthesia and Pain Therapy (ESRA). 2020.
9. Herman JA, Urits I, Kaye AD, Urman RD, Viswanath O. COVID-19: recommendations for regional anesthesia. J Clin Anesth. 2020;65:109885.
10. Zhong Q, Liu YY, Luo Q, Zou YF, Jiang HX, Li H, et al. Spinal anaesthesia for patients with coronavirus disease 2019 and possible transmission rates in anaesthetists: retrospective, single-centre, observational cohort study. Br J Anaesth. 2020;124(6):670–5.

第 16 章

麻醉和重症患者的转运

Tahir Imaduddeen, Ahmed Labib

16.1 引言

麻醉和重症患者的转运充满了困难和挑战,可能对患者和转运团队造成危险。转运期间的不良事件(AE)估计为45%~79%,而严重不良事件报道为4.2%~8.9%。心脏骤停相对较少见,仅在0.38%~1.6%的转运中发生。另一篇加拿大的报道显示,在超过5000次紧急地面转运中,只有6.5%的案例出现了不良事件。不良事件与发病率增加相关[1-4]。

转运期间的不良事件是由多种因素引起的,这些因素大致可以分为患者、从业者、转运环境和组织因素[3,5]。

在重症或紧急护理区域转运的患者,如手术室(OR)、术后麻醉复苏室(PACU)、急诊科(ED)或重症监护病房(ICU),通常表现为病情变化迅速及生命体征不稳定,因此,对临床状况的判断和密切监护生命体征是确保安全的关键。此外,该类患者通常会同时给予多种药物和输液,包括镇静剂、镇痛剂、肌肉松弛剂、血管活性药物或正性肌力药物。接受有创或无创机械通气的患者在整个转运过程中需要密切监测气道和通气状态[6,7]。

团队素质对于安全转运尤为重要,非技术技能(如情境意识、有效沟通、领导力、果断性及合适的团队组成)是这类患者安全转运的先决条件。在大量患者转运案例中,非临床不良事件与临床不良事件同样常见[8]。建议在转运前后使用重要事件一览表,已证明可以减少伤害并提高团队的表现和安全[6,9-11]。提高安全性的关键方面还包括协议的标准化、使用专业设备和具备相应能力的人员[12]。

根据转运平台、天气和道路条件,运输环境起着重要作用。地面转运对固定翼或旋翼空中救护车提出了不同的挑战[6,7,13]。

此外,在2019年COVID-19大流行时期,由于空间限制、隔离需求或亚专业输入的需要,患者转运成为一项至关重要的医疗服务[14]。

在本章中,我们讨论了为患者提供安全转运环境的重要因素及如何提前更好地为他们做准备。

16.2 转运前准备

患者可能因临床或非临床原因在不同的医疗区域内或医院之间进行转移。临床指征的例子包括向手术室、术后麻醉复苏室、重症监护病房或影像科的院内转移。院间转移通常用于提供专业服务，如心脏干预、神经外科或体外膜肺氧合（ECMO）[6,7]。

非临床转移主要是为了解决床位限制问题或应家属要求。无论转移原因、转移距离或持续时间如何；必须始终保障患者和工作人员的安全[6,7]。

转诊和接诊医生都负责做出转移患者的决定。由主治团队做出的患者转移决定，必须充分考虑转移的风险和获益。

鉴于对患者和转运人员潜在的风险，决定转移患者前应请示上级医生。预转运计划和准备对安全转移至关重要。应遵循系统化的方法，并清晰地传达给参与转运的所有各方[6,7]。

目前，指南建议进行个体化的风险评估和管理，应考虑以下要点：

1.转移的指征。

2.患者的临床状况，最好通过生理和实验室参数的趋势来判断。

3.转运团队的设备和人员组成。

4.转移的紧急程度：紧急、危急或选择性。

5.预计转运的持续时间。

6.与此次特定转运相关的特定风险。

7.在转运过程中进一步恶化和（或）需要干预的可能性。

8.目的地和医疗平台：院间或院内（陆路或空中救护车）。

9. 与运输团队和接收设施联络进行预转运复苏和优化[6,7]。

一些医院已经为重症患者，特别是那些患有严重呼吸和心血管系统衰竭的患者（通常被称为“移动重症监护单元”）设立了专门的转运团队。专门转运团队的使用与减少不良事件和死亡率有关[12,15-18]。

因此，促进这一过程的系统化方法可以分为以下步骤：

1.确定符合标准或需要转运的患者。

2.转诊和接收顾问之间的咨询。

3.从主治团队到运输团队的患者接受和正式确认。

4.转运前的稳定病情、复苏和安全检查。

5.患者的转运。

6.接收团队的正式确认。

7.转运团队和设备返回基地。

16.3 患者护理等级

对护理等级的深入了解将使转诊、转运和接收团队能够确定针对患者的最佳管理方法。

英国重症监护学会（ICS）指出，患者的病情严重程度可以分为 4 个级别。在这个分类中，0 级患者通常不需要专门的人员或设备，而 3 级描述的是病情最严重的多器官功能障碍患者[19]。无论护理等级如何，患者在临床医疗区域之间转运之前必须进行检查、稳定并充分复苏。

转运团队不应在压力情况下转运患者，以及做出错误的决定。另一方面，应立即进行紧急救助干预的转运，同时确保接收团队在患者到达时准备好接管患者[7]。通过预转运清单的系统化方法被众多国际专业机构高度推荐[6,12,20]。图 16.1 提供了一个清单示例。

16.3.1 转运前稳定病情

在转运之前，转运团队必须进行全面的

患者转运检查项目清单

转运前设备及药品检查	
1.通气设备： a.使用前检查 b.设置及报警 c.电量充足 d.备用电池	
2.气道装置： a.喉镜 b.视频喉镜 c.气管内插管 d.HME 滤波器 e.Bougie f.导引管 g.带呼气末正压阀的包/面罩 h.吸引设备 i.氧气罐	
3.监护： a.无创血压(NIBP) b.有创动脉压(ABP) c.心电图(ECG) d.呼气末 CO_2(Et CO_2) e.氧饱和度(SpO_2)	
4. E-Cart： a.除颤仪 b.电量充足 c.备用电源	
5.液体： a.晶体 b.胶体 c.血液及血液制品 d.输液管路	
6.麻醉药物： 丙泊酚/芬太尼/咪达唑仑/罗库溴铵/氯胺酮/琥珀酰胆碱	
7.血管活性药： a.去甲肾上腺素 b.苯肾上腺素 c.副肾 d.其他	
8.抗生素	
9.患者的记录、扫描结果和实验室结果	

图 16.1　转运检查表的示例。(待续)

患者转运前评估
1.气道： a.气管插管：导管型号(mm)；口插管管深度(cm) b.高流量吸氧 c.NRBM d.面罩 e.鼻插管
2.呼吸： a.通气：模式 TV(mL)、RR(min)、PEEP(CmH_2O)、PSCm(H_2O)、FiO_2(%) b.高流量吸氧：FiO_2% c.NIV：CPAP(CmH_2O)、BIPAP：(CmH_2O) d.其他：
3.循环： a.重要指标：血压 mmHg、心率/min、呼吸频率/min、氧饱和度% b.血气参数：pH、pCO_2、pO_2、HCO_3、乳酸盐、血糖 c.CVC ☐ ARTline ☐ PiCCO ☐ ECMO ☐ 导管 ☐
4.失功能状态：GCS：/15. **瞳孔：** **脊柱稳定性：**
5.其他需要考虑的情况

图 16.1(续)

临床检查，审查临床数据、实验室结果和影像。应稳定和复苏患者，以尽量减少运输过程中可能出现的并发症。在需要立即进行抢救干预的情况下，必须在转运前稳定病情。对于这种情况，通常需要请示上级医生[7]。

在转运重症患者前，应由上级医生进行详细的风险评估并记录。这将有助于决定病情紧急程度、转运方式、团队组成及此次特定转运所需的技能组合[6,7]。

如果需要，应在转运前进行气道评估和保护。对于接受有创机械通气的患者，通常需要给予适当的镇静和肌肉松弛剂药[6,7]。

在患者稳定进行机械通气后，在出发前，还应进行动脉血气分析，并调整相应的呼吸机参数。在转运过程中，氧气饱和度(SaO_2)用于指导吸入氧分数的调整(FiO_2)，呼气末二氧化碳浓度($EtCO_2$)用于指导通气状况的判断[6,7]。

在出发前，必须确保静脉通路通畅。建议至少使用两个功能性静脉导管。在接受血管升压药和(或)微强化治疗的危重症患者中，通常需要留置动脉导管进行持续有创的动脉压监测[6,7]。未经充分复苏和低血容量的患者对转运的耐受性差，应控制出血，并在出发前扩充血管内容量[6,7,13]。

根据患者的年龄、生理影响及是否使用有创通气，如果患者有气胸，应采用合适的肋间胸腔引流管进行闭式引流。胸腔引流管不应夹闭，在运输过程中应保持在患者胸腔水平以下。必要时应在出发前插入并固定胃管和尿管。转运团队有责任确保所有连接到患者的导管和管子的固定和功能良好。在出发前，应告知接收团队患者当前的状况和预计到达时间[6,7]。

16.4 转运方式

转运方式通常包括地面（道路）或空中转运。选择转运方式取决于多个因素，包括距离、医疗平台和团队的可用性、病情紧急程度、地理、交通和天气条件，以及患者的疾病和状况。此外，还需考虑到成本[6,13]。

16.4.1 地面转运

患者通过道路或地面路线的转运应由适当的团队和满足患者需求的车辆承担。

- 稳定患者通常由基本生命支持救护车转移，需要适当的监护和人员（病房护理或 1 级）支持。
- 处于恶化风险的重症（2 级和 3 级）患者，以及那些需要持续输液、监护和机械通气的患者应由配备适当监护和临床团队的高级生命支持救护车转运。
- 由区域或三级中心接收的患有严重不稳定心脏疾患或呼吸衰竭的危重症患者可以由使用移动 ICU 的专业团队安全转运[13,15–18]。

与空中医疗转运相比，地面转运具有以下优势：员工熟悉度高，成本较低，引起生理紊乱的可能性较小，以及到达和组织的时间更短。道路转运还提供了更便捷的患者监护和医疗处理[6]。

16.4.2 空中转运

当道路通行困难或路途较远时，空中医疗转运是理想的选择。它可以由固定翼或旋翼空中救护车承担。团队应考虑组织空中救护车的物流延迟、因高度变化导致的潜在生理性紊乱及相关成本等问题。由于这种转运方式的特殊挑战，如振动、噪音、患者装卸、湿度不足和低体温风险，参与空中医疗转运的人员必须经过专门的培训并具备丰富经验。

飞机或固定翼空中救护车通常用于长途医院间或国际转运。优点包括可控的机舱压力和较低的噪音和振动水平。转运工作中进出机舱必须进行细致的安排，耗时较长，通常需要几个小时，以确保地面支持和从飞机到地面的转运。

直升机或旋翼飞机通常用于较短的转移距离，通常不到 100 千米。通过飞机运输患者涉及将患者转运到地面救护车，以及在地面和空中救护车之间转移患者。这两个额外步骤增加了空中转运的复杂性、潜在风险和持续时间。直升机运输和现场直升机坪的存在消除了额外地面运输的需要。缺点包括高噪音水平、振动、非增压机舱和紧凑的空间。在进行国际空中转运时，建议医疗团队确保入境签证的有效性、适合天气的服装、住宿的可用性及备用现金。

16.5 院内运输

在院内患者转运期间，不良事件并不少见[1,2]。需要在医疗区域间转运的麻醉患者应遵循与其他任何形式转运相同的协议和预防措施[3,20,21]。主治团队和接收团队必须就转运原因达成一致，并确保在运输过程中随时提供所需的人员和设备。在许多医院中，这由麻醉医生和专门照顾镇静和插管患者的麻醉护士执行，这些患者需要血管活性药物或者正性肌力药物支持，并需要密切监测他们的生命体征和生命支持设备。典型的场景是患者手术后从手术室转移到术后麻醉恢复室(PACU)或重症监护病房(ICU)。转运团队必须确保设备可以完全匹配整个转运过程,例如磁共振成像套件[21]。

16.6 监护、药品和设备

为了准备转运,建议医疗团队准备一份转运清单,该清单囊括了在转运过程中所需的所有药物、设备和其他物品。转运团队拥有一套标准化的清单至关重要,因为这将在过程中节省大量时间并最小化不良事件发生率[6,9–12]。

常用的药物包括镇静剂、镇痛剂、肌松药、正性肌力药物和复苏药物。因此,在每次指定的转运之前,审查药物清单并根据需要补充,标记药物、线路和输液泵,并提前准备输液通路[7]。

使用的监测仪器起码能够持续显示以下数据:

1.心率和心电图监测。

2.无创血压。

3. SaO_2。

4.机械通气患者的 $EtCO_2$。对于所有气管插管的患者在机械通气期间,必须监测 $EtCO_2$。建议在无创通气和其他呼吸支持模式期间监测 $EtCO_2$ 以保证气道通畅。

5.体温。

6.监护仪器的警报设置完善。

7.大小和光线合适的显示屏[6,7]。

设备故障是患者在转运中最常见的不良事件[2,6]。工作人员应注意车辆运动和振动可能引起的错误测量和误报警的影响。环境光线和颠簸常常导致动脉氧饱和度测量误差。有创动脉血压监测更准确,一般应用于危重病患者,然而,环境引起的振动可能会引起测量不准确。在转运过程中,中心静脉压监测通常价值较小[6]。

转运呼吸机应能够设置基本的通气参数,如呼气压力、潮气量、FiO_2、呼吸频率和吸呼比。模式应包括压力和容量控制及压力支持模式。使用前必须检查报警设置[6,7,20]。

设备应根据出厂说明在转运过程中正确使用。在转运过程中使用的设备包括监护器、输液泵、吸引器、转运呼吸机、除颤仪和加热/冷却设备。这些设备通常需要电池供电运行,因此必须随时准备额外的充电电池[5–7],临床团队应了解每件设备在电池供电时的自主性,以防由于运输车辆故障出现电源问题。

此外,与标准的推车/担架相比,ICU 环境中使用的患者推车/担架进行了修改,通常包含侧架以连接输液泵和监测仪。然而,一旦进入救护车,任何松散的设备必须远离患者,理想情况下,它们应妥善固定在低于患者水平或救护车内的安全位置。在转运过程中,不应在患者担架的头部放置任何未固定的设备,因为这可能会在突然减速时造成患者严重伤害。氧气瓶也必须始终固定妥善。网络化设备的标准化意味着工作人员对这些设备、导线和监测仪的不熟悉和(或)不兼容的可能性将减少。转运设备应定期进行维护和服务,以使转运过程中发生故障的风险最小化[7,13]。

应使用适当的约束装置(例如,5 点带或安全带)将患者固定在运输担架上。可以使用真空床垫来支撑患者并最大程度减少颠簸。必须注意,因为约束装置可能会让患者感到痛苦和不适,可以对患者进行适度镇静和镇痛或者对清醒患者做好充分的解释与关怀工作。尤其在长途转运中,建议对压力区域进行充分的保护措施防止压疮。低体温是存在的风险之一,应为重症患者及老年人和体弱患者提供足够的保暖。在创伤患者中，应关注颈椎和其他骨折的固定措施[5,6]。

16.6.1 航空医疗转运期间的监护

由于气压降低导致的高空低氧血症会造成肺泡氧分压降低。吸氧或增加 FiO_2 可以逆转这种效应。由于气压降低，高空中充满气体的腔体体积会增大。典型的例子包括肠道、中耳及气管插管或气管切开管套囊[6,13]。应插入鼻胃管并保持开放状态。气胸必须在空运前进行引流。纵隔、腹腔或颅内的空气积聚是相对禁忌证，应予以处理。可能造成组织肿胀，应考虑更换石膏[6,13]。高空中温度和湿度相应发生变化，因此应适当采取措施以避免低体温和皮肤干燥[6,7,13]。

16.6.2 转运期间麻醉医生的作用

麻醉医生（或麻醉护士）在转运中担负多重角色和责任。在转运前，麻醉医生支持复苏和生命体征稳定，并协助处理预转运程序，如气管插管或进行有创穿刺操作。他们负责在转运期间提供充足的氧气、输液和药物供应，以及准备和提供功能正常的转运设备和输血产品。

在转运期间，他们将监护患者，与临床医生协作，与转运团队共同处理和转运患者。到达转运目的地后，麻醉医生需要确保患者安全地交接给接收团队，并在返回基地前回收设备。在一些国家，急救人员也会执行类似的角色，并已成功整合到该团队中[22]。

16.6.3 转运团队安全

工作人员安全的重要性不言而喻。转运团队应着装合适并始终做好道路安全措施如系好安全带，特殊的紧急情况需及时处理。涉及救护车的道路交通事故并不罕见[6,7]，建议转运人员拥有个人保险。转运团队必须合理使用蓝灯或高速行驶。应进行个案评估并做出正确的决策。患者转运不应对行人或其他道路使用者构成风险[6,7]。

正如我们在 COVID-19 期间总结出的经验，严格遵守个人防护装备（PPE）和感染预防及控制措施至关重要。必须使用呼吸防护装备，如过滤面罩（FFP3）或同等级别的设备。其他 PPE 包括手套、眼部或面部保护、液体防护服/外套、头部和腿部防护。每次转运前后，必须根据当地政策对担架、设备和救护车进行适当的清洁和消毒[14,23]。

16.6.4 手术室疏散和灾难管理

患者转运和安全是本章的一个重要方面，同时必须包括未预见的情景，其中如何保证麻醉患者的安全转运成为挑战。这可能包括自然灾害，如洪水、地震、龙卷风、人为危害（如生化危机或爆炸），以及环境或电气危害，如有毒气体泄漏、电气火灾和辐射暴露。我们必须做足充分准备并为麻醉患者提供安全疏散。

鼓励医疗机构制订风险管理和解决计划，如医院事件指挥系统（HICS），该系统可以在上述任何情景中运行。医院间和院内的合作及功能 ICU/网络通信对该系统的成功至关重要[24]。

除了全院范围的系统外，手术室综合体内的微观系统管理应进行独立的灾难准备演练，需要考虑到基于手术室的特定问题。鉴于手术室内医疗从业者、学科和专业知识的多样性，定期培训和演练对于确保人们熟悉这些罕见但潜在灾难性事件的准备至关重要[24,25]。

建议包括以下几点：

- 人员教育和培训及定期认证。
- 设施必须设计紧急疏散通道，使用防火材料，并提供充足的消防出口。
- 消防出口必须始终保持畅通，并有清

晰的指示标志。

• 设备必须包括合适的灭火器、消防报警器和喷水灭火系统，以及气体关闭阀。

• 安全管理燃料和危险物品。

在紧急疏散情况下，应继续对患者进行基本生命监护并保障安全。必要时可以通过手动脉搏触诊、便携式脉搏血氧仪、袋阀面罩通气和便携式氧气装置帮助判断患者病情和保障生命安全。镇静或麻醉患者应通过其他方式继续维持现有医疗措施。尽快应用基本监护。紧急情况排除后，应通过多学科团队决定是否继续进行医疗处理[24-26]。

16.7 文档记录

据报道，不完善的文档记录和交接会增加患者在转运期间的不良事件[27]。应始终做好完整的文档记录和生命体征及临床状况的图表记录[3,5-7]。

转运团队应熟悉以下方面：

1.转运前患者的病情及相关医疗状况，包括临床症状和所有最近变化的病情。这将帮助团队更好地了解可以预期的情况，并做好应对意外的准备。

2.转运的原因。

3.影像学资料和相关检查。

4.目前的治疗限制及病情复苏状态的详细信息。

5.提供给患者、家属或照顾者的信息。

6.参与转诊和接收患者的团队。

7.转运前后的临床一般状况和生命体征。在转运期间，生命体征应每 5 分钟记录一次。

8.转运期间的临床事件和给予的治疗措施[5-7]。

到达目的地时应进行正式交接[28]。应向接收团队提供详细的转运期间事件记录。文档应实现网络标准化，以便随时可以提供审计和事件报道，并提供文档副本[5-7]。

16.8 能力培训

鉴于临床转运工作的复杂性和挑战度，参与患者转运的人员应接受充分的培训，并应具备相应的临床资质，因为他们必须拥有足够的专业技能才可胜任转运过程中的工作职责。所有参与重症监护转运的人员都应接受适当的培训并具备一定的经验[6,7,29,30]。

临床医生和护士有明确的培训目标，但麻醉医生在此类团队中所担任的职责尚无确切的培训教学大纲。建议参与患者转运的人员参加“转运课程”的培训[6,7]。这些课程通常结合了理论教学和仿真模拟教学[31]。如图 16.2 即展示了这类课程。在我们的中心，仿真模拟人会定期用于转运培训中（图 16.3 和图 16.4）。

16.8.1 研究方向

建立一个全国性的患者转运信息数据库将有助于了解转运期间的病情趋势、处理时机和不良事件。这也将为管理人员提供有关此类服务发展的信息。未来的研究应关注转运团队的组合新模式，例如，由医生助理或重症护理急救人员组成，以患者为中心的新模式。鉴于 COVID-19 大流行和其他可能的健康危机，人员安全也应得到关注[32]。

16.9 结论

1.麻醉患者的转运具有挑战性，需要进行仔细的规划和准备。

2.在移动患者之前，必须进行全面的临床检查并稳定病情。

3.除非抢救状况，否则患者不应在没有充分复苏的情况下进行转运。

4. 麻醉医生或同等的医疗专业人员在

ECMO 支持下的转运培训工作坊

时间	项目
08:00~08:30	注册登记
08:30~08:50	ECMO 支持下的道路转运:你必须配备哪些? 高级护理人员,救护车
08:50~09:10	ECMO 转运中的人为因素:基本要求是什么? ECMO 管理人员/紧急医疗服务人员
09:10~09:30	ECMO 转运:当前的建议和实践 ECMO 管理人员
09:30~10:00	问答环节
10:00~10:15	茶歇
10:15~10:30	仿真人与设备简介
10:30~11:00	场景演示和简要汇报
11:00~11:50	第一个场景和汇报
11:50~12:50	午餐
12:50~13:40	第二个场景和汇报
13:40~14:30	第三个场景和汇报
14:30~15:00	小组讨论:经验教训和总结 课程督导

图 16.2 转运培训工作坊经典示例。

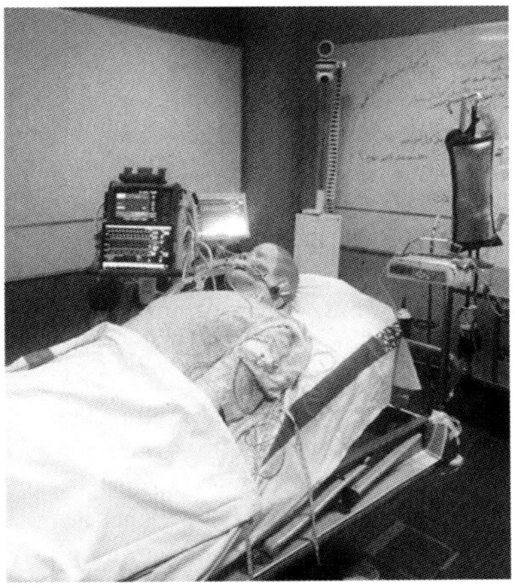

图 16.3 在转诊设施中使用模拟人患者开始进行转运的情景。

转运的所有阶段都发挥着重要作用。

5.只有熟练、经验丰富且受过培训的医疗人员应才可承担院间或院内的转运工作。

6.根据病情需求、预期的转运持续时间及可能需要预防的技术及医疗问题,选择最合适的设备和医疗用品,包括药物。

7.使用转运清单可以提高患者安全并减少不良事件。

8.患者安全是每个人的责任,良好充分的沟通是安全转运的关键。

9.清晰易读的完整文档记录和正式交接是安全转运的重要环节。

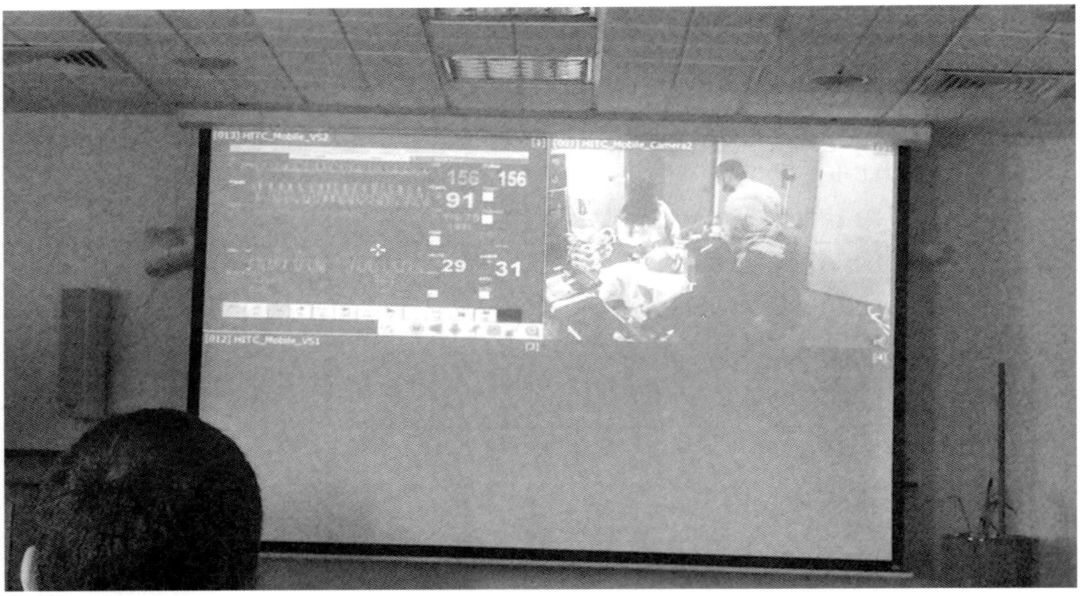

图 16.4　从观察室看到的转运中的仿真模拟人培训。

致谢：对于我们的紧急医疗服务同事和 ELSO 转运工作组深表感谢。

（白洋　张彩霞　译　杨瑜汀　校）

参考文献

1. Jia L, Wang H, Gao Y, Liu H, Yu K. High incidence of adverse events during intra-hospital transport of critically ill patients and new related risk factors: a prospective, multicenter study in China. Crit Care. 2016;20:12. https://doi.org/10.1186/s13054-016-1183-y.
2. Parmentier-Decrucq E, Poissy J, Favory R, Nseir S, Onimus T, Guerry MJ, Durocher A, Mathieu D. Adverse events during intrahospital transport of critically ill patients: incidence and risk factors. Ann Intensive Care. 2013;3(1):10. https://doi.org/10.1186/2110-5820-3-10.
3. Fanara B, Manzon C, Barbot O, Desmettre T, Capellier G. Recommendations for the intra-hospital transport of critically ill patients. Crit Care. 2010;14(3):R87. https://doi.org/10.1186/cc901.
4. Singh JM, MacDonald RD, Ahghari M. Critical events during land-based interfacility transport. Ann Emerg Med. 2014;64(1):9–15.e2. https://doi.org/10.1016/j.annemergmed.2013.12.009.
5. Bourn S, Wijesingha S, Nordmann G. Transfer of the critically ill adult patient. BJA Educ. 2018;18(3):63–8. https://doi.org/10.1016/j.bjae.2017.11.008.
6. The Faculty of Intensive Care Medicine. Guidance on: the transfer of the critically ill patient. London: The Faculty of Intensive Care Medicine; 2019. https://www.ficm.ac.uk/sites/default/files/transfer_critically_ill_adult_2019.pdf. Accessed 20 Nov 2020.
7. The Association of Anaesthetists of Great Britain and Ireland. AAGBI Safety Guideline. Interhospital Transfer. London; 2009. https://anaesthetists.org/Home/Resources-publications/Guidelines/Interhospital-transfer-AAGBI-safety-guideline. Accessed 20 Nov 2020.
8. Beckmann U, Gillies DM, Berenholtz SM, Wu AW, Pronovost P. Incidents relating to the intra-hospital transfer of critically ill patients. An analysis of the reports submitted to the Australian Incident Monitoring Study in Intensive Care. Intensive Care Med. 2004;30(8):1579–85. https://doi.org/10.1007/s00134-004-2177-9.
9. Williams P, Karuppiah S, Greentree K, Darvall J. A checklist for intrahospital transport of critically ill patients improves compliance with transportation safety guidelines. Aust Crit Care. 2020;33(1):20–4. https://doi.org/10.1016/j.aucc.2019.02.004.
10. Brunsveld-Reinders AH, Arbous MS, Kuiper SG, de Jonge E. A comprehensive method to develop a checklist to increase safety of intra-hospital transport of critically ill patients. Crit Care. 2015;19(1):214. https://doi.org/10.1186/s13054-015-0938-1.
11. Choi HK, Shin SD, Ro YS, Kim DK, Shin SH, Kwak YH. A before- and after-intervention trial for reducing unexpected events during the intrahospital transport of emergency patients. Am J Emerg Med. 2012;30(8):1433–40. https://doi.org/10.1016/j.ajem.2011.10.027.
12. The National Institute of Health and Clinical Excellence. London. NICE guideline 94. https://www.

nice.org.uk/guidance/ng94/evidence/34.standardised-systems-of-care-for-intra-and-interhospital-transfers-pdf-172397464673. Accessed 12 July 2021.
13. Kulshrestha A, Singh J. Inter-hospital and intra-hospital patient transfer: recent concepts. Indian J Anaesth. 2016;60(7):451–7. https://doi.org/10.4103/0019-5049.186012.
14. Yousuf B, Sujatha KS, Alfoudri H, Mansurov V. Transport of critically ill COVID-19 patients. Intensive Care Med. 2020;46(8):1663–4. https://doi.org/10.1007/s00134-020-06115-1.
15. Uusaro A, Parviainen I, Takala J, Ruokonen E. Safe long-distance interhospital ground transfer of critically ill patients with acute severe unstable respiratory and circulatory failure. Intensive Care Med. 2002;28(8):1122–5. https://doi.org/10.1007/s00134-002-1348-9.
16. Gebremichael M, Borg U, Habashi NM, Cottingham C, Cunsolo L, McCunn M, Reynolds HN. Interhospital transport of the extremely ill patient: the mobile intensive care unit. Crit Care Med. 2000;28(1):79–85. https://doi.org/10.1097/00003246-200001000-00013.
17. Wiegersma JS, Droogh JM, Zijlstra JG, Fokkema J, Ligtenberg JJ. Quality of interhospital transport of the critically ill: impact of a Mobile Intensive Care Unit with a specialized retrieval team. Crit Care. 2011;15(1):R75. https://doi.org/10.1186/cc10064.
18. Campbell CB, Labib A. The development of a mobile ECMO program. Qatar Med J. 2017;2017(1):11. https://doi.org/10.5339/qmj.2017.swacelso.11.
19. The Intensive Care Society. Levels of critical care for adult patients. London, The Intensive Care Society; 2009. https://www.ics.ac.uk/Society/Guidance/PDFs/Levels_of_Care_25_3_21. Accessed 12 July 2021.
20. Warren J, Fromm RE Jr, Orr RA, Rotello LC, Horst HM, American College of Critical Care Medicine. Guidelines for the inter- and intrahospital transport of critically ill patients. Crit Care Med. 2004;32(1):256–62. https://doi.org/10.1097/01.CCM.0000104917.39204.0A.
21. Australasian College for Emergency Medicine, Australian and New Zealand College of Anaesthetists, Joint Faculty of Intensive Care Medicine. Minimum standards for intrahospital transport of critically ill patients. Emerg Med (Fremantle). 2003;15(2):202–4.
22. Campbell CB. ECMO transport: the role of critical care paramedics. Qatar Med J. 2017;2017(1):53. https://doi.org/10.5339/qmj.2017.swacelso.53.
23. https://www.gov.uk/government/publications/covid-19-guidance-for-ambulance-trusts/covid-19-guidance-for-ambulance-trusts. Accessed 12 July 2021.
24. Miles LF, Scheinkestel CD, Downey GO. Environmental emergencies in theatre and critical care areas: power failure, fire, and explosion. BJA Educ. 2015;15:78–83.
25. Hart SR, Yajnik A, Ashford J, Springer R, Harvey S. Operating room fire safety. Ochsner J. 2011;11(1):37–42.
26. Cranshaw J, Gupta KJ. Power failure. In: Allman KG, McIndoe AK, Wilson IH, editors. Emergencies in anaesthesia. 2nd ed. New York: Oxford University Press; 2009. p. 386–7.
27. Ong MS, Coiera E. A systematic review of failures in handoff communication during intrahospital transfers. Jt Comm J Qual Patient Saf. 2011;37(6):274–84. https://doi.org/10.1016/s1553-7250(11)37035-3.
28. Shah Y, Alinier G, Pillay Y. Clinical handover between paramedics and emergency department staff: SBAR and IMIST-AMBO acronyms. Inter Paramed Pract. 2016;6(2):37–44.
29. The Royal College of Anaesthetists. CCT curriculum. London: RCoA, UK; 2010. Available at https://www.rcoa.ac.uk/careers-training/training-anaesthesia/the-training-curriculum/CCT2010. Accessed 18 Oct 2020.
30. Critical Care Network-National Nurse Leads. National competency framework for registered nurses in adult critical care STEP 2 competencies [Online]. London. CC3N UK; 2015. Available from http://cc3n.org.uk/competency-framework/4577977310 Accessed 12 July 2021.
31. Labib A, Alinier G. Transport and retrieval on extracorporeal membrane oxygenation (ECMO): setup and activities of an immersive transport and retrieval on ECMO workshop. J Cardiothorac Vasc Anesth. 2021;35(6):1603–10. https://doi.org/10.1053/j.jvca.2020.11.069.
32. Shehatta AL, Abdussalam AL, Deloso F, et al. Safety oftransport and retrieval of patients on extracorporeal membrane oxygenation during the peak of COVID-19 pandemic in the State of Qatar, Journal of Emergency Medicine, Trauma & Acute Care, Qatar Health Care. Conference 2021:13 http://doi.org/10.5339/jemtac.2021.qhc.1

索　引